マストオブ・エンドドンティクスシリーズ③

MUST OF ENDODONTIC SURGERY

マストオブ・エンドドンティックサージェーリー（外科的歯内療法）

北村和夫 編著
日本歯科大学附属病院

阿南 壽	松﨑英津子	新井嘉則	大墨竜也	野杁由一郎
田中浩祐	井口（秋山）麻美	藤井一維	辻本恭久	吉田晋一郎
前田英史	木ノ本喜史	野田 守	里見貴史	石井 宏
朝日陽子	林 美加子	泉 英之	阿部 修	下野正基
田中利典	渡辺 聡	興地隆史	水上哲也	寺内吉継
五十嵐 勝	林 洋介	長尾大輔	及川布美子	清水藤太

Dd デンタルダイヤモンド社

序文

　日常臨床において、通常の根管治療だけでは治癒困難な根尖病変が存在する場合や、複根歯の1根が保存困難な場合などは、以前ならば抜歯が第一選択とされていた。MI（ミニマルインターベンション）が推奨されている現在では、極力歯を保存するために、種々の外科的歯内療法が行われている。しかし、「外科的歯内療法は必要性を感じないので行わない。患者さんも望まないし、非外科的歯内療法だけで治る」という一般臨床医にお目にかかることがある。そのような考えの一般臨床医のために、外科的歯内療法と非外科的歯内療法、どちらの成功率が高いのかを考察した論文を紹介する。

　Kvistらは95症例のランダム化比較試験を行い、1年後の外科的歯内療法の成功率は非外科的歯内療法のそれよりも高かったが、4年後には差がなかったとしている[1]。また、Torabinejadらは88論文を検討し、2年以上経過観察を行っている論文でメタ分析を行った結果、外科的歯内療法の成功率が75％で、非外科の成功率が78％で有意差はなかったと報告している[2]。外科的歯内療法にとくにアドバンテージはないように思えるが、これらの数字には従来法が含まれているため、成功率を下げているものと推察される。従来法では差はなかったが、マイクロスコープを用いると、外科的歯内療法にアドバンテージがあると考えられる。

　文部科学省「歯学教育モデル・コア・カリキュラム」（教育内容ガイドライン）では、外科的歯内療法は**表1**のように分類されている。

　しかし、外科的歯内療法は卒前教育では修得しきれない分野であるため、卒後研修などで身につける必要がある。本書では、一般臨床医にとくに身につけてほしい外科的歯内療法について、4章に分けて解説する。

表❶　外科的歯内療法

①外科的排膿路の確保（切開）
②根尖外科手術
③歯根切断法（ルートリセクション）
④ヘミセクション
⑤歯根分離法（ルートセパレーション）
⑥再植術（脱臼など）
⑦意図的再植術
⑧歯の移植
⑨歯内骨内インプラント

第1章では、「外科的歯内療法を行う前に押さえるべきこと」を8項目に分けて解説している。外科的歯内療法を始める前に身につけてもらいたい項目をまとめたので、ぜひ最初に読んでいただきたい。安心・確実に行うために習得したい知識が満載である。

　第2章では、「押さえておきたい外科的歯内療法」を7項目に分け、臨床例を提示・解説している。多数の臨床例を分析・説明しているので、ぜひオペ前に読んで知識を整理していただきたい。

　第3章では、「外科的歯内療法後の治癒の病理と予後」を3項目に分けた。外科的歯内療法を施すとどのような治癒が期待でき、どの程度の予後が期待できるのかを解説している。知識の整理や患者への説明に役立てていただきたい。

　第4章では、「これからのマスト！ いま注目の外科的歯内療法」を7項目に分け、臨床例を交えて解説している。本章で紹介する治療法は、「歯学教育モデル・コア・カリキュラム」の外科的歯内療法には含まれない新しいテクニックである。今後、普及が期待される技法なので、いまから学んで身につけていただきたい。

　本書は、「オールオブ・エンドドンティックサージェリー」といっても過言ではない、著名な執筆陣による充実した内容となっており、いままでにない外科的歯内療法のバイブルと呼べる1冊に仕上がったと自負している。

　この場をお借りして、執筆にご協力いただいた先生方に心よりお礼申し上げます。

2019年7月

北村和夫

【参考文献】

1) Kvist T, Relt C: Result of endodontic treatment: a randomaized clinical study comparing surgical and nonnsurgical procedures. J Endod, 25(12): 814-817, 1999.

2) Trobinejad M, Corr R, Handysides R, Shabahang S: Outcomes of nonsurgical treatment and endodontic surgery: a systematic review. J Endod, 35(7): 930-937, 2009.

　"マストオブ"は文法的には誤りですが、"must"が醸す雰囲気から使用しています。

CONTENTS

1章　外科的歯内療法を行う前に押さえるべきこと

01 注意すべき口腔の解剖 …………………………………… 阿南 壽　松﨑英津子　8

02 術前のCBCTの画像診断 ………………………………………… 新井嘉則　16

03 バイオフィルム ………………………………………… 大墨竜也　野杁由一郎　24

04 外科的歯内療法の意思決定 ………………………………………… 田中浩祐　30

05 全身疾患を考慮した麻酔 ……………………………… 井口（秋山）麻美　藤井一維　34

06 歯内療法外科の切開と縫合 ………………………………………… 辻本恭久　44

07 止血 ……………………………………………… 吉田晋一郎　前田英史　50

08 投薬 ………………………………………………………… 木ノ本喜史　56

2章　押さえておきたい外科的歯内療法

01 切開・排膿（Incision & Drainage） ………………………………… 野田 守　62

02 減圧療法 ……………………………………………………… 里見貴史　66

03 歯根端切除術 …………………………………………………… 石井 宏　70

04 意図的再植術 ………………………………………… 朝日陽子　林 美加子　86

05 自家歯牙移植術 ………………………………………………… 泉 英之　94

06 ヘミセクション・トライセクション ………………………………… 北村和夫　102

07 歯根分離法 ……………………………………………………… 阿部 修　110

MUST OF ENDODONTIC SURGERY

3章　外科的歯内療法後の治癒の病理と予後

01　歯根端切除術後の治癒の病理 ……………………………………… 下野正基　118

02　意図的再植術後の治癒の病理 ……………………………………… 下野正基　122

03　外科的歯内療法の予後 ……………………………………………… 田中利典　126

4章　これからのマスト！　いま注目の外科的歯内療法

01　歯頸部外部吸収（ECR）の外科的修復 ………………… 渡辺 聡　興地隆史　134

02　セメント質剥離の外科的対応 ……………………………………… 水上哲也　142

03　歯根部分破折歯への外科的対応 …………………………………… 寺内吉継　148

04　垂直性歯根完全破折歯の接着再建 ………………………………… 五十嵐 勝　160

05　骨付自家歯牙移植術 ………………………………………………… 林 洋介　166

06　終始根管経由で施す"Internal Apicoectomy" …… 長尾大輔　及川布美子　172

07　根管側枝への外科的対応 …………………………………………… 清水藤太　178

MUST OF
ENDODONTIC
SURGERY

1章

外科的歯内療法を行う前に
押さえるべきこと

01　注意すべき口腔の解剖
阿南 壽　松﨑英津子

02　術前の CBCT の画像診断
新井嘉則

03　バイオフィルム
大墨竜也　野杁由一郎

04　外科的歯内療法の意思決定
田中浩祐

05　全身疾患を考慮した麻酔
井口（秋山）麻美　藤井一維

06　歯内療法外科の切開と縫合
辻本恭久

07　止血
吉田晋一郎　前田英史

08　投薬
木ノ本喜史

1章　外科的歯内療法を行う前に押さえるべきこと

01　注意すべき口腔の解剖

福岡歯科大学口腔歯学部　口腔治療学講座　歯科保存学分野　阿南 壽　松﨑英津子

外科的歯内療法成功の鍵

　一般に、外科的歯内療法は歯根の治療における最終手段のため、経過が不良な場合は抜歯の適応になる可能性が高くなる。しかし、歯根尖切除法の成功率は従来50〜70％と報告されてきたが、歯科用実体顕微鏡（マイクロスコープ）を使用した最近の術式によると、90％を超える成功率が示されている[1]。その要因として、まず歯科用コーンビームCT（CBCT）を応用した画像解剖学の進歩により、外科処置の対象となる病変とその周囲の解剖学的構造が、3次元的にあきらかになったことが考えられる。さらに、マイクロスコープの使用により、手術部位を詳細に観察できるようになったことが挙げられる。

　手術侵襲を以前と比較して可及的に最小限にすることで、歯根尖切除法をはじめとする外科的歯内療法は、より予知性の高い治療法となった。しかし、その一方で歯根尖切除法の禁忌症として、①歯根が上顎洞やオトガイ孔などに近接している症例、②大臼歯など根尖部への外科的な到達が物理的に困難な症例、③歯根が短い歯や歯周病が進行していて、歯根切除を行うと術後の歯冠・歯根比が不良となり、歯の保存が困難となる症例などが示されている[2]。また、病変部および病変周囲の解剖学的形状とその構築を知ることが、外科的歯内療法の成功の鍵となると示唆されている[3]。

　そのため、本項では外科的歯内療法を行う前に押さえるべきこととして、とくに骨組織の解剖学的構造に焦点を当て、注意すべき口腔の解剖について概説する。

注意すべき上顎骨の解剖学的構造

1．骨壁構造

　上顎の前歯部唇側および臼歯部頬側では、口蓋側と比較して、とくに外科処置の際に問題となる血管や神経は認められない。上顎歯槽突起の前歯部では、歯槽隆起が大臼歯部と比較して明瞭である（図1）。歯槽隆起部に縦切開を加えると、粘膜弁が縫合の際に離開しやすくなり、術後の治癒に影響を及ぼすことがある。そのため、視診・触診によって骨の隆起と陥凹を確認し、骨組織の形状を把握した後に切開線のデザインを決定する必要がある。

　一方、上顎骨歯槽突起の唇・頬側壁および口蓋壁では、前歯から小臼歯にかけて小孔が開口し、多孔性である。また、上顎の唇側および頬側壁では、下顎と同様に歯根周囲の歯槽骨が欠損した状態（穿孔）がみられる（図2）。穿孔は、顎骨のアーチと歯列弓のアーチが調和していない場合や歯の配列異常により、歯列からはみ出して植立している場合などにみられる。

　穿孔には、歯槽骨の欠損形態が異なる開窓（フェネストレーション）と裂開（デハイセンス）がある。デハイセンスは、辺縁部から根尖方向にかけて歯根面を被覆する歯槽骨が連続して欠損しているものをいう（図3）。また、フェネストレーションは歯根面を被覆している歯槽骨の一部が欠損し、窓のように開いて見える状態である。Larato[4]は、108の頭蓋骨検体の3,416本の歯について検索した結果、4.3％にフェネストレーションが認められたと述べている。また、日本人はフェネストレーションが多発しやす

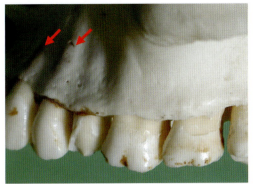
図❶　上顎前歯部の歯槽隆起

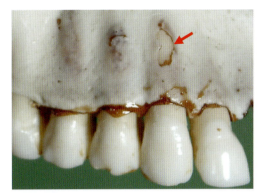
図❷　開窓（フェネストレーション：矢印）

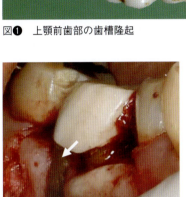
図❸　裂開（デハイセンス：矢印）

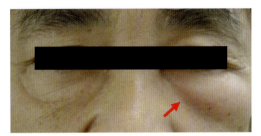
図❹　フェネストレーションに由来する左側下眼瞼部の腫脹

いことが示唆されており、発現頻度は上顎の犬歯で約29％、第1大臼歯で約15％、第1小臼歯で約13％に達することが報告されている[5]。

穿孔部では、浸潤麻酔の効果が奏効しやすいという利点と、結合組織性付着の消失による感染に対する脆弱性という欠点の両面を有している。図4の症例は、|2の根尖病変がフェネストレーションによって下眼瞼に波及した腫脹像である。近年、普及が目覚ましいCBCTを用いることで、原因歯および周囲組織の解剖学的形態があきらかになり、フェネストレーションも容易に確認できるようになった（図5）。非外科的歯内治療後、根管充填良好と思われる症例において、持続的な疼痛や違和感の訴えを認める場合、フェネストレーションが一因であることが報告されている[6,7]。フェネストレーションを伴う根尖病変症例に対して歯根尖切除法を施すことで、症状が改善したとする報告[8]もみられることから、難治症例におけるフェネストレーションのCBCTを用いた画像診断は、その後の外科的歯内療法や予後に非常に重要であると考えられる。

2．骨孔と動脈および神経の走行

一方、上顎には眼窩下孔（眼窩下神経）や歯槽孔（上顎結節：後上歯槽枝）などの骨孔が開口しており、神経と同名の動脈が走行している（図6）。また、上顎の硬口蓋部には切歯窩（切歯孔）や大口蓋孔、小口蓋孔などが開孔している（図7）。切歯孔は正中口蓋縫合の前端近くのマッチ頭大の凹みで、切歯管を介して、鼻口蓋動脈（顎動脈）および鼻口蓋神経（上顎神経）が口蓋粘膜前歯部に分布している。大口蓋孔からは大口蓋動脈および大口蓋神経が、小口蓋孔からは小口蓋動脈および小口蓋神経が伸展し、周囲組織に分布して硬口蓋の栄養や一般体性感覚を担っている。通常、動脈や神経は骨の中を走行しているが、切歯窩や大口蓋孔および小口蓋孔では、動脈や神経は骨の外に出て口蓋粘膜部に分布している（図8）。そのため、これら動脈・神経の逸出部位である骨孔に対しては麻酔や外科処置は控え、動脈や神経を損傷しないように十分な注意を払う必要がある[9]。

3．注意すべき口蓋側歯肉の切開

切歯孔および大口蓋孔の存在する口蓋部において

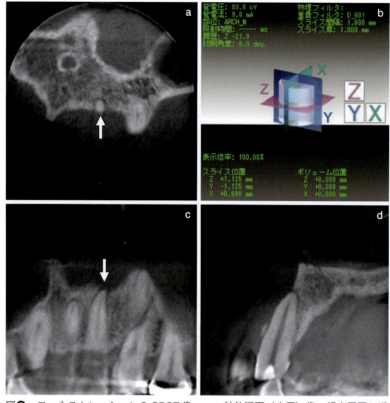

図❺ フェネストレーションのCBCT像。a：軸位断面（水平）像。根尖周囲に透過像および根尖の歯槽骨外への逸出（矢印）が認められる。c：冠状断面（近遠心）像。根尖周囲に明瞭な透過像（矢印）が認められ、根尖は遠心に約30°の角度で彎曲している。d：矢状断面（頰舌）像。根尖唇側部に著明な周囲歯槽骨の消失が認められる

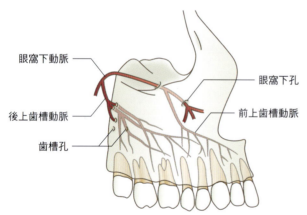

図❻ 上顎に分布する動脈

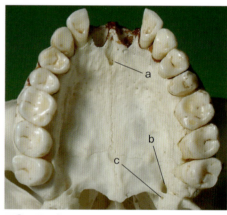

図❼ 硬口蓋における骨孔。a：切歯孔、b：大口蓋孔、c：小口蓋孔

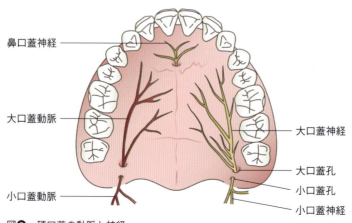

図❽ 硬口蓋の動脈と神経

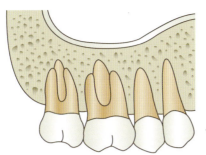
a：非接触型。歯根と洞底線が離れている

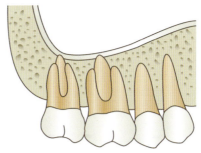
b：接触型。歯根尖と洞底線が接しているように見える

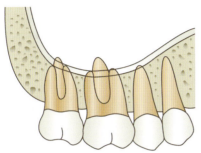
c：交差型。歯根と洞底線が交差しているように見える

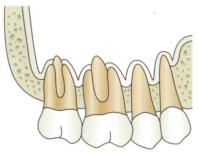
d：突出型。歯根が上顎洞へ突出しているように見える

図❾ a～d　上顎洞底と根尖の関係

切開を行う際には、十分な注意を要する[10]。口蓋側歯肉は唇・頬側歯肉に比べて結合組織が厚く、骨膜に密に付着しているのが特徴である。前述したように、上顎大臼歯部では歯槽突起のすぐ口蓋側を大口蓋動・静脈や大口蓋神経が走り、後方では大口蓋孔が開口している。大口蓋動・静脈や大口蓋神経は、歯槽突起に平行に骨膜上を前方に走行する。

口腔内の外科処置において、大口蓋動・静脈や大口蓋神経を横切るように切開することは禁忌である。口蓋粘膜の切開は、歯槽突起に平行に行われなければならない。そのため、同部の剥離が必要な場合は、縦切開は入れずに骨膜も含めて袋状に削ぐように剥離する。術野の確保のため縦切開が必要な場合も、切開が口蓋粘膜に及ばないように最小限に留める必要がある。前歯部口蓋側でも、袋状に歯肉弁を剥離する。口蓋側の歯肉剥離に際して、切歯窩や大口蓋孔の部分は切開しないことが原則となる。

4．上顎洞底と根尖との関係

上顎洞は、上顎骨内で頬骨突起を頂点に、前後・上下・内方に錐体状に広がっている。上顎洞は半月裂孔で鼻腔の中鼻道に開口している。半月裂孔を介して粘膜が連続するため、鼻腔の炎症は容易に上顎洞に波及する。上顎洞底は上顎臼歯の根尖に近接し、根尖が上顎洞内に突出していることがある。これは、歯性上顎洞炎や抜歯時の口腔上顎洞瘻孔の形成、上顎洞への歯根の迷入などを惹起する要因となる[11]。根尖と上顎洞底の距離は第1・2大臼歯では小さく、根尖が上顎洞底を貫通し、上顎洞内に突出する頻度も第1・2大臼歯の口蓋根で高いことがわかる（図9）。上顎洞底と歯の関係によって歯根周囲の骨壁が薄く、歯根が上顎洞に近接している症例では、術後の良好な治癒が得られにくいため、歯根尖切除法の禁忌症となっている。

注意すべき下顎骨の解剖学的構造

1．骨孔と動脈および神経の走行

下顎の前歯部唇側歯肉には、とくに大きな血管や神経は認められない。下顎骨の表層は緻密な骨板で囲まれているが、内部は海面質様の構造である。下顎枝内面には下顎孔が認められる（図10）。一方、下顎骨の頬側面では、|5|直下にオトガイ孔が観察される（図11）。下歯槽神経は下顎孔から下顎管が大臼歯の根尖直下を前方に走り、|5|の根尖近傍に開口するオトガイ孔から、オトガイ神経・血管が周囲の

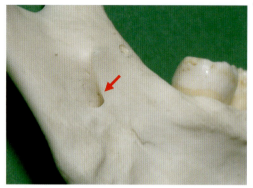
図❿　下顎枝内側面観。下顎孔（矢印）

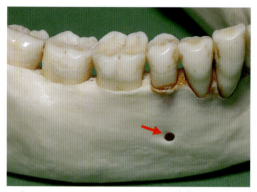
図⓫　下顎骨頬側面観。オトガイ孔（矢印）

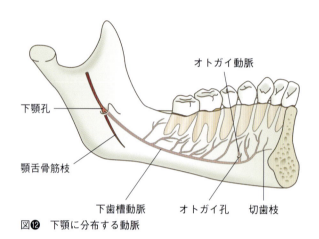
図⓬　下顎に分布する動脈

粘膜下の組織に伸展している。また、下顎管内では臼後枝や臼歯枝、切歯枝を出して、歯や歯肉に分布している（図12）。オトガイ孔は、無歯顎の場合には有歯顎に比較して歯槽頂近くに位置するようになる。オトガイ孔の神経・血管は頬筋と口輪筋に被われないことから、オトガイ孔の神経・血管は外科治療の際に損傷されやすいことが示唆されている[12,13]。

2．注意すべきオトガイ孔部の切開

下顎頬側臼歯部では、頬小帯部付近のオトガイ孔の位置での切開に際して、同孔を出入りする血管・神経（オトガイ動脈とオトガイ神経）に、とくに留意する必要がある（図11、12）。オトガイ孔部でなければ、血管および神経は骨膜より外側の軟組織に存在しており、口輪筋や頬筋の付着部直下を走行している。したがって、5̄を除いた部位で、粘膜骨膜弁を骨膜と骨面の間で剥離しているかぎり、血管や神経は損傷されることはないが、5̄近傍のオトガイ孔では血管や神経が周囲軟組織へと出てくるので、剥離の際に血管や神経を傷害しやすい。そのため、オトガイ神経は頬側において全部層弁の剥離を伴う外科的歯内療法を行う際に、最も損傷を受けやすい神経といえる。また、下顎頬側部の切開においては、オトガイ孔の部分は剥離しないことが肝要である。

3．下顎孔伝達麻酔

外科的歯内療法で最も頻用される伝達麻酔は、下顎孔部への実施である。下顎孔は下顎枝内面の上下・前後的中央で下顎の咬合平面とほぼ同じ高さにある（図10、12）。下顎孔の直前には下顎小舌があり、蝶下顎靱帯が停止する。麻酔針の刺入部は咬合平面の約10mm上方で、内斜線と翼突下顎隙ヒダとの間のくぼみの最深部である。刺入点から15～20mmほど下顎孔上方で、下顎枝内面の骨面に針先が触れる。

一方、下顎孔などの骨孔付近へ注射針を刺入することにより、血管損傷や神経損傷を起こす危険性がある。そのため、吸引テストを行った後に局所麻酔薬を注入する。麻酔が奏効すると、下歯槽神経支配下の同側の歯髄や歯根膜、小臼歯より後方の舌側歯槽骨と歯肉、前歯部歯槽骨と歯肉、口唇粘膜、口唇皮膚、オトガイ部皮膚および舌神経が支配する同側の舌前方2/3（分界溝より前方）の粘膜、口腔底粘

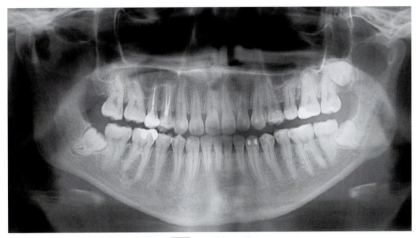

図⓭　下顎管のパノラマX線写真。8|8は下顎管と重なっている

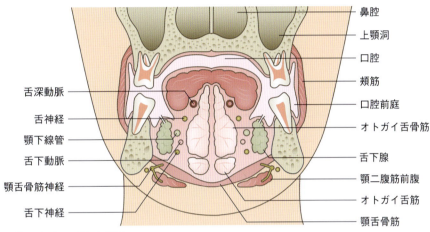

図⓮　舌周辺の動脈と神経

膜などの知覚は消失することが示されている[14]。他方、下顎臼歯部の頰側歯肉は頰神経支配のため、知覚が残ることになる。

4．下顎管

下顎管は下顎骨内に存在する管で、下歯槽神経や下歯槽動脈、下歯槽静脈が中を走行する。下顎管と臼歯根尖との平均距離は約5〜8mmほどであるといわれているが、下顎第2・3大臼歯の根尖までの距離は約0.5mmとの記載もあり、処置上注意が必要である。また、下顎管の上壁は多孔性で、海綿骨の形状を呈していることより、根尖部の炎症が下顎管に影響を及ぼすことがある。さらに、下顎管は第2・3大臼歯が近接しているときがある。抜歯時や根管治療時に、下歯槽血管神経束が損傷される可能性があることが示唆されている[15]。また、下顎管の存在する部位では、下顎管に根尖病変が重なっている、大臼歯の根尖が下顎管に突出していることがある（図13）。

一方、左右のオトガイ孔から前方の前歯部は下顎管が存在しないため、外科的歯内療法の安全領域と考えられる。しかしながら、症例によっては基本的な解剖学的構造の把握に加え、その他の構造異常がないかについて、3次元画像を用いて詳細に検索し、外科的歯内療法の適否について考える必要がある。

5．注意すべき舌側の解剖

舌側部では、顎下腺管や舌神経が歯槽部舌側の粘膜下の浅層を走っている。そのため、下顎大臼歯部舌側で粘膜切開を行う際には、注意を要する。舌神経は、この部で外科的損傷を最も受けやすいと考えられる。一方、舌下隙には舌下神経も存在する。舌動脈は舌骨舌筋の内側を走り、舌骨舌筋の前縁で舌深動脈と舌下動脈に分かれる。舌深動脈は舌内を走行するが、舌下動脈は舌下部に入り、下顎歯槽部近くを舌下腺の下縁に沿って前方に向かう（図14）。

舌下動脈は通常の外科的歯内療法で傷害を受けることはないが、インプラント埋入時の偶発事故による下顎舌側への穿孔で、損傷される可能性はある[16]。口腔庭を構成する舌下部では、舌下部粘膜下から顎舌骨筋の間にあり、脂肪組織に富んだ疎性結合織で充たされている。舌下部が他の口腔内の組織と比較して軟らかく可動性であるのは、このためである。舌下隙に炎症が波及すると炎症は隙全般に容易に広がり、舌下部に口底膿瘍が形成されて舌下部粘膜は盛り上がることになるため、同部への外科的歯内療法は行わない。

浸潤麻酔時に注意すべき上下顎骨の性状

浸潤麻酔では、歯槽骨壁の多孔性と緻密骨の厚さ、骨表面から根尖までの距離が、その奏効に密接に関連する。下顎骨は上顎骨と比較して緻密化した皮質骨が厚いため、浸潤麻酔が効きにくいことが示唆されている。上顎の歯槽骨は皮質骨が薄く、全体に多孔性であり、局所麻酔薬が浸潤しやすい[14]。上下顎を通して槽間中隔の上縁は前歯部では幅が狭く、小孔もあまり多くはないが、臼歯部では幅が広く、小孔も多数存在する。そのため、浸潤麻酔の刺入点を歯間乳頭部とすることは有用と考えられる。

下顎の歯槽骨は皮質骨が厚く、骨小孔も少ないので、局所麻酔薬は浸潤しにくい。一方、前歯部から小臼歯部にかけては唇・頬側部の皮質骨に穿孔部があり、骨面に歯根の一部が露出していることがある。歯間乳頭部直下の槽間中隔部は、前歯部および臼歯部ともに骨小孔が比較的多い。下顎臼歯部では歯槽骨壁が頬側、舌側ともに緻密で、麻酔液の浸潤を困難にしている。解剖学的な構造から、下顎においても槽間中隔部では多孔性であるため、下顎伝達麻酔に加えて、歯間乳頭部や歯根膜への浸潤麻酔も選択肢の一つとなる。

他方、口腔底部は舌骨上筋群の間に疎な結合組織がいくつかの隙を構成しており、この部位に感染が起こると広範囲に炎症が波及しやすい。したがって、下顎舌側口腔底部への局所麻酔は避けたほうが安全である[16]。

注意すべき歯根の形態

歯根の形態は、一般的に遠心側に彎曲するため、根尖は遠心方向に曲がることが多い。しかし、上顎の前歯などでは近心側に彎曲するものもみられる。また、唇頬側・舌側へ彎曲する歯根も存在する。とくに外科的歯内療法で問題となるのは、根尖側1/3で著明に彎曲している歯根である。これらはX線写真では確認しにくい。さらに、著しい彎曲を示す二重屈曲根は、下顎第2大臼歯や上顎第2小臼歯に高頻度で出現する（図15）。

一方、歯根の断面形態は、歯種において異なっている。上顎中切歯や上顎犬歯では、円形に近い断面形状を示す。しかし、多くの歯種では、歯根の断面形状は円形ではなく、近遠心的に圧平された板状の形態、あるいは頬舌方向に楕円形を示すものが認められる。

過剰根管は下顎切歯・第1小臼歯に認められ、下顎中切歯では約10%、下顎側切歯では約15%、下顎第1小臼歯では約20%が2根管性であることが示されている[17]。そのため、歯根尖切除法を行う場合、切断する歯根の形状および根管数への注意が必要である。

注意すべき副根管の形態

日本人における根管の解剖形態の特徴については、『マストオブ・イニシャルトリートメント』に渡辺・興地らによって詳細に記載されており[17]、「根管形態の複雑性」は、歯内治療の成功を阻止する主要な因子として捉えられている。

副根管とは、主根管より分枝した種々の細管に対する総称で、根尖分岐（図16）や管内側枝である根管イスムス（図17）などの副根管では細菌や壊死歯髄などが残存しやすい。そのため、根尖の外科的歯内療法を施す際には、マイクロスコープを用いることによって確実に副根管を除去し、緊密に充填することが、術後の治癒に大きく影響する。

根尖分岐の発現は、上顎では第2小臼歯と第1・2大臼歯の近心頬側根に多く、下顎では第1・2大臼歯の近心根に観察される。また、根管イスムスの

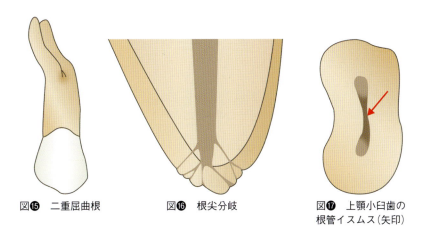

図⑮ 二重屈曲根　　図⑯ 根尖分岐　　図⑰ 上顎小臼歯の根管イスムス(矢印)

好発歯は上下顎の小・大臼歯とされている。上下顎大臼歯の近心根など、扁平な歯根に多くみられる[18]。

外科的歯内療法を安心・安全に行うためには、まず治療部位の解剖学的構造に関する知識が必要である。根尖が上顎洞やオトガイ孔に近接している症例では、その解剖学的特徴から歯根尖切除法のリスクが極めて高くなることは周知の事実である。切歯窩や大口蓋孔、オトガイ孔などの骨孔近傍では、粘膜骨膜弁の剥離は行わないことが原則となる。

また、上顎では大口蓋動・静脈や大口蓋神経、下顎では舌側口底部を横切るように切開することは禁忌である。口蓋部および舌側部での粘膜の切開は、歯槽骨に沿って近遠心的に平行に行われなければならない。粘膜部を横切るような頬舌的な切開は、神経・血管の損傷のリスクが高い。

解剖学的知識をもとにした確実な麻酔や切開、粘膜骨膜弁剥離が終われば、手術は順調に推移していくことが期待される。

【参考文献】

1) Setzer FC, Shah SB, Kohli MR, Karabucak B, Kim S: Outcome of endodontic surgery: a meta-analysis of the literature--part 1: Comparison of traditional root-end surgery and endodontic microsurgery. J Endod, 36(11): 1757-1765, 2010.
2) 林 美加子:外科的歯内治療. 歯内治療学 第5版, 勝海一郎, 興地隆史, 石井信之, 中田和彦(編著), 医歯薬出版, 東京, 2018:211-223.
3) 細矢哲康:外科的歯内療法. エンドドンティクス 第5版, 興地隆史, 石井信之, 小木曽文内, 他(編), 永末書店, 京都, 2018:218-229.
4) Larate DC: Alveolar plate fenestrations and dehiscences of the the human skull. Oral Surg Oral Med Oral Pathol, 29(6): 816-819, 1970.
5) 五十嵐 勝:歯髄腔の解剖学. エンドドンティクス 第5版, 興地隆史, 石井信之, 小木曽文内, 他(編), 永末書店, 京都, 2018:10-25.
6) Spasser HF, Wendt R: Apical fenestration. A cause for recalcitrant post endodontic pain. NY State Dent J, 39(1): 25-26, 1973.
7) Chester SB, Seimen AJ, Friedman J, Heyman RA: Apical fenestration Solution to recalcitrant pain in root canal theraphy. J Am Dent Assoc, 77(4): 846-848, 1968.
8) 古澤成博, 紺野倫代, 久留島幸奈, 柳井博子, 大田 恵, 井田 篤, 早川裕記, 細川壮平, 吉田 隆, 有泉祐吾, 河野 誠:フェネストレーションが原因で難治性根尖性歯周炎と診断された症例に対する処置. 日歯保誌, 55(1):60-65, 2012.
9) 野坂洋一郎, 藤村 朗:頭頚部の骨. 口腔解剖学, 脇田 稔, 山下靖雄(監), 井出吉信, 前田健康, 天野 修(編), 医歯薬出版, 東京, 2009:62-74.
10) 坂下英明, 重松久夫:口腔粘膜骨膜弁の切開法—その基礎と変法—. 小児口腔外科, 21(1):33-50, 2011.
11) 野間容康:小手術と局所解剖. 歯科展望別冊 歯科小手術の臨床, 医歯薬出版, 東京, 1983:7-34.
12) 諏訪文彦:血管. 口腔解剖学, 脇田 稔, 山下靖雄(監), 井出吉信, 前田健康, 天野 修(編), 医歯薬出版, 東京, 2009:88-93.
13) 北村清一郎, 二宮雅美, 宮本洋二:口腔前庭. 臨床家のための口腔顎顔面解剖アトラス, 北村清一郎(編), 医歯薬出版, 東京, 2009:18-25.
14) 一戸達也:歯科麻酔, 神経痛と神経麻痺. 口腔解剖学, 脇田 稔, 山下靖雄(監), 井出吉信, 前田健康, 天野 修(編), 医歯薬出版, 東京, 2009:167-170.
15) 高野正行, 国府田英敏, 松田玉枝, 他:歯科治療における外傷性知覚神経麻痺:病因, 診断, 対応および処置. 歯科学報, 99(12):1102-1112, 1999.
16) 天野 修:消化器系. 口腔解剖学, 脇田 稔, 山下靖雄(監), 井出吉信, 前田健康, 天野 修(編), 医歯薬出版, 東京, 2009:111-118.
17) 渡辺 聡, 興地隆史:日本人における根管の解剖形態の特徴. マストオブ・イニシャルトリートメント, 北村和夫(編), デンタルダイヤモンド, 東京, 2018:8-23.
18) 阿南 壽, 泉 利雄, 松崎英津子:歯・歯周組織の構造と機能. 歯内治療学 第5版, 勝海一郎, 興地隆史, 石井信之, 中田和彦(編著), 医歯薬出版, 東京, 2018:5-14.

1章 外科的歯内療法を行う前に押さえるべきこと

02 術前のCBCTの画像診断

日本大学歯学部　歯科放射線学講座　**新井嘉則**

　歯内療法において、CBCTは複雑な根管の形態に対して3次元的な画像情報を提供する画期的な診断装置である。残念ながら、最新のCBCTでも160μm以下の構造を正確に観察することはできない。そのため、非常に微細で複雑な根管のすべての構造を観察することはできない。また、CBCTは多種多様な装置があり、安定して微細な構造を撮影するには、基本性能が高い装置が求められるばかりではなく、撮影方法や観察方法に対しても習熟する必要がある。本項では、それらの留意点と画像診断のポイントについて述べる。

　なお、以下に提示する画像はVeraview X800（モリタ製作所）で直径4cm×高さ4cm・High Resolution mode（管電圧100kV・6mA・360°・17秒・Voxel Size 80μm）で撮影されたものである。

CBCTの機種の選定

1．2つの系譜

　CBCTは1990年の後半に開発され、当初は医科用のCTの代替機として広範囲を撮影する装置と、微細な歯や周囲の骨の撮影を目的とした小照射野の装置の開発が進められた。現在でもその系譜は引き継がれているが、最近は技術の進歩もあり、小照射野から広範囲までを1つの装置で撮影可能になってきている。また、CBCTとパノラマX線を撮影することができる複合機（以下、複合機）も2007年に開発された。

　歯内療法においては、後者の小照射野が利用される。これは、小照射を選択することで理論的には高い解像力が得られ、被曝線量も低減されるからである。しかしながら、小照射野を選択しても、以下に述べるさまざまな点に留意しないと、本来の装置がもつ高い解像力が得られない場合がある。

　装置の選定にあたっては、可能であれば**図1**に示すようなCBCT専用機のほうが、複合機と比較して安定した画像を得ることができる。

2．複合機の問題点とその克服

　初期の複合機は、パノラマX線撮影時の硬口蓋のアーチファクトを軽減させるために、X線主線を回転平面から約5°の角度で打ち上げていた。この状態のままでCBCT撮影をすると、CT画像において特有のアーチファクトが生ずることがあり、専用機と比較して画質が劣る場合があった。最近は、複合機であってもCBCT撮影時にはX線の主線の角度を変更し、回転面に対して平行にすることで専用機と同等の位置関係を実現し、前述の問題点を克服した機種も開発された（**図2**）。

3．高解像度モードの留意点

1）高解像度での撮影におけるノイズの増加と被曝線量

　根管などの微細な構造を観察するときは、被曝線量低減および高画質を得るために、必ず小照射野を選択する。

　また、いくつかのCBCTでは、80μm前後の小さいVoxel Sizeを選択可能である。一般に、小さいVoxel Sizeを選択すると、微細な構造を観察するのに有利となる。しかしながら、画像のノイズも増加することから、留意が必要である。このノイズを低減するにはX線管の電圧や電流を増加したり、撮影時間を延長したりして、投影データ数を増加させる

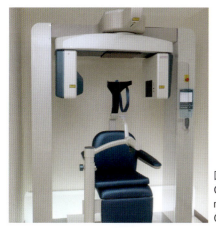

図❶
CBCT専用機。3DX multi image micro CT（モリタ製作所）

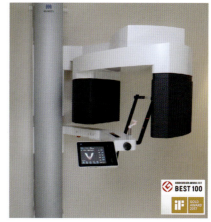

図❷
Veraview X800（モリタ製作所）。パノラマとCBCTとの複合用機。最新の装置では、X線の打ち上げ角度を可変できる。これによって、パノラマとCBCTのそれぞれに、最適な方向からX線をセンサーに入射することが可能となった

ことが有効である。ただし、同時に被曝線量も増加するので、留意が必要である。

2）実際の解像力

高解像度モードでVoxel Sizeを80μmに選択したとしても、臨床的に実際に観察できる構造は160μm程度である。また、後述するような患者の体動やノイズに大きく依存するので、その性能を発揮させるためには、細心の注意を払う必要がある。また、装置自身の剛性は回転精度などの基本性能に大きく影響を与えるので、できるだけ剛性の高い撮影装置を選択すべきである。

患者の固定の重要性

1．わずかな体動も画質に悪影響を与える

CBCTは10〜20秒程度の撮影時間を要する。その間に患者が動くと、ボケを生じる。体動はわずか0.1mmを超えても、画質に悪影響を及ぼす。とくに歯内療法では微細な根管の形態を観察することから、患者の固定は重要である。

以下に、患者の固定方法などの留意点を述べる。

1）頭部の固定

頭部の固定は通常よりも慎重に、バンドや側頭部の押さえは痛みを感じない範囲で<u>しっかりときつく固定する</u>。

2）撮影時間

X線管とセンサーの回転角度を180°か360°に選択できる機種では、180°回転角度のほうが短時間で撮影できるので、体動の影響が出にくい。ただし、投影データが半減することからノイズが増加するので、留意が必要である。なお、しっかりと固定が可能で体動を防ぐことができる場合は、360°撮影でも問題はない。

3）着座と閉眼

センサーやX線管が回転して眼前を通過するときに目を開いて撮影すると、本能的に目で追従し、頭部を動かしてしまう場合がある。これを防ぐために、患者の目を閉じて撮影することもある。しかしながら、目を閉じると平行感覚が鈍って姿勢が安定しないときがある。とくに立位では転倒する危険があるので、閉眼して撮影する場合は、<u>必ず椅子に座って安定した姿勢で行う</u>。

2．360°撮影から180°再構成

360°撮影中に、患者の体動によってボケが生じる場合がある。一部の専用機や最新の複合機では、360°撮影中で体動があった場合、体動がなかった180°の投影データを再使用して、ボケのない画像を再構成することが可能である。

図3aは、360°撮影中に体動があり、ボケが生じている。それに対して図3bでは360°の投影データから、体動のないときの投影データを再使用して180°再構成を行っている。これにより、再撮影をせずに、鮮鋭な画像を得ることができた。図3aに比較して図3bの画像はボケが減少し、歯根膜腔の空隙などの微細な構造がはっきり観察される。副作用として、投影データが減少したことによってノイズが増加している。

さまざまな表示方法の活用

1．拡大表示の活用

微細な構造を観察する場合、それを補助するため

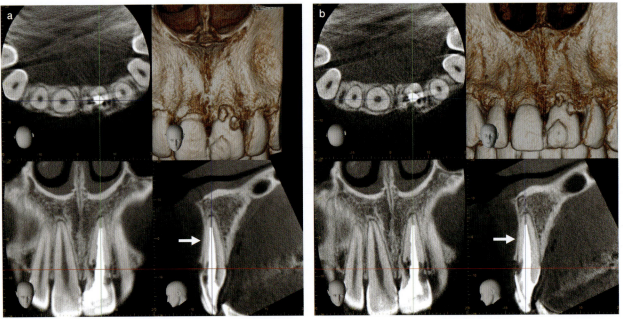

図❸ 体動によるボケと180°再構成。a：360°撮影時に体動があり、ボケを生じた（矢印）。b：この360°の投影データから、体動がなかった部分を再使用して180°再構成をした。これによって、体動によるボケを改善することが可能であった（矢印）

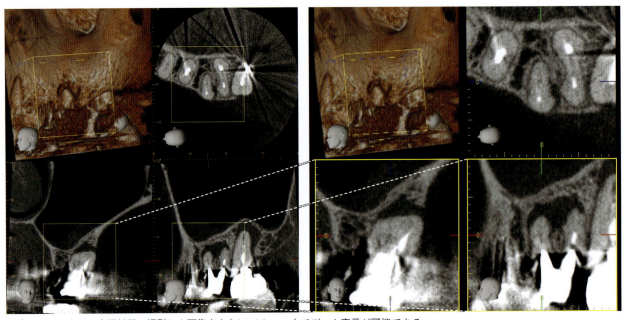

図❹ ズーム表示。小照射野で撮影した画像をさらに、Viewer上でズーム表示が可能である

にさまざまな拡大の機能がviewerに備えられている。図4に一例を示す。ここでは観察したい部位にROI（Region Of Interest：関心領域）を設定し、その領域の拡大が可能である。デジタル的な拡大であり、真に解像力が増加することはないので、この点に関しては留意が必要である。

2．根尖孔の探索

根尖孔が単数であることは稀で、多くは複数の根尖孔をもつ。図5は7の近心根において、根尖部前方に開口する根尖と、後方に開口する2つの根尖孔を観察できる。断層面を慎重に移動させながら観察する必要がある。

3．断層厚さの変更

一般にVoxel Sizeを小さくすると、ノイズが増加する。ノイズ低減には、断層厚さを厚くすることが効果的である。図6に示すように、断層厚さを0.24mmから1mmに変更することで、ノイズを低減することができる。根管や破折線など、断層の積層方向に同じ形態が連続しているときは、とくに効果的である。したがって、観察時は断層面を根管や破折

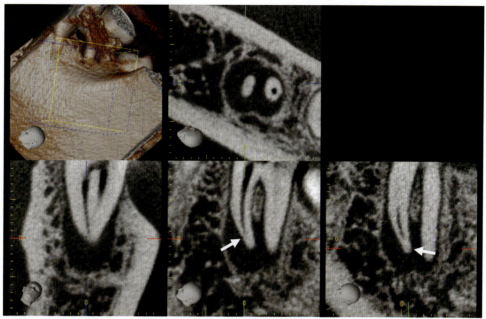

図❺ 根尖孔の探索。病変の領域の中心付近に原因となる根尖孔や側枝があることが多い。症例では、7⏌の近心根に2つの根尖孔を認める（矢印）

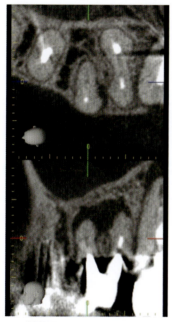

a：断層厚み0.24mm

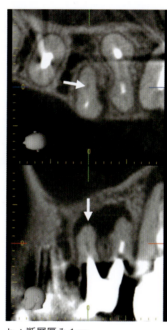

b：断層厚み1mm

図❻ 断層厚さの変更。bに示すように、断層の厚みを厚くすることで、ノイズを軽減することが可能である。また、断層面に対して垂直方向に連続してある構造は観察しやすくなる

線の方向に対して垂直または平行になるように、断面の角度をあらかじめ適切に調整することが重要である。

4．白黒反転

図7に、白黒反転させた第1大臼歯の遠心根の連続画像を示す。白黒反転させることにより、根管の微妙な濃淡差を視認しやすくなる場合がある。また、観察時はモニターの輝度を明るくし、室内の照明を暗くすることで観察しやすくなる。モニターの輝度は経年劣化していくが、これを補正する機構をもつモニターもあり、医療用の高信頼のモニターを活用することも有効である。

5．断層部位による根管の形態変化

図7cに、1mmごとの根の断面像を示す。根尖付近で2根管になっている。

図8は下顎側切歯で、歯頸部寄りでは根管はリボン状で1根管であるが、根中央付近ではリボン状の根管が狭窄し、3根管になっている。根管の形態は位置により変化するので、断面を連続的に観察する必要がある。

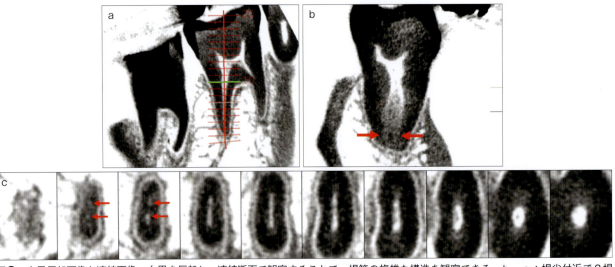

図❼ 白黒反転画像と連続画像。白黒を反転し、連続断面で観察することで、根管の複雑な構造を観察できる。b、c：根尖付近で2根管になっている（矢印）

6．サイナストラクトと断層面の回転

根尖病変からサイナストラクトを生じることがある。しかし、原因となる根尖とサイナストラクトの部位に、ズレがある場合が多い。このようなときは、原因となった根を中心に画像を回転させて、サイナストラクトと根尖を同時に観察できるように、画面を回転することが有効である。図9の症例では、サイナストラクトは|4の頬側にある。そこで、図9bのように断面を回転すると、原因歯の|3の根とサイナストラクトおよび病変の広がりを把握することが可能である。

7．1根1根の観察

図10に示すように、複数の根がある場合は、必ずそれぞれの根管の走行に断層面を合わせて観察を行う。図10aは、7|口蓋根根尖付近の根管が、垂直になるように断面を回転させている。これによって、その形態が観察しやすくなっている。観察したい部位の根管に対して断層面が斜めに設定されると根管が観察できないので、留意が必要である。また、図10bには、遠心頬側根の外側に生じたサイナストラクトからの断面を観察した画像を示す。

8．構造の誤認

前述したように、断面を回転しながら観察し、必要な断面を得ることは非常に有用である。回転はXYZの平面にそれぞれ垂直な軸で行われる。この回転を繰り返すうちに、全体の構造の方向を誤認することがあるので、留意が必要である。図11右下の

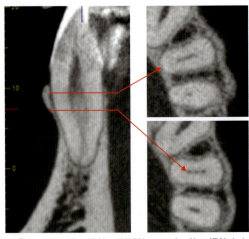

図❽ リボン状の根管と副根管。リボン状の根管をもつ歯は、根管が狭窄することによって複数の根管をもつようになる

断層像は、7|の遠心頬側の根管と口蓋側の根管に断層面が一致するように断層面を回転させてある。このとき、根尖の上方に水平の骨が認められ、上顎洞底と認識される。しかし、図11左下の断面を観察すると、実際は上顎洞の隔壁であることが理解できる。このように、1断面では構造を誤認してしまうので、観察時は必ずXYZの3つの断面を観察し、総合的に形態を理解する必要がある。

9．根尖部の外部吸収

根尖孔から外側へ根管充塡材が観察される場合は、根充材のOver Fillingと認識されることが多い。実際には、根管充塡時にUnder Fillingであったものが、数年の期間に根尖部が外部吸収を受けて、Overとなったものの割合が多いことが示唆されている。図12aは、7|の近心根でOver Fillingと考えられた。

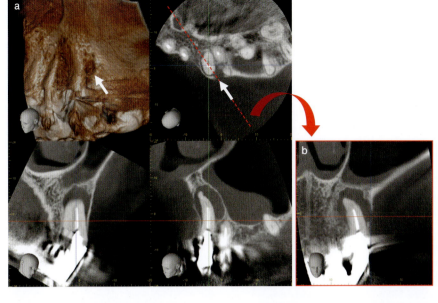

図❾ a、b 回転による観察。断面の回転により、サイナストラクトから原因となった根を結んだ方向の断面を観察することで、病変の広がりを把握する（b）

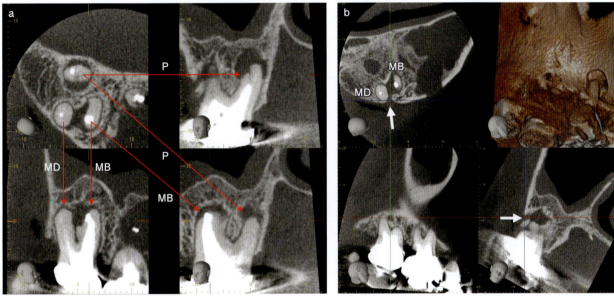

図❿ 複数根の観察。複数根がある場合は、断面の回転によって各根に対して垂直な断面を形成してから観察する。サイナストラクトがある場合はそれを含む断面を観察する

しかしながら、根尖先端の根管充塡材と平行に断層面を一致させると、根尖の先端と遠心が外部吸収を受けたと判断された。

図12 bは1⎤の根尖が蠟燭状に外部吸収している。反対側の根尖の形態と比較することで、吸収の状態を理解することができる。

10. 下歯槽神経の圧迫

根尖病変が拡大し、下顎管の上縁の骨壁を吸収することで下歯槽神経を圧迫し、同部に違和感や麻痺を生じる場合がある。図13は、⎡6の近心根の根尖病変が下歯槽神経を圧迫している。

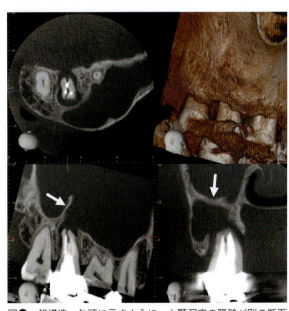

図⓫ 錯構造。矢頭に示すように、上顎洞底の隔壁が別の断面では囊胞壁のように観察される場合がある（矢印）

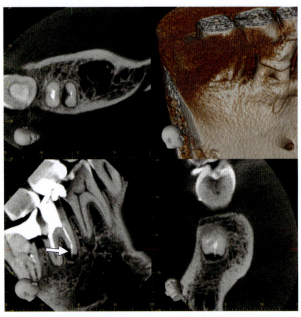

a：根管充填材の露出の原因の一つに、根尖部の外部吸収がある。断面を根管と平行にすることで、観察しやすくなる（矢印）
図⓬a、b　外部吸収

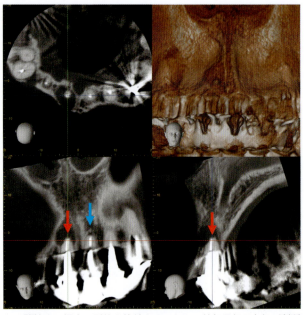

b：隣接する根尖の形態を比較することで、外部吸収の有無が判断できる。症例では根尖部が蠟燭状に吸収している（矢印）

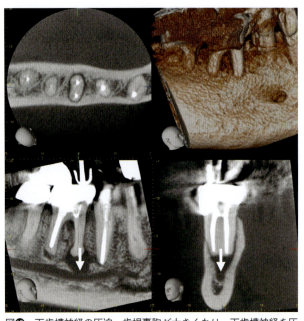

図⓭　下歯槽神経の圧迫。歯根嚢胞が大きくなり、下歯槽神経を圧迫している（矢印）

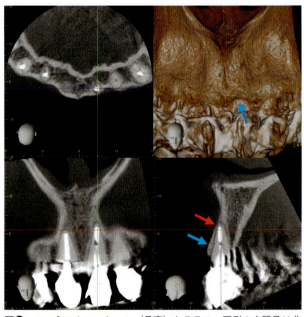

図⓮　フェネストレーション（骨窓）とテラス。唇側の皮質骨は非常に薄いが、歯頸部付近は比較的厚みがある。この部分をテラスという場合がある（青矢印）。根尖部の唇側は非常に薄く、正常でもフェネストレーションがしばしば観察される（赤矢印）。骨窓が形成されている場合でも、テラスがあれば臨床上問題はない

11. フェネストレーションとテラス

　歯列横断像で観察すると、上顎第2小臼歯と下顎第1・2大臼歯を除く歯では、高い確率で根尖付近の骨が菲薄化し、ある割合で皮質骨がなく、フェネストレーション（骨窓）となっている。図14の1̄においても、根尖付近の皮質骨は非常に薄いことが観察される。一方、歯頸部付近の唇側の皮質骨は、分厚くなってテラス状になっている。

　このテラス状の骨の存在は根尖病変の予後を大きく左右するので、必ず状態を確認する必要がある。また、テラス状の骨が完全に吸収されている場合は歯の唇舌側方向の動揺を生じ、歯肉が退縮する。一方、テラス状の骨が残っている場合は、根尖部に病変があっても、適切な治療によって完治しやすいと考えられている。

　図15は、1̄の根尖部に病変があり、唇側の皮質

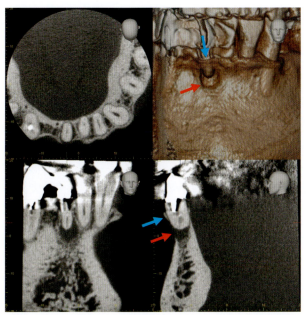
図⓯ テラスと根尖病変。1⏌に根尖部が観察され、唇側の皮質骨が欠損している（赤矢印）。テラス（青矢印）が認められ、歯には動揺は認めない。テラス状の骨が欠損している場合は、予後不良となる確率が高まる

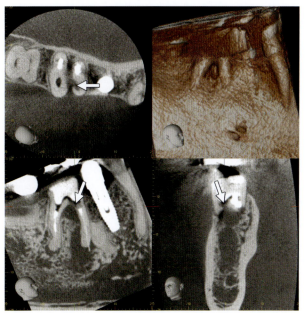
図⓰ パーフォレーション。根分岐部病変の中央部に近い近心根の遠心側の髄床底に、パーフォレーションを認める（矢印）

骨が欠損しているが、歯頸部にテラス状の骨が残っているので、根尖病変の治療には有利である。

12．パーフォレーション

　パーフォレーションはあらゆる部位に生じる可能性があるが、上顎大臼歯近心頬側根の髄床底入口付近の遠心部、あるいは下顎大臼歯髄床底の近心根入口付近の遠心部、根管中央部の遠心側、前歯部では根管中央部の唇側に発生しやすい。これは、解剖学的に根の壁が非常に薄いためと考えられる。CBCTで事前にその厚さを把握することは、これらを予防するうえで効果的である。

　図16は、⌐6髄床底の近心根入口の遠心部にパーフォレーションを認める症例である。同部位から半球状に根分岐部病変が認められる。

原因根管探索のコツ

　複数の根管があるときでも、おもな病変の原因根管は、ほとんどの場合少数である。この原因根管を効果的に発見するための留意点を下記に示す。

1．撮影時の留意事項

①剛性および回転精度の高い装置を選択する。
②小照射を選択する。
③高解像度モードを適切に選択する。
④ノイズが多い場合、線量を適切に調整する。管電圧や管電流の上昇、撮影時間の延長によって線量は増加し、ノイズは減少する。ただし、不用意な被曝線量の増加に留意する。
⑤体動がないように、慎重に固定する。目を閉じて撮影する場合は座位で行う。
⑥撮像時間短縮のために180°撮影をするか検討する。
⑦360°撮影をした場合において、体動があったときは180°再構成で改善できるかを試みる。

2．観察時の留意事項

①正常解剖およびバリエーションを十分に理解する。
②病巣全体を把握し、その中心部付近に原因根管がある場合が多いので、それを中心に探索する。
③断層面の回転・移動・輝度の調整を適切に行う。とくに観察したい構造と断層面とを平行あるいは垂直にする。
④断層面の厚さを適切に調整する。
⑤必要に応じて白黒反転画像を使用する。
⑥輝度の安定したモニターを使用し、部屋はやや暗くする。

【参考文献】
1）日髙豊彦，新井嘉則，寺内吉継（編）：いまこそ学ぼう CBCT 読像・診断のマスターガイド．デンタルダイヤモンド増刊号，43(6)，2018．
2）古澤成博，中田和彦，阿部 修（編）：器材・薬剤からみる歯内療法のすぐれモノ．デンタルダイヤモンド増刊号，43(14)，2018．

1章 外科的歯内療法を行う前に押さえるべきこと

03 バイオフィルム

新潟大学大学院　医歯学総合研究科　口腔健康科学講座　う蝕学分野　**大墨竜也　野杁由一郎**

歯内療法の治療方針を考えるうえで、外科的歯内療法の検討を必要とする難治性の慢性根尖性歯周炎の病態に対しては、バイオフィルム感染症の病態概念の理解が必須となる。本項では、感染根管内・外に形成されるバイオフィルムの特徴をまとめる。

バイオフィルム感染症

1978年にCostertonは、バイオフィルムとは"細菌が固層表面に付着し、自らが産生した菌体外マトリックスに被覆された共同体"であると定義した[1]。環境中におけるバイオフィルム形成の典型的な例としては、川や湖中の石表面などの自然界から、工業用配管や海洋プラントなどの工業界、そして医療業界では、院内感染やカテーテル、人工関節などの医療器具に及ぶ。

歯科領域においては、これまでデンタルプラークと呼ばれていた細菌塊がまさにバイオフィルムそのものであり、う蝕や歯周病をはじめ、口腔感染症のほとんどがデンタルバイオフィルムに起因すると考えられる。慢性根尖性歯周炎罹患歯の根管内を走査型電子顕微鏡（SEM）で観察すると、残根歯の未処置根管内にはバイオフィルムが充満している（図1）[2]。これは、根尖性歯周組織疾患がバイオフィルム感染症であることの状況証拠に他ならない。

バイオフィルム感染症としての根尖性歯周炎

バイオフィルム形成細菌は、同一細菌の浮遊細菌と比較し、抗菌薬に対して10〜1,000倍の抵抗性を示す[3]。抗菌薬に対する抵抗性のメカニズムとしては、①菌体外マトリックスの存在によって抗菌薬が浸透しない、②遺伝子発現が変化して抗菌薬に対する耐性を獲得する、③栄養の欠乏や代謝産物の蓄積によって増殖率が低下し、感受性が低くなる、などと考察されている[3]。一方、バイオフィルムから遊離・剥離した浮遊細菌には抗菌薬が奏効するため、それらの細菌によって惹起される一時的な急性症状は緩解するが、抗菌薬抵抗性のあるバイオフィルム形成細菌には奏効しない。宿主の抵抗力や抗菌薬の効力が低下すると、再びバイオフィルムから遊離した浮遊細菌が急性症状を再燃する。原因となるバイオフィルムが除去されるまで緩解・急性増悪を繰り返すという特徴は、すべてのバイオフィルム感染症に共通であり、根尖性歯周炎も例外ではない。

したがって、治療法の第一選択は、慢性根尖性歯周炎に対しては根管内および根尖孔外バイオフィルムの機械的排除、急性根尖性歯周炎に対しては抗菌薬の全身投与となる。

感染根管内側の細菌やバイオフィルムへの対処

根管系は形態学的に非常に複雑であり、バイオフィルムが残存しやすい。根管は解剖学的に側枝や根尖分岐、イスムスなどが存在する[4,5]。また、再根管治療症例では、医原的にトランスポーテーションやレッジ、穿孔などにより、本来の解剖学的形態が破壊され、形態が改変されている可能性もある。いずれの状況も、非外科的歯内療法における根管経由による感染源の機械的除去を困難にし、残存した細菌はバイオフィルムとして存在する[6]。よって、残存根管内細菌は化学的制御が困難となる。バイオフィルムの機械的除去が困難な場所への対処法とし

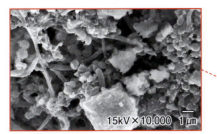
a：歯冠側部

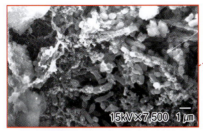
b：根管中央部

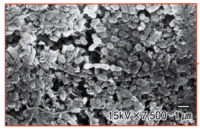
c：根尖側部

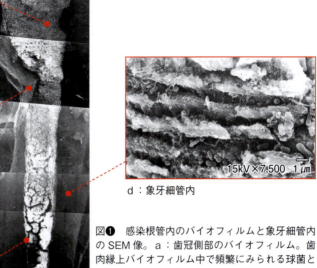
d：象牙細管内

図❶ 感染根管内のバイオフィルムと象牙細管内のSEM像。a：歯冠側部のバイオフィルム。歯肉縁上バイオフィルム中で頻繁にみられる球菌と糸状菌が観察される。b、c：根管中央部および根尖側部付近のバイオフィルム。球菌や長短桿菌のほか、種々の形態型の細菌種がバイオフィルムを形成して歯肉縁下バイオフィルムと類似した像を呈し、一部では菌体外マトリックス様の網状構造物がみられる。d：根管壁より侵入した球菌や短桿菌が観察される（参考文献[2]より引用改変）

て、次亜塩素酸による洗浄が主流となっているが[7]、それに超音波を組み合わせた洗浄法も効果があるとされている[8]。

非外科的歯内療法では、根管の解剖学的形態の複雑さと細菌の象牙細管への侵入深度ゆえに、いかなる根管形成法をもってしても、非切削部位の残存は避けられない[5,9]。Ni-Ti製ファイルの登場により、ステンレススチールファイルに比べて彎曲根管への追従性は向上した[10]。またNi-Ti製ファイルは、一般的に断面が正円形で、かつ4〜6％のテーパーとなる規格化された形成を行う。しかし、実際の根管のテーパーは、歯種によっては頬舌的に15％を超える値を示すこともあり、断面形態は頬舌方向を長径とする楕円形で、根管の長径が短径よりも2倍以上ある長楕円形の根管が25％程度も存在しているという報告もある[4]。

以上のような理由により、感染源となる根管内バイオフィルムが、非切削部位に残存し得ることは容易に想像がつく。根管内バイオフィルムへの臨床的対処法は、他章を参照いただきたい。

根管内バイオフィルムの実態

Matsuoらは、根管から象牙細管内に侵入した細菌が、どこまで到達しているのかを免疫組織化学的に検索している[9]。X線的に根尖部透過像を有する単根の開放性感染根管歯において、主根管からセメント質方向に向かって、どのような細菌種がどの程度侵入しているかを部位別に検索した論文[9]のアウトラインを図2に示す。

象牙細管からは *Fusobacterium nucleatum*（約70％）や *Prevotella intermedia/Prevotella nigrescens*（約50％）といった歯周病とも関連するグラム陰性の偏性嫌気性桿菌が高頻度に検出され、さらに *Porphyromonas gingivalis* も象牙細管内に棲息していた（図3）。

加えて、侵入度（象牙細管へ細菌が侵入していた試料数／全試料数×100）を評価した実験より、未処置の開放性感染根管では、*F. nucleatum* と *P. gingivalis* は、いずれの部位の歯根部象牙細管においてもほとんどセメント質近くまで侵入していた（図

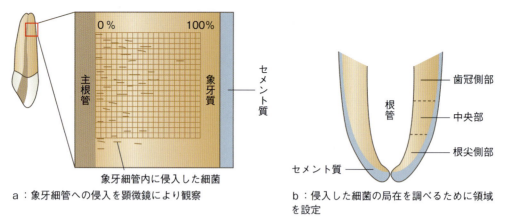

a：象牙細管への侵入を顕微鏡により観察

b：侵入した細菌の局在を調べるために領域を設定

図❷ a、b　感染根管内における歯根部象牙細管への侵入細菌の検索法の概要。X線的に根尖部透過像を有する単根の開放性感染根管歯を免疫組織化学的に検索（参考文献9）より引用改変）

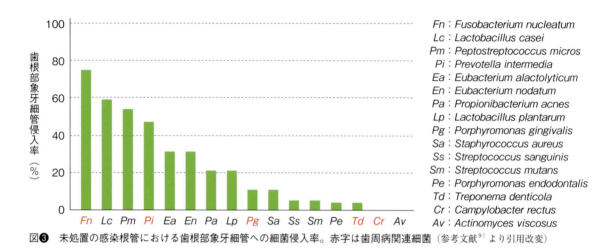

図❸　未処置の感染根管における歯根部象牙細管への細菌侵入率。赤字は歯周病関連細菌（参考文献9）より引用改変）

4）。根管処置歯でも、*F.nucleatum* と *P.gingivalis* のほか、*Treponema denticola*、*Eubacterium sp.*、*Peptostreptococcus micros* ならびに *Lactobacillus sp.* といった細菌種が、セメント質近傍の歯根部象牙細管で検出された（図5）。

感染根管治療時の根管拡大は、白色象牙質が検出されたファイルから1号大きなサイズまで拡大するが、この予防的拡大により、完全な無菌状態まで象牙質が削除されていないことをつねに意識しなければならない。他方、動物実験であるが、ラットに通常の感染根管治療を行ったところ、根管治療の成功症例においても、約75％しか根管治療では除菌できていないことが、近年あきらかとなった[11]。いい換えれば、75％以上除菌できれば治癒するといえるが、これは奇しくも根管治療の成功率に関するシステマティックレビューの治療成功率と近似した値である。

根尖孔外バイオフィルムの形成メカニズム

1980年代に入ると、Stashenkoらのグループを中心に根尖病変内の局所免疫論が確立され、根尖性歯周炎は細菌感染に対する宿主の局所免疫応答による炎症性反応であることがあきらかとなった[12]。そして、慢性期の根尖病変では宿主の免疫応答によって細菌が駆逐されるため、病変内では細菌は生息できないと結論づけられ[13]、その概念が広く支持された。

一方、根尖孔外セメント質表層や根尖病変内から細菌が検出され、それらが根尖性歯周炎の難治化の一因であることを示唆する報告がなされた[14]。しかし、検出された細菌は、歯周ポケットあるいはサイナストラクトを経由した細菌のコンタミネーションや、根管形成中のオーバーインスツルメンテーションによって押し出された細菌である可能性を否定できなかったこと、さらに局所免疫論全盛であった時代背景と重なり、宿主の免疫防御反応が働く根尖病変内で細菌が生息できるという概念は、一般的に受け入れられなかった。近年になり、根尖孔外感染の状況証拠が報告された[15]。

根管内からのアプローチによる非外科的歯内療法

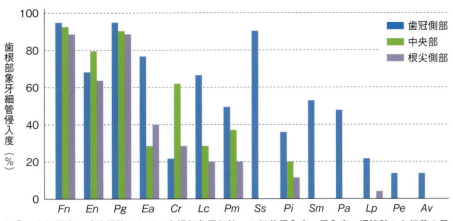

図❹　未処置歯の感染根管における歯根部象牙細管への細菌侵入度。侵入度＝根管壁から細菌の最大侵入距離／根管壁から最外側の象牙細管末端までの距離×100（％）［参考文献[9]より引用改変］

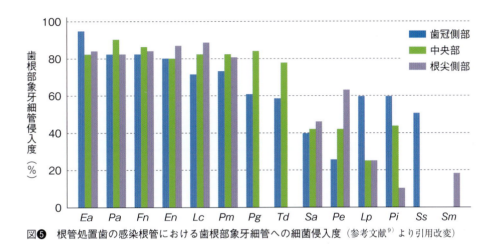

図❺　根管処置歯の感染根管における歯根部象牙細管への細菌侵入度（参考文献[9]より引用改変）

では、解剖学的および細菌学的な理由により、すべての根尖性歯周炎を治癒させることは難しい。したがって、ケースバイケースで、外科的歯内療法により問題解決を図る必要がある。副根管や歯根部象牙細管、イスムス、フィンといった根管内の隠れ家に潜み、機械的あるいは化学的な攻撃から逃れた細菌に死腔（Dead space）を与えると、根管壁やガッタパーチャポイント（GP）などの固相を足場に、バイオフィルムが形成される。残存細菌量とスペースがわずかであれば、小容量のバイオフィルムが形成されるが、動物実験結果[11]から、25％以下に細菌残存量を抑制すれば、多くの症例で根尖性歯周炎の再発に直結しないと推測される。しかし、根尖孔に繋がるスペースや根尖孔外、すなわち生体内と繋がる過剰根管充塡材などの表面にバイオフィルムが形成されると、根管内外での持続感染の温床となり、難治性根尖性歯周炎を惹起すると推察される（図❻）。

根尖病変は根管内の細菌感染に対する生体防御反応の結果であると捉えられ、生体内である根尖孔外へ細菌の漏出を防止するのと引き替えに、根尖部周囲組織を自己破壊し、拡大・伸展する。いわゆる、Ⅲ型あるいはⅣ型のアレルギー反応である。しかし、以下の条件下で、根管内細菌が根尖孔外バイオフィルムによる持続感染を成立させる。それは、①宿主免疫機能が低下している、②根管内外を仲介する物質が存在する、③オーバーインスツルメンテーションなどにより、大量の感染源を根尖孔外に押し出し、その後適切な治療が行われなかった、などである。

さらに、根管内に残存するバイオフィルムや歯冠側からの漏洩、サイナストラクトを介した持続的な細菌の供給があれば、バイオフィルムの成長は促進される可能性がある。近年、白血球の存在で緑膿菌のバイオフィルム形成が増強されることが報告され、宿主の免疫細胞がバイオフィルムを刺激すると、その形成を助長する可能性が示唆されている[17]。

難治性根尖性歯周組織疾患の原因分析

難治性の根尖性歯周炎の原因を、根尖孔外バイオ

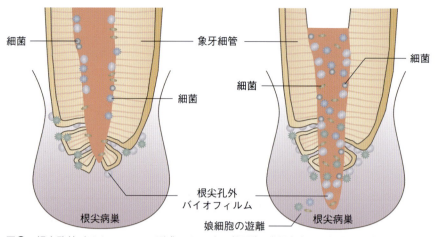

図❻ 根尖孔外バイオフィルムの形成メカニズム（仮説）。歯根部象牙細管内に残存した細菌が、根管内にバイオフィルムを形成する。側枝やGPを介して細菌が根尖側へ進展し、根尖孔外にバイオフィルムを形成する（参考文献[16]より引用改変）

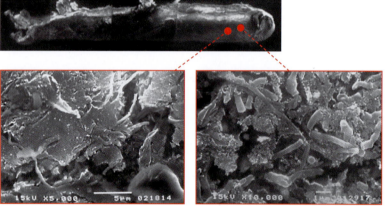

図❼ 除去されたGPのSEM像。一部根尖孔外へ溢出したGPを根管内から除去し、SEM観察に供した。根尖孔外に露出した根管充填材表面に、バイオフィルムが観察された

フィルムだけに求めるのはいささか問題がある。根尖性歯周炎歯106本に対して、根尖孔外に存在していたバイオフィルムの割合はわずか6％であり、根管内に存在していたバイオフィルムのほうが圧倒的に多かったことが報告されており[18]、根尖孔外バイオフィルムを原因とする難治化は例外的ともいえる。

加えて、筆者らのグループは以前、大阪大学歯学部附属病院保存科にて感染根管治療を行い、症状が改善せず、難治性根尖性歯周炎と診断した症例より得られた抜去歯や過剰根管充填材を形態学的に観察した。約82％（9/11）の症例で根尖孔外バイオフィルムの存在を確認した（**図7、8**）[15]。すなわち、大学病院などの専門外来で行った感染根管治療が奏効しなかった症例のうち、約80〜85％は根尖孔外バイオフィルムが関与するとあきらかにした。さらに、難治性根尖性歯周炎罹患歯20症例中、14症例の根尖孔外に細菌DNAが検出され、*F.nucleatum*、*P. gingivalis*、*Tannerella frsythia* などの歯周病関連細菌が高頻度で検出された[19]。また、根尖孔外バイオフィルムの存在が持続的な症状の原因であると、いくつかの臨床報告よりあきらかになっている[20]。

他方、大阪大学歯学部附属病院保存科に紹介のあった難治性根尖性歯周炎症例103例中、76症例（73.8％）は、専門外来での根管治療にて症状が改善し、歯根破折や穿孔などで抜歯したものが10〜15％であった[21]。これは、専門外来におけるCBCTやマイクロスコープの使用が奏効したと考えるべきで、根尖孔外バイオフィルムはまったく関与していないことの証明である。よって、専門外来で行った経過不良の根管治療の80〜85％、あるいは市中の一般歯科医院で行った経過不良の根管治療の10〜15％程度で、根尖孔外バイオフィルムが関与する難治性根尖性歯周炎が存在すると推察される。

外科的歯内療法を行うにあたって注意すべきこと

外科的歯内療法とは、根管治療では除去しきれな

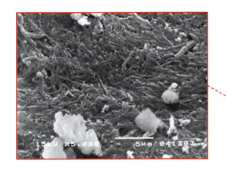
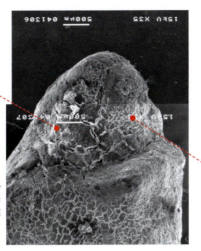
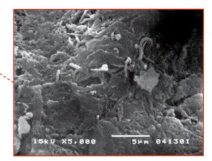

図❽ 難治性根尖性歯周炎症例における根尖孔外バイオフィルム。外科的歯内療法では、根尖の外部吸収部に形成されたバイオフィルムを除去すべく、根尖切除や歯根面のデブライドメントが必要となる

かった根管内感染や根尖孔外感染を確認するとともに、残存した感染源を可及的に除去または不活性化させる処置である。難治性の根尖性歯周炎において、根尖孔外バイオフィルムの関与が原因と考えられる場合は、歯根端切除や再植などの外科的アプローチにより、直接、歯根内感染や根尖孔外感染を確認するとともに、残存した感染源を可及的に除去または不活性化させることが必須である。それでも症状が改善しない、あるいは再発・再燃する場合は、抜歯を行わざるを得ないため、根尖孔外にバイオフィルムを形成させないことのみが最善策となる。

歯根端切除のモダンテクニックでは、病巣内に含まれる根尖部をすべて切除せずに、保存的に処置する場合がある。その際、考慮すべきは、病巣内に露出していた根尖部歯根表面への処置である。図8に示すように、バイオフィルムが歯根表面に残存している可能性があり、確実な感染源の除去を行うには、根尖病変内に露出した歯根面はバイオフィルムを（プラーク染色液などで）視覚的に確認し、必要に応じてデブライドメントを実施する。

【参考文献】

1) Costerton JW, Geesey GG, Cheng KJ: How bacteria stick. Sci Am, 238(1): 86-95, 1978.
2) 野杁由一郎：エンド難症例の現状と実態．エンド難症例 メカニズムと臨床対応．恵比須繁之（編），歯界展望別冊：8-19, 2009.
3) Stewart PS, Costerton JW: Antibiotic resistance of bacteria in biofilms. Lancet, 358(9276): 135-138, 2001.
4) Wu MK, R'oris A, Barkis D, Wesselink PR: Prevalence and extent of long oval canals in the apical third. Oral Surg Oral Med Oral Pathol Oral Radiol Endod, 89(6): 739-743, 2000.
5) Peters OA, Schönenberger K, Laib A: Effects of four Ni-Ti preparation techniques on root canal geometry assessed by micro computed tomography. Int Endod J, 34(3): 221-230, 2001.
6) Weller RN, Niemczyk SP, Kim S: Incidence and position of the canal isthmus. Part 1. Mesiobuccal root of the maxillary first molar. J Endod, 21(7): 380-383, 1995.
7) Dutner J, Mines P, Anderson A: Irrigation trends among American Association of Endodontists members: a web-based survey. J Endod, 38(1): 37-40, 2012.
8) Stojicic S, Zivkovic S, Qian W: Tissue dissolution by sodium hypochlorite: effect of concentration, temperature, agitation, and surfactant. J Endod, 36(9): 1558-1562, 2010.
9) Matsuo T, Shirakami T, Ozaki K, Nakanishi T, Yumoto H, Ebisu S: An immunohistological study of the localization of bacteria invading root pulpal walls of teeth with periapical lesions. J Endod, 29(3): 194-200, 2003.
10) Hülsmann M, Peters OA, Dummer PMH: Mechanical preparation of root canals: shaping goals, techniques and means. Endod Topics, 10(1): 30-76, 2005.
11) Yoneda N, Noiri Y, Matsui S, Kuremoto K, Maezono H, Ishimoto T, Nakano T, Ebisu S, Hayashi M: Development of a root canal treatment model in the rat. Sci Rep, 7(1): 1-9, 2017.
12) Yu SM, Stashenko P: Identification of inflammatory cells in developing rat periapical lesions. J Endod, 13(11): 535-540, 1987.
13) Stashenko P, Teles R, d'Souza R: Periapical inflammatory responses and their modulation. Crit Rev Oral Biol Med, 9(4): 498-521, 1998.
14) Ricucci D, Siqueira JF Jr, Lopes WS, et al: Extraradicular infection as the cause of persistent symptoms: a case series. J Endod, 41(2): 265-273, 2015.
15) Noiri Y, Ehara A, Kawahara T, Takemura N, Ebisu S: Participation of bacterial biofilms in refractry and chronic periapical periodontitis. J Endod, 28(10): 679-683, 2002.
16) 野杁由一郎：根尖性および辺縁性歯周炎に関連するバイオフィルムの実態とその抑制法．日本歯科保存学雑誌，50(6)：648-650, 2007.
17) Walker TSI, Tomlin KL, Worthen GS, et al: Enhanced Pseudomonas aeruginosa biofilm development mediated by human neutrophils. Infect Immun, 73(6): 3693-3701, 2005.
18) Ricucci D, Siqueira JF Jr.: Biofilms and apical periodontitis: study of prevalence and association with clinical and histopathologic findings. J Endod, 36(8): 1277-1288, 2010.
19) Noguchi N, Noiri Y, Narimatsu M, Ebisu S: Identification andlocalization of extraradicular biofilm-forming bacteria associated with refractory endodontic pathogens. Appl Environ Microbiol, 71(12): 8738-8743, 2005.
20) Ricucci D, Siqucira JF Jr, Lopes WS, Vieira AR, Rocas IN: Extraradicular infection as the cause of persistcnt symptons：a case series. J Endod, 41(2): 265-273, 2015.
21) Yamaguchi Y, Noiri Y, Itoh Y, Komichi S, Yagi K, Uemura R, Naruse H, Matsui S, Kuriki N, Hayashi M, Ebisu S: Foctors that cause endodontic failures in general practices in Japan. BMC Oral Health, 18(2): 70, 2018.

1章 外科的歯内療法を行う前に押さえるべきこと

04 外科的歯内療法の意思決定

東京都・石井歯科医院 **田中浩祐**

　外科的歯内療法を行う際の意思決定は、①非外科的歯内療法を行っても治癒しない病変への次の選択肢、②病変が認められる際、非外科的歯内療法を行わない場合の選択肢の2つに分けられる。いずれの場合においても、歯内療法の目的である根尖性歯周炎の治癒を達成させるべく行う術式であることに変わりない。

　では、意思決定を論ずる前に、どうして外科的歯内療法が必要になるのか、その理由を整理する。

非外科的歯内療法の限界

1．根管の解剖学的形態による原因

　多くの根管は、近遠心的な幅径よりも頰舌的な幅径が長い楕円形をしており（図1）、治療に用いるファイルを根管内で回転運動をした際に得られる真円の形成では、すべての根管壁を清掃することは困難である[1]。また、根管と根管の間にはイスムスと呼ばれる空間が存在し、この部分の清掃も困難なことが多い（図2）。さらに、根管の根尖側約3mm以内には多くの側枝（図3）が含まれていることが知られ[2]、このような空間もまた、機械的清掃が及ばない。

2．細菌の抵抗性による要因

　根管内の細菌は、根管内に浮遊している細菌と、根管壁にバイオフィルムの形態を纏って付着している細菌がある。このうち、後者は化学的根管洗浄や根管貼薬で無菌化させることが難しい。とくに *E. Feacalis* などに代表される難治性根尖性歯周炎において多く検出される菌は、治療に用いる薬剤に抵抗性をもっていることが知られている[3]。

3．非外科的歯内療法の限界

　根管の複雑な形態ゆえ、手用あるいはニッケルチタン（Ni-Ti）製ロータリーファイルによる回転運動では、ファイルの刃先が当たらない壁面がどうしても残ってしまう。

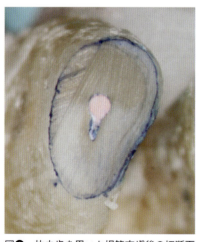
図❶　抜去歯を用いた根管充塡後の切断面。ガッタパーチャで充塡された根管の下部に、清掃されていない空間が残存している

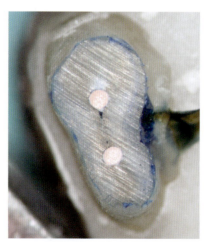
図❷　根管と根管の間にみられるイスムス

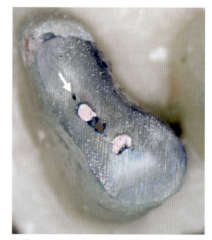
図❸　ファイルによる機械的清掃が届かない部分は、染色液にて濃染されている。矢印部が側枝

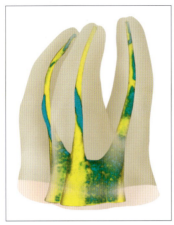

図❹　機械的根管形成後の壁面（黄）と形成前の根管壁（緑）のイメージ（参考文献4)より転載）

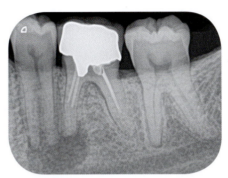
a：初診時

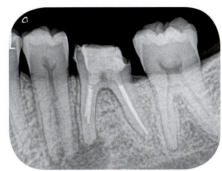
b：根管充填直後

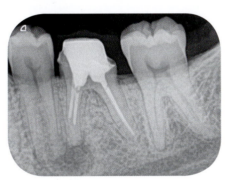
c：術後3ヵ月経過

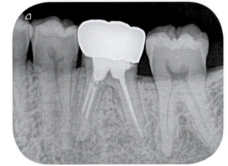
d：術後1年経過

図❺a〜d　3ヵ月経過観察時にデンタルX線上での治癒が確認されなかったが、後に治癒が確認できた症例

　たとえば、40号のNi-Ti製ロータリーファイルを使って根管形成を行った根管であっても、図4のように、機械的根管形成が行えていない壁面がある。このような壁面にバイオフィルムが付着していると、化学的根管洗浄や根管貼薬の効果は限定的になってしまう。

外科的歯内療法の意思決定

①非外科的歯内療法を行っても治癒しない病変への次の選択肢として、一般的には、以下の臨床症状や所見が認められるときに病変が治癒していないと判断し、外科的歯内療法を検討する。

- 消失しないサイナストラクト
- 病変による疼痛（打診痛・咬合痛・自発痛など）
- デンタルX線上でのリージョンサイズの増大

　この判断を行うタイミングとしては、臨床症状の改善はおおむね1ヵ月、デンタルX線上で硬組織の治癒が確認できるのは早くても3ヵ月を要する。そのため、3ヵ月後に判断を行うことが望ましい。また、硬組織の治癒をX線上で確認できるのに3〜4年を要するケースも稀にある。したがって、根管治療後の経過観察として4年を設定するのは妥当であると考える。

　ここで症例を供覧したい（図5）。患歯は 6。近

心根管は石灰化が強かったため、未穿通のまま可及的に根管内の無菌化を図り、充填を行った。術後3ヵ月の経過観察時のデンタルX線写真では、リージョンサイズの変化は認められなかったが、初診時にあった打診痛および咬合痛は消失していた。そのため、補綴処置を進め、症状が再発した際に外科的にマネジメントすることとした。術後1年の経過観察時では、引き続き症状はなく、デンタルX線上での治癒傾向を確認できた。「5に関しては、初診時から経過観察時まで、歯髄反応は正常であった。

なお、非外科的歯内療法後に治癒しない病変の除去という意味においては、抜歯も選択肢になり得ると患者に伝えることを忘れてはならない。

②病変が認められる際、非外科的歯内療法を行わない場合、外科的歯内療法を選択するときは、以下の状況が考えられる。

- ポストを含む築造体や補綴物の除去が困難、あるいは残存歯質に悪影響を与えると予想される
- 破折器具（ファイルなど）やパーフォレーションなどが認められ、それらが病変の治癒を妨げており、根管内からのマネジメントが困難であると予想される
- 非外科的歯内療法において、補綴物の除去を患者が望まない

なお、上記2項目は生物学的な要因であるのに対し、3つ目の項目は社会的要因（患者の経済的理由、健康上の理由による治療回数など）によるものであるゆえ、意思決定を行う際は、別々に考慮する必要がある。

症例

非外科的歯内療法後に治癒が得られず、外科的歯内療法にて対応した一例を紹介する。

患者は50代の女性で、かかりつけ医より補綴治療前の歯内療法的診査と必要な処置を依頼された。診査を行い、21|2に根尖性歯周炎が認められ、また|1に関しては補綴前の予防的な意味合いから、根管治療を行うこととなった。|2に関しては、すでに装着されているポストが太くて長いことから、除去に伴う残存歯質へのダメージが危惧された。このときに必要な診査は、歯冠側からの漏洩があるかないかである。もし漏洩があったとすれば、いくら外科的歯内療法を行ったとしても、歯冠側からの細菌侵入によって病変の治癒不全あるいは再発が起こるリスクが高くなる。したがって、非外科的歯内療法を第一選択として考えるべきである。

本症例では、築造体周囲の辺縁漏洩をマイクロスコープにて診査し、セメント層の破壊が認められなかったため（図6）、外科的歯内療法を選択することとなった（図7）。

術後の経過観察において、臨床症状の消失と硬組織の治癒が確認されたため、補綴処置へ移行し、現在も経過良好である（図8）。

【参考文献】
1）Wu MK, Wesselink PR: A primary observation on the preparation and obturation of oval canals. Int Endod J, 34(2): 137-41, 2001.
2）Kim S, Kratchman S: Modern Endodontic Surgery Concepts and Practice: A Review. J Endod, 32(7): 601-623, 2006.
3）Haapasalo M, Ørstavik D: *In vitro* infection and disinfection of dentinal tubules. J Dent Res, 66(8): 1375-1379, 1987.
4）Peters OA: Current challenges and concepts in the preparation of root canal systems: a review. J Endod, 30(8): 559-567, 2004.

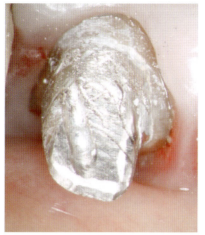

図❻ マイクロスコープを用いて、築造体と歯質の辺縁漏洩がないことを確認した

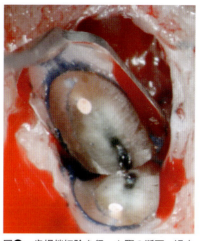

図❼ 歯根端切除を行った際の断面。過去の治療において十分な機械的拡大および充填がされていない根管が、メチレンブルーによって染色されている

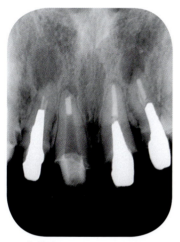

a：初診時

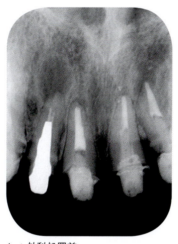

b：外科処置前

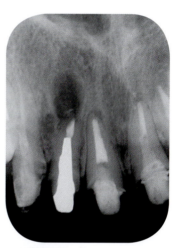

c：外科直後

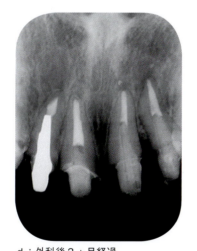

d：外科後3ヵ月経過

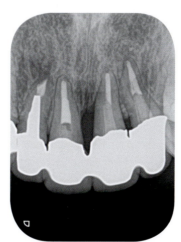

e：外科後1年経過

図❽ a〜e 初診時から現在に至るまでのデンタルX線写真

1章 外科的歯内療法を行う前に押さえるべきこと

05 全身疾患を考慮した麻酔

日本歯科大学　新潟生命歯学部　歯科麻酔学講座　井口（秋山）麻美　藤井一維

　超高齢社会となったわが国では、全身疾患を有する患者の歯科医院への受診は、増加の一途を辿っている。これらの患者に歯科治療を行う際は、総合的な判断が必要となる。本項では、全身疾患を有する患者への麻酔時に注意すべき全身状態や、服用薬剤との関連を解説する。

局所麻酔

　日常の歯科診療では、痛みを伴う処置に対し、局所麻酔法が用いられている。しかし、浸潤麻酔針刺入時の疼痛刺激と精神的緊張は多大なストレス因子となるため、その疼痛を制御する方法として、表面麻酔が応用されている。

1．表面麻酔

　歯科領域で使用される表面麻酔は、口腔粘膜に局所麻酔薬（表1）を塗布、または噴霧することによって知覚神経の麻痺を得る方法である。

1）適応

　浸潤麻酔や伝達麻酔時の注射針刺入部歯肉粘膜、歯石除去、歯肉縁付近の充塡、歯肉圧排、異常絞扼反射の患者などに用いる。

2）表面麻酔実施の要点・注意事項
- 当該粘膜を確実に乾燥・防湿する。
- 塗布・貼薬後の位置を保持する。

表❶　歯科用表面麻酔薬

形状	商品名	製造・販売	おもな組成		注意事項
液状 ゲル状 ゼリー状 パスタ状	コーパロン® 歯科用表面麻酔液6％	昭和薬品化工	テトラカイン塩酸塩	60mg/1mL	―
	キシロカイン®ゼリー2％	アスペンジャパン	リドカイン塩酸塩	20mg/1mL	―
	キシロカイン®ビスカス2％				
	キシロカイン®液「4％」			40mg/1mL	基準最高用量200mgを超えないように注意する
	ハリケインゲル歯科用20％	サンデンタル	アミノ安息香酸エチル	20.0g/100g	―
	ビーゾカイン 歯科用ゼリー20％	ビーブランド・メディコーデンタル			
	プロネスパスタアロマ	日本歯科薬品	アミノ安息香酸エチル	10g/100g	―
			ジブカイン塩酸塩	1g/100g	
			テトラカイン塩酸塩		
	ネオザロカイン®パスタ	ネオ製薬工業	アミノ安息香酸エチル	25g/100g	―
			塩酸パラブチルアミノ安息香酸ジエチルアミノエチル	5g/100g	
スプレー	キシロカイン® ポンプスプレー8％	アスペンジャパン	リドカイン	80mg/1mL	基準最高用量200mgを超えないように注意する
その他	ペンレス®テープ18mg	日東電工	リドカイン	18mg	―

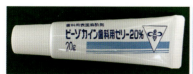

a：ビーゾカイン歯科用ゼリー20%（ビーブランド・メディコーデンタル）

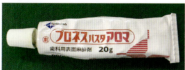

b：プロネスパスタアロマ（日本歯科薬品）

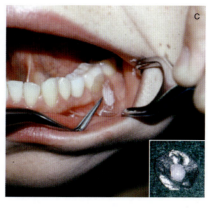

図❶ a～c オブラート法。a、b：表面麻酔薬。c：麻酔薬をオブラートで包み、周囲から隔離している

表❷ 歯科用局所麻酔薬（注射用）の種類

	商品名	組成（有効成分：1 mL中）
リドカイン塩酸塩製剤	歯科用キシロカイン® カートリッジ	リドカイン塩酸塩　20mg アドレナリン　0.0125mg（12.5μg）
	エピリド® 配合注歯科用カートリッジ	
	キシレステシン™ A 注射液（カートリッジ）	
	オーラ® 注歯科用カートリッジ	リドカイン塩酸塩　20mg アドレナリン酒石酸水素塩　0.0125mg（12.5μg）
プロピトカイン塩酸塩製剤	歯科用シタネスト-オクタプレシン®カートリッジ	プロピトカイン塩酸塩　30mg フェリプレシン　0.0125mg（12.5μg）
メピバカイン塩酸塩製剤	スキャンドネスト® カートリッジ3%	メピバカイン塩酸塩　30mg

- 薬剤の作用時間を厳守する。アメリカ小児歯科学会（AADR）のガイドラインでは、3～5分待機することを推奨している。
- 口腔内に含ませた場合、知覚麻痺から誤嚥や誤飲、口腔粘膜の熱傷や咬傷に注意する。
- 浸潤麻酔を施行する際には、第一刺入部位は痛点の分布が少ない歯間乳頭部を選択する。また、歯肉頬移行部に刺入する場合、頬粘膜に十分な緊張を与えると、針の刺入による疼痛を抑えることができる。
- 表面麻酔薬を塗布した部位に刺入し、そこから徐々に麻酔を浸透させ、貧血帯の出現を確認する。
- 刺入点からの麻酔薬の漏洩によって効果が減弱するため、刺入点を増やさないようにする。
- 完全な無痛を得ることは困難であるが、薬液の注入速度（推奨されている速度：1 mL/min）を抑え、確実な表面麻酔の施行によって無痛的に麻酔を行うことは可能である。

3）表面麻酔の応用

■ オブラート法

表面麻酔薬が流れたり、唾液で希釈されたりすると、十分な効果が得られないばかりではなく、苦みや広範な痺れを招来する。筆者らは、麻酔薬をオブラートで周囲から隔離する方法を考案し、良好な結果を得ている（図1 a～c）。

2．浸潤麻酔

浸潤麻酔で使用される歯科用局所麻酔薬（注射用）の種類を表2に示す。

歯科用局所麻酔薬（注射用）には、血管収縮薬のアドレナリンやフェリプレシンが含まれているため、注意が必要である（表3）。

- 注意すべき疾患：高血圧症、虚血性心疾患、不整脈、脳卒中、甲状腺機能亢進症、精神疾患など
- 注意すべき内服薬：β遮断薬、甲状腺製剤、三環系抗うつ薬、MAO阻害薬、抗精神病薬など（表4）
- ボスミン® 外用液0.1%（図2）

歯肉圧排のため、圧排糸にボスミン®を染み込ませて歯肉溝に入れたり、ガーゼに染み込ませて抜歯窩へ入れたりと、日常使用されている。しかし、ボスミン®は1 mL中に1 mgのアドレナリンが含まれている。これは、オーラ注歯科用カートリッジの80倍の濃度であり、既往歴を把握せずに用いると、基

表❸ アドレナリンとフェリプレシンの比較 NYHA（New York Heart Association、心機能を評価する分類）

		アドレナリン	フェリプレシン
麻酔作用の増強効果 作用時間の延長効果 出血量減少効果		強い	弱い
循環系への影響		局所はα作用、全身的にはβ作用	冠血管収縮作用、一定量を超えると心抑制
最大使用量	健康成人	200〜300μg	高血圧症患者
	循環器疾患患者	NYHA Ⅰ、Ⅱ度　40μg（歯科用カートリッジ約2本）	0.16単位 （歯科用カートリッジ約3本）
		NYHA Ⅲ度　20μg（歯科用カートリッジ約1本）	

表❹ 常用薬とアドレナリンの相互作用

常用薬	アドレナリンとの相互作用
ブチロフェノン系製剤、フェノチアジン系製剤	血圧下降
β受容体遮断薬、三環系抗うつ薬、MAO（モノアミン酸化酵素）阻害薬	血圧上昇
甲状腺製剤	心筋虚血
キニジン、ジギタリス製剤	不整脈
インスリン	血糖値上昇

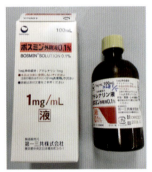

図❷ ボスミン®外用液0.1%（第一三共）

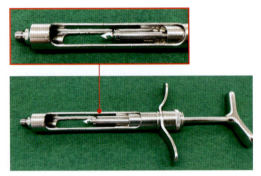

図❸ 銛型注射筒

礎疾患の増悪を招来する。当科では、止血などに使用する際に必要に応じてボスミン®を希釈したり、アドレナリン添加の局所麻酔薬をシャーレなどに絞り出したりして用いている。

3．伝達麻酔

神経伝導路において中枢側に麻酔薬を作用させ、末梢からの刺激伝導を遮断し、作用部位から末梢の神経領域を麻酔する方法である。

1）伝達麻酔の応用

日常の臨床内容を考慮した場合、浸潤麻酔の効果は上顎が優位であり、伝達麻酔の活用は下顎が多い。それは、下顎骨は厚い緻密な骨という組織解剖学的理由から、骨内部への局所麻酔薬の浸潤が困難となるからである。

2）合併症・留意点

- **遷延性知覚麻痺（神経障害）**：注射針による直接的な神経線維の損傷、注射によって生じた血腫による神経線維の圧迫、血管収縮薬による虚血性障害など。
- **開口障害**：複数回の刺入、めくれた針先による咀嚼筋の炎症、注射時の感染や内出血など。
- **内出血**：血管の損傷により発生する。とくに出血性素因や抗血栓療法中の患者に生じやすいことから、伝達麻酔は禁忌とされている。
- **顔面神経麻痺**：注射針の方向、深部への刺入など。
- **局所麻酔薬中毒**：下歯槽動脈への誤投与により、血中濃度が上昇して生じる。伝達麻酔には、必ず吸引操作ができる銛型注射筒を使用する（**図3**）。

表❺　成人における血圧の分類

分 類	診察室血圧（mmHg）			家庭血圧（mmHg）		
	収縮期血圧		拡張期血圧	収縮期血圧		拡張期血圧
正常血圧	<120	かつ	<80	<115	かつ	<75
正常高値血圧	120〜129	かつ	<80	115〜124	かつ	<75
高値血圧	130〜139	かつ／または	80〜89	125〜134	かつ／または	75〜84
Ⅰ度高血圧	140〜159	かつ／または	90〜99	135〜144	かつ／または	85〜89
Ⅱ度高血圧	160〜179	かつ／または	100〜109	145〜159	かつ／または	90〜99
Ⅲ度高血圧	≧180	かつ／または	≧110	≧160	かつ／または	≧100
（孤立性）収縮期高血圧	≧140	かつ	<90	≧135	かつ	<85

伝達麻酔で血液がカートリッジに吸引された場合には、針先が血管内に入っているため、そのまま薬液を注入すると局所麻酔薬中毒を発症することから、針先の位置を変えて再び吸引する。

4．神経ブロックを利用した鑑別診断

日常臨床において、痛みを主訴として来院する患者は多い。口腔を含めた顔面領域は、知覚神経や運動神経、自律神経などの多くの神経支配を受ける。このような部位では、器質的な原因による痛み以外に、心因性の痛みも生じる。その際、器質的な異常が認められないにもかかわらず、疼痛を訴えるときには、診断的局所麻酔神経ブロックも局所麻酔の応用として挙げられる。

高血圧症

全身の血管に脂質や血栓が沈着し、内腔の狭窄や血管壁の弾性の低下（動脈硬化）が生じた結果、内圧が上昇した状態である。

1．医療面接

1）罹患時期

高血圧を指摘されてからの期間が長いと、冠動脈などの動脈硬化が進行している可能性がある。

2）血圧のコントロール状態

表5に、成人における血圧の分類（日本高血圧学会：高血圧治療ガイドライン2019より）を示す。

3）内服薬の有無（種類）

Ca拮抗薬やアンジオテンシン受容体拮抗薬（ARB）、アンジオテンシン変換酵素（ACE）阻害薬、利尿薬、β遮断薬、α遮断薬などが処方されている。

4）合併症の有無

糖尿病や脳出血、脳梗塞、虚血性心疾患、心不全、動脈硬化、慢性腎臓病などの合併症があると増大する。必要に応じ、かかりつけ医に対診を行う。

2．歯科治療時の注意点

バイタルサインは初診時のみならず、治療前・治療中・治療後に測定する。

不安・緊張などの精神的ストレスや、疼痛などの肉体的ストレスは、内因性カテコールアミンが分泌され、循環動態の変動を来す原因となるため、ストレスの軽減に努める。

1）局所麻酔薬

アドレナリン含有局所麻酔薬の使用は、原則禁忌である。

内科的にコントロールされている場合には、アドレナリンは40μgまで使用可能とされているが、使用前のバイタルサインの把握は必須である。とくに高血圧症の患者では、循環動態の変動が大きいとされているため、必要に応じてアドレナリン非含有の局所麻酔薬を使用すべきである。

β遮断薬（プロプラノロールなど）を内服している患者にアドレナリンを使用すると、β遮断作用により、アドレナリンのα作用が優位となって血圧が著明に上昇することがあり、反射性に心拍数が減少して徐脈となる。

α遮断薬（プラゾシンなど）を内服している患者にアドレナリンを使用すると、β作用が優位となり、血圧が著しく低下（アドレナリン反転）する可能性がある。

2）高血圧症における血圧上昇時の対応

　急激な血圧上昇は、高血圧性脳症（視力障害、痙攣、意識障害など）や高血圧性脳出血（頭痛、嘔吐、失禁、痙攣、急激な運動麻痺、感覚障害など）に至る危険があり、早急の対応が必要である。ただちに治療を中止し、半座位に体位変換して酸素吸入を行う。必要に応じて静脈路を確保し、降圧薬（ニカルジピン1mg）を投与する。静脈路の確保が困難なときは、ニフェジピン（アダラートカプセル®）を針でカプセルに穴をあけ、4滴（約3mg）を30mLの水で希釈し、経口投与する。ニトロールスプレー®は、口腔内に1噴射して様子をみる。効果不十分のときは、1回に限り追加する。

虚血性心疾患

■ 狭心症

　狭心症には、冠血管の内腔狭窄によって心拍数の増加時に発症する労作性狭心症、冠血管の攣縮で起こる安静時狭心症（異型狭心症、不安定狭心症）がある。不安定狭心症がより重篤で、急性冠症候群に分類される。心筋への血液（酸素）の供給が、需要を満たし得ない危険な状態である。症状は、数秒から数分続く、左胸骨から左上腕に放散する疼痛、圧迫感、絞扼感、灼熱感などである。

　心筋梗塞では、血栓形成によって冠動脈が完全に閉塞し、心筋に壊死が生じて心臓のポンプ機能が障害される、極めて緊急度の高い病態である。また、狭心症でも血栓形成による不安定狭心症は、心筋梗塞へ移行する可能性が高い。狭心症との鑑別は、20分以上持続する激しい胸痛や冷汗、嘔気である。

1．医療面接

1）罹患時期

　初めての狭心症発作から2ヵ月以内、最近の発作から1ヵ月以内の場合には、積極的な歯科治療は避ける。心筋梗塞の際には、発症の1ヵ月以内は再梗塞の危険性が高いため、歯科治療を避け、6ヵ月以内は観血的処置を避ける。

2）発症時の治療

　薬物による保存療法やステント留置による冠動脈イノベーション治療（PCI）、冠動脈バイパス術（CABG）などの冠血行再建術があり、どのような治療を行っているか、予後について確認する。

3）内服薬の有無（種類）

　硝酸製剤（ニトログリセリン、硝酸イソソルビドなど）やCa拮抗薬、β遮断薬、血小板凝集抑制薬などが処方されているかを確認する。

2．歯科治療時の注意点

　基本的には、高血圧症患者の管理に準ずる。

　RPP（Rate Pressure Product、心拍数×収縮期血圧：心筋の酸素需要を表す）が12,000を超えないように管理する。とくに、頻脈は冠血流を減少させるので、避ける必要がある。

1）局所麻酔薬

　アドレナリンは、心筋収縮性と心拍数を増加させ、心筋酸素消費量が増大するため、心筋の酸素需要バランスを悪化させる可能性がある。心機能を評価するNYHA（New York Heart Association）分類によって重症度を評価し、軽度である場合には、バイタルサインに注意しながら1.5本以内の使用に制限する。

　フェリプレシンは、高用量の使用で冠動脈収縮と心機能抑制をもたらすため、歯科用シタネストーオクタプレシン®カートリッジでは、3本以内の使用が安全とされている。

2）発作時の対応

　狭心症発作を発症した際には、歯科治療を中止し、半座位に体位変換して酸素吸入を行う。静脈路を確保し、ベラパミル塩酸塩5mgをブドウ糖で希釈し、5分かけて緩徐に静注、ジルチアゼム塩酸塩1〜5mg/kg/分で点滴静注する。静脈路の確保が困難なときは、硝酸イソソルビド（ニトロール錠®）5mgの舌下投与か、ニトロールスプレー®、ニトログリセリンスプレー®を口腔内に1噴射して様子をみる。

　心筋梗塞が発症した際には、歯科治療を中止し、半座位に体位変換して酸素吸入を行い、早急に専門施設への搬送を要請する。

不整脈

　不整脈は日常臨床で遭遇する機会が多い。なかでも、発作時には重篤な症状を呈する頻脈性の不整脈

表❻　心房細動で処方されるおもな薬

心拍数の調節 （レートコントロール）	心不全を伴わない場合	Ca 拮抗薬	ベラパミル（ワソラン®）、 ジルチアゼム（ヘルベッサー®）
		β 遮断薬	プロパノロール（インデラル®）
	心機能が低下している場合	ジギタリス、アミオダロン	
洞調律化・再発防止 （リズムコントロール）	Na チャネル遮断薬		
抗血栓療法 （抗凝固療法）	ワルファリン（ワーファリン®）		
	直接作用型経口抗凝固薬 （DOAC）	直接トロンビン阻害薬	ダビガトラン
		Xa 阻害薬	リバーロキサバン、アピキサバン、 エドキサバン

である心房細動について述べる。

■ **心房細動**

洞結節以外からの心房で、不規則・無秩序に興奮する頻拍で、そのなかで刺激が房室結節部を通過したときに、心室の収縮が起こる。

1．医療面接

1）罹患時期

発症した時期や発症時の自覚症状について、動悸や胸部不快、胸痛、倦怠感などの有無を確認する。発作性心房細動の場合では自覚症状を認めるが、慢性の場合には無症状であることも多く、50～70％の人は自覚症状がないとされている。

2）発症時の治療

心房細動の治療方針は、心拍数の調節（レートコントロール）、洞調律化・再発防止（リズムコントロール）および抗血栓療法（抗凝固療法）の3つからなる。

3）内服薬の有無（種類）

表6に、治療方針別に処方されるおもな薬を示す。

2．歯科治療時の注意点

ストレスや疼痛刺激は、内因性カテコールアミン遊離における交感神経緊張によって、発作性心房細動の発症や慢性心房細動を重篤化させる場合がある。よって、処置中は血圧計や心電図、経皮的酸素飽和度計などのモニターを用いてバイタルサインを確認する。

抗血栓療法（抗凝固療法）による出血を予測する。これには、HAS-BLED スコア（表7）が広く用いられており、項目の多くが CHADS₂ スコア（表8）

や CHA₂DS₂-VASc スコア（**表9**）と重複している。HAS-BLED スコアが高い患者は、出血や頭蓋内出血のリスクもあるが、脳梗塞や全身塞栓症の高リスク患者でもある。

1）局所麻酔薬

β 遮断薬は、心筋の収縮力減弱や心拍数減少、異所性興奮の抑制などの作用をもつ。アドレナリンの β 作用を遮断するために α 作用が増強され、血圧上昇や徐脈を呈することから、アドレナリン添加の局所麻酔薬の使用には注意が必要である。文献的には、20 μg までは使用が可能であるとされているが、フェリプレシン添加プロピトカインの使用が望ましいと考える。

ジギタリス製剤は、心筋の収縮力を高めて房室伝導を遅延させるなどの作用を有し、アドレナリン添加の局所麻酔薬の使用は、ジギタリスの作用を増強するため、併用を避ける必要がある。

2）心原性脳塞栓症

心房細動がある人の心原性脳塞栓症発症は、心不全や脳梗塞、一過性脳虚血発作を発症したことがある患者や、75歳以上で高血圧や糖尿病を有する患者では、リスクが高くなる。CHADS₂ スコアや CHA₂DS₂-VASc スコアが、脳梗塞のリスク評価として用いられる。

症状としては、顔が急に歪む、手が急に動かなくなる、ろれつが回らなくなる、失語などが現れ、出現した場合には、早急に救急車を手配する必要がある。

表❼　HAS-BLED スコア。3点以上になると、大出血の合併症を来しやすくなる

	臨床像	
H	高血圧※1	1
A	腎・肝機能障害（各1点）※2	2
S	脳卒中	1
B	出血※3	1
L	不安定な国際標準比（INR）※4	1
E	高齢者（65歳より高齢）	1
D	薬剤・アルコール（各1点）※5	2
	合計	9

※1　収縮期血圧＞160mmHg
※2　腎機能障害：慢性透析や腎移植、血清クレアチニン
　　　　　　　　200μmol/L 以上
　　　肝機能障害：慢性肝障害（肝硬変など）または検査値
　　　　　　　　異常（ビリルビン価＞正常上限×3倍）
※3　出血歴、出血傾向（出血素因、貧血など）
※4　INR 不安定、高値または TTR（Time in therapeutic
　　　range）＜60%
※5　抗血小板薬や NSAIDs 併用、アルコール依存症

表❽　CHADS₂スコア

C	Congestive heart failure	うっ血性心不全	1
H	Hypertension	高血圧	1
A	Age ≧75yrs	75歳以上	1
D	Diabetes mellitus	糖尿病	1
S	Stroke/transient ischemic attack	脳梗塞／一過性脳虚血発作	2
		合計	0〜6

非弁膜症性心房細動
2点以上：DOAC もしくはワルファリンが強く勧められる
1点　　：DOAC 推奨
0点（心筋症、年齢65歳以上、血管疾患の合併の場合）：抗凝固療法を考慮

表❾　CHA₂DS₂-VASc スコア

C	Congestive heat failure/left ventricular dysfunction	うっ血性心不全／左室機能不全	1
H	Hypertension	高血圧	1
A	Age ≧75yrs	75歳以上	2
D	Diabetes mellitus	糖尿病	1
S	Stroke/transient ischemic attack/TE	脳梗塞／一過性脳虚血発作／血栓塞栓症	2
V	Vascular disease（Prior myocardial infarction, peripheral artery disease or aortic plaque）	血管疾患（心筋梗塞既往、末梢動脈疾患、大動脈プラーク）	1
A	Age65-74yrs	65〜74歳	1
S	Sex category（i.e. female gender）	性別（女性）	1
		合計	0〜9

1点：抗凝固療法の考慮可、2点以上：抗凝固療法適応

脳卒中

　脳卒中は、脳血管が原因で、突然の意識障害や中枢神経の障害を起こす病態である。脳卒中には、虚血性として一過性脳虚血や脳梗塞（心原性脳梗塞、アテローム血栓性脳梗塞、ラクナ梗塞）、出血性として脳出血やクモ膜下出血、脳動静脈奇形に伴う頭蓋内出血などに分類される。

1．医療面接

1）罹患時期

　一般的に、脳卒中の発症後6ヵ月は歯科治療を控えることが望ましく、緊急処置が必要な場合でも、発症後3ヵ月間は応急処置に留めておくべきである。

2）発症時の治療

　脳卒中の種類により、治療法や歯科治療時の注意点が異なるため、把握しておく必要がある。

表❿　糖尿病患者の歯科治療が可能となる指標

- FBS が140〜160mg/dL 以下、食後血糖200mg/dL 以下
- 1日の尿糖量10g 以下
- 糖尿病性ケトアシドーシスがない
- 低血糖症状を認めない
- HbA1c 値（過去１〜２ヵ月間の血糖コントロール状態を反映）が７％以下
- 標準体重を維持し、食事療法を効果的に行っている

3）内服薬の有無（種類）

多くの場合、降圧剤や抗不整脈薬、抗血栓療法などによる治療が行われている。

4）後遺症

嚥下機能の低下や反射の減弱などにより、誤飲・誤嚥の危険性が高くなる。また、高次脳機能障害（認知症、失語症、記憶障害）、うつ状態などの有無も確認をしておく。

5）合併症の有無

脳卒中の発症に関与する危険因子として、高血圧症や糖尿病、脂質異常、心房細動、喫煙、飲酒、炎症マーカーが挙げられ、さらにハイリスク因子として、睡眠時無呼吸症候群やメタボリックシンドローム、慢性腎臓病がある。

2．歯科治療時の注意点

基本的には、高血圧症患者の管理に準ずる。

1）局所麻酔薬

アドレナリンの使用に関しては、高血圧症の項を参照にリスク判定を行い、低リスク群では40μg、中リスク群では20μg、高リスク群では使用しないようにする。可能であれば、歯科用シタネスト−オクタプレシン® カートリッジを使用する。

2）発作時の対応

脳卒中の際に出現するおもな症状は、片方の手足・顔半分の麻痺・しびれや呂律が回らない、言葉が出ない、他人の言うことを理解できない、力はあるのに立てない、歩けない、ふらふらする、片方の目が見えない、視野の半分が欠けるなどが認められる。また、これまでに経験したことがない激しい頭痛などが挙げられる。

脳卒中の発症・再発が疑われた場合には治療を中止し、水平位または上体部をやや上げ、酸素吸入を

行う。早急に専門施設に搬送の手続きをする。

糖尿病

糖尿病は、インスリンの分泌不足、または糖の過剰摂取によって血糖値が異常に上昇し、高血糖や糖尿を主徴とする糖質代謝障害である。

1．医療面接

1）罹患時期

糖尿病健康手帳に記入してある、毎月の血液検査や尿検査の結果、低血糖を起こした場合の対処法などを確認する。罹患期間が長いほど病状が進行している場合があり、さらに合併症を併発していることが多い。

2）血糖のコントロール状態

患者自身が血糖値や HbA1c の値を把握していない場合には、病識が低いので、より注意が必要である。歯科治療を開始するにあたり、内科的にコントロールされていることを原則とする（**表10**）。

3）内服薬（注射薬）の有無（種類）

- 経口血糖降下薬：スルホニル尿素（SU）薬、ビグアナイド（BG）薬、チアゾリジン薬、速効型インスリン分泌促進薬（グリニド薬）、SGLT2阻害薬、DPP-4阻害薬
- 注射薬：インスリン製剤、GLP-1（ジーエルピーワン）受容体作動薬

注射薬は１型糖尿病の第一選択薬としてインスリンが代表であるが、近年はインクレチンの１つである GLP-1が２型糖尿病の治療薬として重要な位置を占めるようになっている。

4）合併症の有無

三大合併症（糖尿病神経障害、糖尿病網膜症、糖尿病腎症）をはじめとし、循環器疾患（高血圧症、

表⓫　糖尿病性昏睡と低血糖性昏睡の鑑別

	糖尿病性昏睡	低血糖性昏睡
血糖値	高い	低い
ブドウ糖投与により	反応なし	改善
呼吸	Kussmaul 呼吸	正常
呼気臭	アセトン臭	正常
血糖値	上昇	下降

虚血性心疾患）や脳血管障害などを合併していることが多い。

2．歯科治療時の注意点

精神的ストレスや疼痛を可及的に抑え、内因性カテコールアミン分泌による血糖上昇を抑制する。

易感染性や創傷治癒不全であるため、手術に関しては抗菌薬の術前投与の検討や、局所麻酔（浸潤麻酔）施行の際には、刺入回数を減らすなどを考慮する。

1）局所麻酔薬

アドレナリンは肝臓の嫌気性解糖を促進し、血糖値を上昇させるため、原則禁忌となっている。十分に病状を把握して、慎重に投与すべきである。

フェリプレシンは、通常の使用量で問題となることはない。

2）発作時の対応

歯科治療中の急変で、より危険な状態は低血糖性昏睡であり、鑑別診断から迅速な対応が必要となる（**表11**）。低血糖性昏睡では、空腹感やあくび、頭痛、思考低下、頻脈、冷や汗、顔面蒼白、精神錯乱、痙攣、意識障害、昏睡などの症状を呈する。

このような場合の対応として、意識のある場合には、経口で砂糖水やジュースなどを摂取させる。意識がない場合には、砂糖を口唇や頬粘膜、舌、歯肉に押し付け、静脈路の確保が可能であれば、ブドウ糖を投与する。

甲状腺機能亢進症

甲状腺機能亢進症とは、代謝を亢進させる甲状腺ホルモンが過剰分泌された状態で、バセドウ病がその代表である。

1．医療面接

1）罹患時期

20〜40歳代の女性に好発し、動悸や発汗、全身倦怠感などの自覚症状を伴うことが多く、未治療の場合にはストレスによって代謝が著しく亢進し、死に至ることがあるため、コントロールされているかの確認が重要である。十分なコントロールには1ヵ月を要する。

2）内服薬の有無（種類）

甲状腺機能亢進症では、抗甲状腺薬（チアマゾール、プロピルチオウラシル）を内服している。また、頻脈に対してβ遮断薬を内服している場合がある。

3）合併症の有無

心房細動を併発している場合がある。

2．歯科治療時の注意点

精神的ストレスや疼痛を可及的に抑え、内因性カテコールアミン分泌を抑制する。

1）局所麻酔薬

アドレナリン添加の局所麻酔薬は、頻脈の誘発や増悪を助長する可能性があり、原則禁忌とされている。

2）発作時の対応

強いストレスにより、不安や興奮、振戦、見当識障害、精神錯乱、著明な頻脈（130回／分）、嘔吐、高熱（38℃以上）、発汗、循環虚脱、昏睡を呈する。症状増悪時には、抗甲状腺薬の投与が必要となる。

精神疾患

うつ病は、脳内の神経伝達物質であるセロトニンやノルアドレナリンの不足によって引き起こされるもので、抗うつ薬はこれらを解消し、正常に近い状態に戻す働きがある。

1．医療面接

1）罹患時期

うつ病相の持続は躁病相より長く、躁病相が1〜2ヵ月で回復するのに対して、うつ病相は数ヵ月以上に及ぶものが多い。

2）内服薬の有無（種類）

三環系抗うつ薬（イミプラミン、アミトリプチン）、四環系抗うつ薬、フェノチアジン系抗精神病薬、ブチロフェノン系抗精神病薬、セロトニン・ドパミン遮断薬（リスペリドン）、SSRI、SNRIなどを内服している。

3）合併症の有無

不安障害や睡眠障害、心身症、神経症、自律神経失調症、統合失調症、アルコール離脱症状などを伴うことが多い。

2．歯科治療時の留意点

抗うつ薬の副作用である抗コリン作用による唾液分泌量低下とブラッシング不足により、口腔衛生状態は不良であることが多い。しかし、積極的な治療は患者に想定外のストレスを与えることになるため、治療は必要最小限に抑え、少しずつ進めるべきである。

1）局所麻酔薬

アドレナリンは、相互作用によって交感神経刺激作用が増強し、血圧上昇や不整脈などがみられる。また、イミプラミン服用中の患者では、ノルアドレナリンが4〜8倍、アドレナリンが2〜4倍に作用が増強される。

フェリプレシン含有の局所麻酔薬、あるいは血管収縮薬無添加の局所麻酔薬を選択すべきである。

2）発作時の対応

うつ病患者の対応については、精神科主治医との連携のもとに行うことが大切である。

全身疾患を有する患者では、内服薬とアドレナリン添加の局所麻酔薬の相互作用による合併症の危険性を念頭におき、歯科治療を行うことが重要である。診療の前には、初診に限らず内服薬を確認し、相互作用について調べて局所麻酔薬を検討する必要がある。

しかし、十分な鎮痛が得られないままの歯科治療は、ストレスによる全身疾患の増悪が危惧されることから、場合によっては伝達麻酔の使用も考慮することが肝要である。

また、不安や緊張からの全身疾患の増悪の予防として、笑気吸入鎮静法や静脈内鎮静法が適している。とくに静脈内鎮静法は、緊急時の薬剤投与にも活用できる優れた方法である。

【参考文献】

1) 日本医薬品集フォーラム（監）：日本医薬品集 医療薬 2010年版．じほう，東京，2009.
2) 秋山麻美，他：オブラート法による表面麻酔薬の効力評価に関する研究．日歯麻誌，33(1)：43-49，2005.
3) 髙杉嘉弘：歯科診療で知っておきたい全身疾患の知識と対応．学建書院，東京，2013：396-404.
4) 金子 譲，一戸達也：痛みの局所的悪循環．歯・顎・口腔 痛みの臨床，医歯薬出版，東京，1997：69-74.
5) 金子明寛，富野康日己，他：歯科におけるくすりの使い方 2019-2022．デンタルダイヤモンド社，東京，2018.
6) 古屋英毅，束理十三雄，佐野公人，砂田勝久：歯科麻酔・全身管理学の手引き 第4版．学研書院，東京，2019.
7) 柴崎浩一（監），藤井一維，他（編）：歯科医院のための全身疾患医療面接ガイド．メディア，東京，2014.
8) 金子 譲（監）：歯科麻酔学 第7版．医歯薬出版，東京，2011.

1章　外科的歯内療法を行う前に押さえるべきこと

06　歯内療法外科の切開と縫合

日本大学松戸歯学部　先端歯科治療学講座　**辻本恭久**

　歯内療法外科は、根管内に原因があり、根管治療がうまくいかずに根尖病変が消失しない場合に行われる。また、嚢胞が存在し、その摘出をするために歯内療法外科を行うこともある。

　上顎側切歯の根尖切除術を行う頻度は高く、多くの臨床家が経験していると推測する。また、下顎大臼歯の近心根は、根管の複雑さから根管治療がうまくいかず、ヘミセクションとなるケースも多い。近年、手術用顕微鏡（マイクロスコープ）が歯内療法外科に取り入れられ、根尖切除術の切除の角度や歯根を切除する基準が変わってきている。ヘミセクションを行っていた歯においても、根尖切除術を施すケースがみられるようになった。

　本項では、歯内療法外科を行う際に必要な部位別切開のデザインついて、これまでの報告[1,2]を参考に解説する。また、処置後の縫合に関する解説も合わせて行う。

切開線のデザイン

1．上顎前歯：根尖病変摘出と歯根端切除

　一般的に使用されているのはPartsch切開法である。**図1a**に示すように、歯頸部と切開線との距離は5mm離すことになっているが、**図1b**で示すように、付着歯肉の距離を測定しておく必要がある。また、事前のデンタルX線写真やCBCT画像の情報から嚢胞や肉芽腫、ならびに骨の存在位置により、切開部の設定を変更しなければならないこともある。すなわち、デンタルX線写真では病変部の皮質骨が消失している部分は透過像として見えてくるが、CBCT画像では、病変の大きさに差異が生じる場合がある（**図2a、b**）。できれば切開線上に病変が存在するのはよくないため、CBCT画像で皮質骨や海綿骨の消失状態を確認し、切開線のデザインを決定する。

　また、一般的に歯根端切除術を行う場合は根尖部を3mmほど切除し、逆根管充填するための窩洞を約3mm程度形成しなければならないことを考慮して切開線のデザインを決める必要がある。そのため、Partsch切開法のように弓状に切開すると術野を明示するのが困難で、歯根から根尖部までの部分を見やすくするためには、基本的にTwo-sided flap（**図3**）、あるいはThree-sided flap（**図4**）を行う必要がある。

　Two-sided flapは、縦切開が近心か遠心に1本設定される。あとは広い基部を設定しなければならないが、縦切開においては病変部まで剥離するために、Three-sided flapよりも長い切開とより広い基部の設定が必要である。他の部位の切開でもいえることだが、血流を考えて切開のデザインを考えなければならない。Two-sided flapでは**図5a**のようなデザインで切開すると問題ないが、**図5b**のような切開を行ってしまうと血流の悪い部位が生じ、最悪壊死を引き起こすことも考慮しなければならない。このことはThree-sided flapにおいてもいえる。**図6a**のようなデザインの場合は問題ないが、**図6b**では血流の悪い部位が生じてしまう。

　また、前歯部歯肉の縦切開線を考えた場合、注意しなければならないのは歯間乳頭である。歯間乳頭を切開した場合、術後の収縮によって生じるblack triangleが、審美的に問題となることがある。とくに、

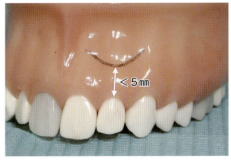
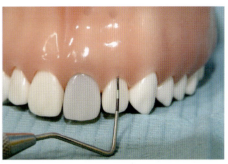

a：歯頸部と切開線との距離は5mm離すことになっている

b：切開線設定部と付着歯肉の距離を測定しておく必要がある

図❶ a、b　Partsch切開法

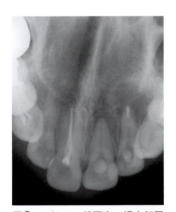
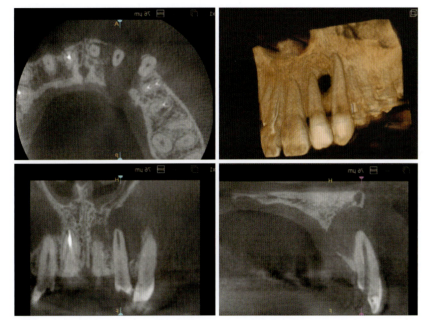

図❷a　2⎿のX線写真。根尖部周囲に透過像が認められる

図❷b　2⎿のCBCT画像。皮質骨と海綿骨の消失の範囲が大きいことがわかる

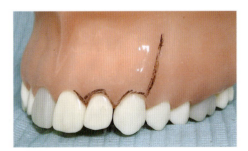
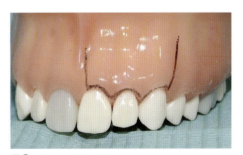

図❸　Two-sided flap

図❹　Three-sided flap

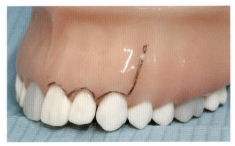
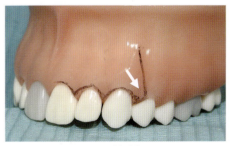

a：血流に問題がない

b：血流に問題がある（矢印）

図❺ a、b　Two-sided flapの切開のデザイン

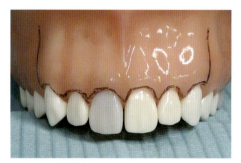
a：血流に問題がない

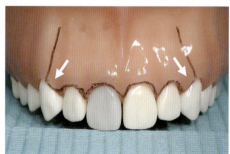
b：血流に問題がある（矢印）

図❻a、b　Three-sided flap の切開のデザイン

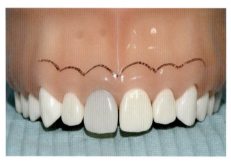
a：Ochsenbein-Luebke 法

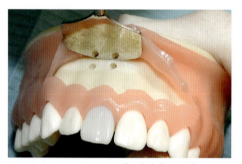
b：One-sided flap。2 1 の病変部を観察することができる

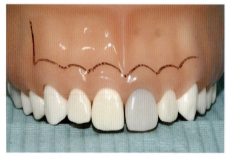
c：Two-sided flap（左）。2 1 の病変部を観察することができる（右）

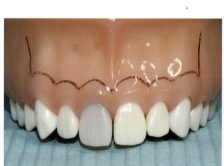
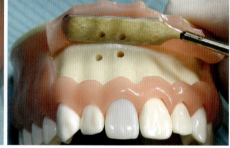
d：Three-sided flap（左）。2 1 の病変部を十分に観察できる（右）

図❼a〜d　Ochsenbein-Luebke 法の One-sided flap、Two-sided flap、Three-sided flap

補綴装置を装着している歯において生じる black triangle や、クラウンのマージン部が露出してしまうことで生じる審美的問題は、患者にとって不利益である。

中川[2]は切開線の設定において遵守する事項として、以下を挙げている。

①骨欠損上を切開線が通らない
②水平部分（横切開）は付着歯肉内に設定する
③垂直部分（縦切開）は歯根隆起上を通らない
④歯肉縁切開における縦切開の起始部は、当該歯の隅角に設定する

以上を遵守できる切開線をデザインすべきだと筆

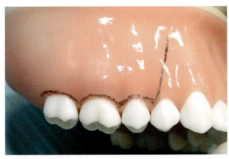
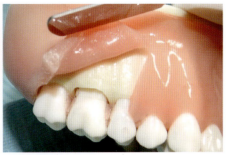

a：Two-sided flap（左）。病変部を十分に確認することが難しい（右）

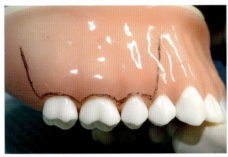
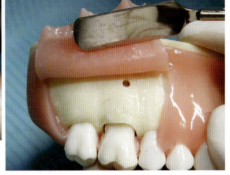

b：Three-sided flap（左）。病変部を十分に確認できる（右）

図❽ a、b　6⏌に対する Two-sided flap および Three-sided flap

者も考えている。現在、筆者が上顎前歯部で行っている方法は、図7aに示したような Ochsenbein-Luebke 法である。この切開法では、One-sided flap や Two-sided flap、Three-sided flap のどれも可能である（図7b～d）。

2．上顎大臼歯：根尖病変摘出と歯根端切除

上顎大臼歯の場合、とくに第1大臼歯近心頰側根は2根管の発現率が約55～65％と高いが、2根管を発見することが難しく、病変が回復せずに根尖切除になるケースがある。通常は、近心頰側根を対象としたPartschの切開法で行うOne-sided flapが多いが、病変が大きな場合にはTwo-sided flap、Three-sided flapを行うときもある（図8a、b）。図に示すように、Two-sided flapでは目的とする病変部の高さまで剝離することが難しくなり、結果としてThree-sided flapを行い、術野を広げることもある。

3．下顎前歯部：根尖病変摘出と歯根端切除

下顎前歯部の中切歯・側切歯がともに2根管を有する形態を示す場合、根管治療がうまくいかず、歯根端切除になるケースがある。下顎唇側歯肉は上顎に比べて薄いため、切開剝離においては十分気をつけなければならない。筆者は、下顎の歯根端切除術

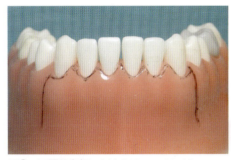

図❾　下顎前歯部における Three-sided flap

を行う場合には Three-sided flap を行い、術野を確保するようにしている。この際、前述したように血流に十分注意し、基部の幅を広くとるようにしている（図9）。

4．下顎大臼歯部：根尖病変摘出と歯根端切除

下顎大臼歯部では近心根の根管形態が複雑なため、近心根のヘミセクションが多く行われていると考えられる。しかし、近年はマイクロスコープ下でのマイクロエンドサージェリーが行われているため、ヘミセクションのように抜根せず、歯根端切除で対応するケースが増えているように思う。その際、上顎大臼歯近心頰側根のときと同様に、病変が小さな場合には One-sided flap でも行えるが（図10a）、

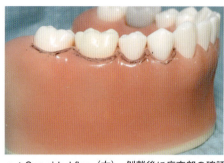 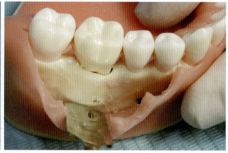

a：One-sided flap（左）。剥離後に病変部の確認ができる（右）

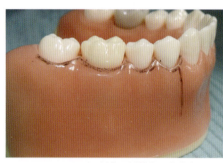 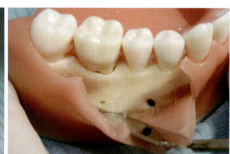

b：Two-sided flap（左）。剥離後に病変部ならびにオトガイ孔の確認ができる（右）

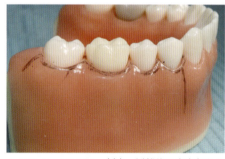 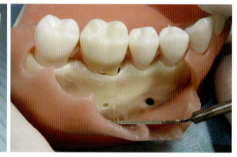

c：Three-sided flap（左）。剥離後に病変部ならびにオトガイ孔の確認が十分できる（右）
図⑩ a〜c　6に対するOne-sided flap、Two-sided flap、Three-sided flap

Two-sided flap、Three-sided flapを選択することもある（**図10b、c**）。施術時には、オトガイ孔を損傷しないように切開・剥離をしなければならない。

縫合

1．縫合の基本

切開・剥離した口腔粘膜を元に戻す、また止血を確実にするために縫合を行う。縫合に際して、切開した面と面（粘膜弁と粘膜弁）を元に戻すように縫合しなければならない。大きなズレは死腔を生じ、治癒が遅延してしまうことがある。また、回復後の創面が審美的に悪くなることがあるので、審美面も考慮し、十分に注意して縫合しなければならない。

2．縫合針

口腔粘膜弁を縫合する場合は、基本的に角針を使用する。先端の形状に関しては、各メーカーからオペをする部位に適したさまざまなものが市販されているので、参照するとよい。

3．縫合糸

縫合糸には、吸収性縫合糸と非吸収性縫合糸がある。通常粘膜弁の縫合には、非吸収性縫合糸が用いられ、素材は絹やナイロンが使われている（**図11**）。マイクロエンドサージェリーを行う場合はナイロン糸が多用されている。その理由は、絹糸だと縫合糸上に形成されるバクテリアコロニーが、治癒に影響を与えるためである。

4．縫合の基本

縫合には、結節縫合と連続縫合がある。

1）結節縫合

口腔粘膜弁を結紮する場合に通常用いられる。1

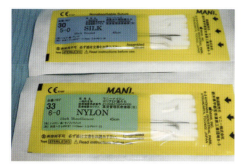

図⓫ 縫合糸。上：絹（シルク）糸、下：ナイロン糸

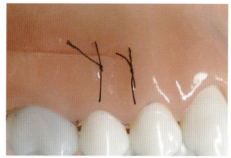

図⓬ 結節縫合。1針ずつ縫合結紮する方法

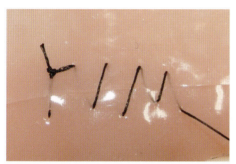

a：単純連続縫合

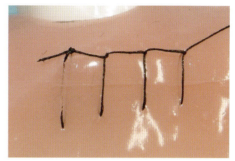

b：連続かがり縫合

図⓭a、b 連続結紮

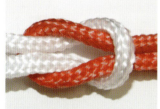

a：男結び

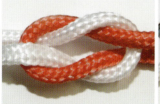

b：女結び

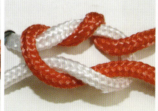

c：外科結び

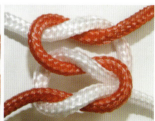

d：多重結び

図⓮a〜d 結紮法

針ずつ縫合・結紮する方法であるため、結び具合を調整できる（図12）。

2）連続結紮法

単純連続縫合と連続かがり縫合がある（図13a、b）。1本の糸で連続して縫合する方法である。しかし、単純連続縫合では締め具合の調節に注意しないと創縁がずれ、密着しにくくなる。部分的な抜糸ができないので、感染がある場合には適さない。また、1ヵ所が切れると創全体が開いてしまうという危険性があるので、注意が必要である。連続かがり縫合では創面への密着を高めており、単純連続縫合の欠点を補っている。ただし、抜糸に要する時間は長くなる。

5．結紮法

結紮には、男結び、女結び、外科結び、多重結び（図14a〜d）など、さまざまな方法がある。きつく締めすぎると、組織の血流を妨げて生着が阻害され、ひどい場合には壊死を起こす。

ナイロン糸を使用する場合には、結節が緩まないように多重結びを行うことが多い。

【参考文献】
1）坂下英明，重松久夫：口腔粘膜骨膜弁の切開法 —その基礎と変法—．小児口腔外科，21(1)：33-50，2011．
2）中川寛一：歯根端切除手術．これが決め手！マイクロスコープの臨床，辻本恭久，三橋 純（編著），ヒョーロン・パブリッシャーズ，東京，2017：80-85．

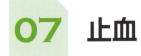

07 止血

九州大学病院 歯内治療科 **吉田晋一郎**
九州大学大学院 歯学研究院 口腔機能修復学講座 歯科保存学研究分野 **前田英史**

　感染根管治療が奏効しないケースにおいては、歯根端切除術などの外科的歯内療法を行うことにより、病状の回復を図る。その術中、出血をコントロールすることは術野を見やすくするだけではなく、マイクロスコープ下での処置を容易にする。加えて、逆根管充塡材料の適切な充塡を遂行するなど、精密な歯内療法の実践のためにも重要なプロセスである。ゆえに、外科的歯内療法後の予後の安定性を図るうえでは、適切な止血処置を施すことが重要となり、また止血に要する時間を短縮することによって患者への負担を軽減できる。

　本項では、外科的歯内療法における止血の重要性について述べる。

生体における止血機構

　生体の止血機構には、一次止血機構と二次止血機構が存在する。生体で出血が生じた場合、主として血小板が活性化され、出血部位に血小板凝集塊を形成することによって止血機構が機能する。これを一次止血機構という。それに加えて、フィブリノゲンやプロトロンビンをはじめとする血液凝固因子や、線維素溶解因子による二次止血機構が作用する。これには患者の全身状態が大きく関与してくるため、出血傾向の高い患者の手術をする際には、術前に直近の血液検査データなどを確認しておく必要がある。しかしながら、全身疾患などの既往がない健常者の場合でも、生体の止血機構のみでは十分な止血効果が得られないため、術前・術中に止血処置を施す必要がある。

術前の処置

　歯根端切除術をはじめとする侵襲の大きな外科的歯内療法においては、骨膜剝離を行った後に、止血や疼痛緩和を目的として局所麻酔を行っても、骨膜下および骨窩洞内から局所麻酔薬が溢出して、十分に奏効しないケースが多い。そのため、術前の局所麻酔を頰側・唇側のみに施すのではなく、口蓋側・舌側にも施したほうがよい。

　さらに、血管収縮薬添加型の局所麻酔薬を使用する場合は、疼痛緩和の観点から、10分程度待機して手術を開始するほうがよいとされている[1]。これによって止血効果も高まり、術中の視野の確保が容易になることに加えて、患者の疼痛を制御しながら手術を施行できる。

術中の止血

　前述したとおり、術中の止血処置は術野を確保し、マイクロスコープ下での逆根管充塡などの適確な処置を可能にするだけではなく、術後の出血や腫脹を抑制できる[2]。そのため、術中の止血処置を適切に行うことにより、良好な予後を期待できると考えられる。

　止血に用いる薬剤に求められる要件としては、短時間で確実な止血が得られることに加えて、良好な操作性や生体親和性を具備すること、また術後創傷治癒に影響を及ぼさないことが挙げられる[3]。

1．肉芽組織の除去

　骨開窓部から目視で確認できる炎症性の肉芽組織は易出血性であるが、確実な除去によって出血を抑

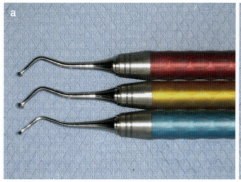
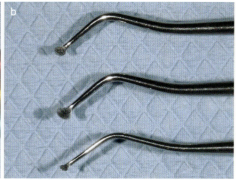

図❶a、b エキスカベーター ラウンド（YDM）、b：先端部

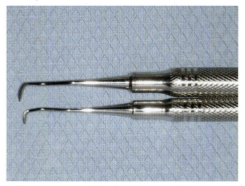

図❷ キュレット（Kerr）

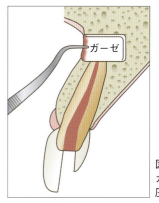

図❸ ガーゼによる圧迫止血

えることができる。

　外科的歯内療法においては、歯肉剥離によって皮質骨が菲薄化または欠損した部位を明示した後、鋭匙やエキスカベーターなどを用いて炎症性肉芽組織の除去を進める。しかしながら、骨開窓部のアンダーカットになっている部分や、歯根の裏側（患歯が上顎の場合は口蓋側面、下顎の場合は舌側面）に存在している肉芽組織の除去は、困難を極める。前述の目視では、確認が困難な箇所に炎症性の肉芽組織が残留してしまうと、術中の確実な止血を得ることができないだけではなく、術後再発のリスクが上がるため、徹底した除去が必要となる。そのため、インスツルメントの先端径が大きいものから小さいものまで、さまざまな種類を取り揃えておくことが重要である。

　図1a、bは、軟化象牙質除去用のエキスカベーター ラウンド（YDM）で、狭小窩洞や骨窩洞アンダーカット部の肉芽組織の除去に適している。先端径は1.1㎜・1.5㎜・2.0㎜とバリエーションに富んでおり、取り揃えておくと便利である。一方、歯根の舌口蓋側に付着した肉芽組織の除去には、キュレット（Kerr）などの使用が有効である（図2）。

　肉芽組織の除去はやみくもに行うのではなく、器具を骨面に沿わせて肉芽組織を骨面から剥がすように行うと、一塊で除去しやすい。歯根端切除術の際に歯根尖の明示が完了している場合は、歯根端切除を行った後に、骨窩洞内に残存している肉芽組織の搔爬を進めてもよい。また、ガーゼを用いた骨窩洞内の払拭も、残余した肉芽組織を除去するのに効果的である。

2．圧迫止血

　外科的歯内療法においては、出血部位を圧迫することにより、ある程度の止血が可能である。骨窩洞内に滅菌ガーゼを塡入して、5分程度圧迫する。図3のように、ガーゼを折りたたむ要領で緊密な塡塞をすることで、効果的な圧迫止血処置を行うことができる。

　肉芽組織の除去や圧迫止血処置を行っても止血効果が得られない場合は、血管収縮薬や止血剤を用いた止血処置が必要となる。

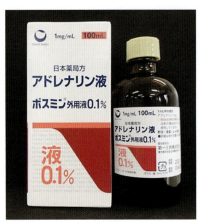
図❹ ボスミン®外用液0.1%（第一三共）

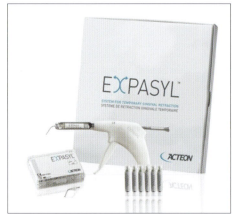
図❺ エキスパジル（白水貿易）

3．血管収縮薬による止血

血管収縮薬を出血部位に直接作用させる方法として、エピネフリンを染み込ませた滅菌ガーゼやコットン綿球を、図3で示した方法で出血部位に対して圧迫することで、十分な止血効果を得ることができる。しかしながら、コットン綿球では微細な繊維が骨窩洞内に残存してしまう場合がある。この繊維は生体が吸収できないものであり、術野に残存した状態で閉創すると、炎症性の肉芽組織を再度形成してしまい、再発のリスクが上がってしまう。

こうした術後トラブルを回避して良好な予後を獲得するためにも、ガーゼの使用を推奨する。筆者らは、エピネフリンとしてボスミン®外用液0.1%（第一三共：図4）を滅菌シャーレに適量出して使用している。エピネフリンを染み込ませたガーゼを出血部位に圧迫させて5分静置する。この止血の時間が不十分だと、十分な効果が得られにくい。

4．止血剤を用いた止血

以下、止血剤をいくつか挙げる。

1）塩化アルミニウム

塩化アルミニウムを使用した止血剤の代表的なものとして、塩化アルミニウムとカオリンを主成分としたエキスパジル（白水貿易）が挙げられる（図5）。歯肉圧排作用を有した印象採得補助材であるが、ペーストによる圧迫と、アルミニウムの血管収斂作用による止血効果が期待できる。

これまでにエキスパジルは、ガーゼに染み込ませたエピネフリンと同等の止血作用を有することが報告されている[4,5]。しかしながら、実験的にウサギの頭頂骨に骨欠損を形成したモデルにおいて、エキスパジルは良好な止血効果を示したが、術後12週においても骨欠損修復はみられず、骨窩洞周囲に慢性炎症反応が認められた[6]。これは、骨窩洞内に残存したエキスパジルが炎症を惹起するためであることから、注水下でラウンドバーなどを用いて残存したエキスパジルを除去する必要があると考えられる[7]。

2）硫化第二鉄

硫化第二鉄を使用した止血剤として、わが国ではビスコスタット（ウルトラデントジャパン：図6）やSUスタットジェル（松風：図7）などが販売されている。これらも前述のエキスパジルと同様に、印象採得補助材として販売されており、止血作用を有することがあきらかとなっている[8]。

硫化第二鉄製剤を出血部位に作用させると、血液中のタンパク質が凝集し、毛細血管の裂断部に入り込むことによって物理的な止血を行い[9]、その止血効果は、エピネフリンと同程度と報告されている[10]。硫化第二鉄製剤もエキスパジルと同様に、骨窩洞内に残存すると組織の炎症反応を惹起してしまい、治癒が遅延することが報告されている[11]。ゆえに、止血効果が確認でき次第、確実な除去が必要と考えられる。

3）Bone-wax

蜜蝋を主成分とするBone-waxは、1892年に止血材として紹介[12]されてから今日に至るまで、神経外科や整形外科など、さまざまな領域で使用されて

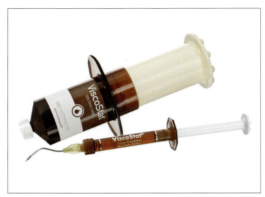
図❻ ビスコスタット（ウルトラデントジャパン）

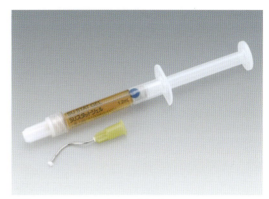
図❼ SUスタットジェル（松風）

いる[13, 14]。歯科領域では、1970年に歯根端切除術に伴う止血処置において有効性が報告されている[15]。

Bone-waxは、出血部位を物理的に圧迫することによって局所的な止血作用を示す。しかしながら、骨窩洞内に残存したBone-waxは炎症応答を惹起することがあきらかとなっており[16, 17]、また骨窩洞内に残存した場合は、新生骨や新生血管は認められないことが報告されている[18]。そのため、Bone-waxも除去することが必要である[19]。

5．レーザー照射による止血

炭酸ガスレーザーやNd: YAGレーザーおよびEr: YAGレーザーは、軟組織の切除や蒸散に用いられるだけではなく、止血作用も有している。レーザー照射による止血は、その照射域の組織を熱変性させて凝固層を形成することによって達成される。Er: YAGレーザーに関しては、その止血効果は炭酸ガスレーザーやNd: YAGレーザーと比較して、低いことが報告されている[20]。しかしながら、炭酸ガスレーザーやNd: YAGレーザーを用いて軟組織を照射した場合には、高温による影響と深い凝固層形成が生じてしまい、治癒の遅延、あるいは治癒不全を生じることがあきらかにされている[21]。これは、レーザー照射によって形成される凝固層が、創傷治癒過程における血流の回復や血餅形成を阻害することに起因する。

一方、Er: YAGレーザーは注水下で使用するため、熱による影響を最小限に抑えることができる。また、深い凝固層を形成せず、組織への影響が低いことから[20, 22]、歯周組織に使用した際は良好な治癒経過を辿ることが報告されている[23]。

有病者への対応

全身疾患を有する患者に対して外科的歯内療法を行う場合においては、出血傾向の有無について確認しておかなければならない。

出血傾向を示す疾患は、①血管壁の異常（老人性紫斑病など）、②血小板数の減少もしくは血小板機能異常（再生不良性貧血や血小板無力症など）、③凝固因子系の異常（血友病やvon Willebrand病など）に大別される。

こうした疾患が疑われる患者に対しては、事前に血小板数などの血液一般検査データの参照に加え、出血時間やプロトロンビン時間（PT）、活性化部分トロンボプラスチン時間（APTT）などの止血スクリーニング検査まで行うことが望まれる。加えて、かかりつけ医への相談も必要である。

1．糖尿病

糖尿病患者では、細小血管症などの血管性病変を来していることがあるため、注意が必要である。とくに血糖コントロールが不良の症例では、血管障害が進行しているため、高い出血傾向を示す。HbA1cの値（正常値：6.5％未満）に加えて、空腹時（正常値：70〜110mg/dL未満）およびブドウ糖負荷試験後（正常値：140mg/dL未満）の血糖値を確認しておく必要がある[24]。また、糖尿病患者に外科的歯内療法を実施する際は、術前・術後の感染対策も必

要である。

2．肝機能障害

肝硬変などの重度の肝機能障害患者では、血小板数の減少に加えて、フィブリノゲンやプロトロンビンをはじめとする血液凝固因子の産生能の低下も認められるため、出血が生じた際には止血困難となる場合がある。ゆえに、血小板・白血球数に加えて、AST（AST＞100 IU/L）やALT（ALT＞100 IU/L）、γ-GTP（γ-GTP＞100 IU/L）などの肝機能検査値を確認しておく。リドカインなどのアミド型局所麻酔薬はおもに肝臓で代謝されるため、局所麻酔薬中毒を避け、大量投与にならないように気をつける。血管収縮薬としてのアドレナリンは、血圧上昇に注意しながら通常量（カートリッジ2本程度）を投与できる[25]。

3．高血圧・心血管疾患

高血圧症の患者は、狭心症や心筋梗塞などの心疾患を合併していることがある。このような患者は、ワルファリン・バイアスピリン・ヘパリンなどの抗凝固薬や抗血小板薬を内服していることが多い。その場合は高い出血傾向を示すため、直近の血圧変動とともに、内服薬に関する情報を得ることが大事である。

また、止血剤にエピネフリンを使用する際には、患者の心血管系への影響を考慮しなければならない。エピネフリンは、α-1、α-2、β-1ならびにβ-2アドレナリンレセプターに結合し、α-1、α-2およびβ-1アドレナリンレセプターを介した場合は血管収縮を引き起こす[26]ため、患者の脈拍や血圧の変動に留意する必要がある。しかしながら、歯根端切除術の際の骨窩洞内への止血を目的としてエピネフリンを塗布した場合は微量であることから、患者の脈拍や血圧に影響を及ぼさないことが報告されている[10,27]。

精密な外科的歯内療法を実践するためには、マイクロスコープ下での処置は必要不可欠であり、術野の確保のために、効果的な止血を得ることが重要となる[27]。術前では局所麻酔を十分な時間をかけて行い、術中は病変内に充満した炎症性肉芽組織の除去を進めてガーゼなどを用いた圧迫止血を試みる。止血効果が得られない場合は、止血剤を用いた止血処置を行うことになるが、それぞれの特性を理解したうえでの使用が大切である。

全身疾患のある患者では、臨床データに基づいてかかりつけ医と相談のうえ、慎重に処置を行わなければならない。また、全身疾患の有無にかかわらず、術中モニターの使用が望まれる。

外科的歯内療法における適切な止血処置は、術者側にとって手術の複雑化を防ぐだけではなく、患者の負担軽減に繋がり、双方にとって重要かつ必要なプロセスである。

【参考文献】

1）岡安 徹，野口いづみ，笹尾真美，雨宮義弘：エチドカインの口腔内浸潤麻酔効果の歯髄診断器を用いた検討—リドカインおよびプロビトカインとの比較—. 歯薬療法, 12(1)：33-38, 1993.

2）Witherspoon DE, Gutmann JL: Haemostasis in periradicular surgery. Int Endod J, 29(3): 135-149, 1996.

3）Kim S, Rethnam S: Hemostasis in endodontic microsurgery. Dent Clin North Am, 41(3): 499-511, 1997.

4）Peñarrocha-Diago M, Menéndez-Nieto I, Cervera-Ballester J, Maestre-Ferrín L, Blaya-Tárraga JA, Peñarrocha-Oltra D: Influence of Hemostatic Agents in the Prognosis of Periapical Surgery: A Randomized Study of Epinephrine versus Aluminum Chloride. J Endod, 44(8): 1205-1209, 2018.

5）Menéndez-Nieto I, Cervera-Ballester J, Maestre-Ferrín L, Blaya-Tárraga JA, Peñarrocha-Oltra D, Peñarrocha-Diago M: Hemostatic Agents in Periapical Surgery: A Randomized Study of Gauze Impregnated in Epinephrine versus Aluminum Chloride. J Endod, 42(11): 1583-1587, 2016.

6）von Arx T, Jensen SS, Hänni S, Schenk RK: Haemostatic agents used in periradicular surgery: an experimental study of their efficacy and tissue reactions. Int Endod J, 39(10): 800-808, 2006.

7）Jensen SS, Yazdi PM, Hjørting-Hansen E, Bosshardt DD, von Arx T: Haemostatic effect and tissue reactions of methods and agents used for haemorrhage control in apical surgery. Int Endod, J, 43(1): 57-63, 2010.

8）Azargoon H, Williams BJ, Solomon ES, Kessler HP, He J, Spears R: Assessment of hemostatic efficacy and osseous wound healing using HemCon dental dressing. J Endod, 37(6): 807-811, 2011.

9）Jang Y, Kim H, Roh BD, Kim E: Biological responses of local hemostatic agents used in endodontic microsurgery. Restor Dent Endod, 39(2): 79-88, 2014.

10）Vickers FJ, Baumgartner JC, Marshall G: Hemostatic efficacy and cardiovascular effects of agents used during endodontic surgery. J Endod, 28(4): 322-323, 2002.

11）Lemon RR, Steele PJ, Jeansonne BG: Ferric sulfate hemostasis: effect on osseous wound healing. Left in situ for maximum exposure. J Endod, 19(4): 170-173, 1993.

12）Horsley V: Antiseptic Wax. Br Med J, 1(1639): 1165, 1892.

13）Tan TC, Black PM: Sir Victor Horsley (1857-1916): pioneer of neurological surgery. Neurosurgery, 50(3): 607-611, 2002.

14）Lavigne M, Boddu Siva Rama KR, Doyon J, Vendittoli PA: Bone-wax granuloma after femoral neck osteoplasty. Can J Surg, 51(3): E58-60, 2008.

15）Selden HS: Bone wax as an effective hemostat in periapical surgery. Oral Surg Oral Med Oral Pathol, 29(2): 262-264, 1970.

16）Ibarrola JL, Bjorenson JE, Austin BP, Gerstein H: Osseous reactions to three hemostatic agents. J Endod, 11(2): 75-83, 1985.

17）Nelson DR, Buxton TB, Luu QN, Rissing JP: The promotional effect of bone wax on experimental Staphylococcus aureus osteomyelitis. J Thorac Cardiovasc Surg, 99(6): 977-980, 1990.

18）Finn MD, Schow SR, Schneiderman ED: Osseous regeneration in the presence of four common hemostatic agents. J Oral Maxillofac Surg, 50(6): 608-612, 1992.

19）Schonauer C, Tessitore E, Barbagallo G, Albanese V, Moraci A: The use of local agents: bone wax, gelatin, collagen, oxidized cellulose. Eur Spine J, Suppl 1: S89-S96, 2004.

20）Aoki A, Mizutani K, Schwarz F, Sculean A, Yukna RA, Takasaki AA, Romanos GE, Taniguchi Y, Sasaki KM, Zeredo JL, Koshy G, Coluzzi DJ, White JM, Abiko Y, Ishikawa I, Izumi Y: Periodontal and peri-implant wound healing following laser therapy. Periodontol 2000, 68(1): 217-269, 2015.

21）Ryu SW, Lee SH, Yoon HJ: A comparative histological and immunohistochemical study of wound healing following incision with a scalpel, CO2 laser or Er,Cr:YSGG laser in the guinea pig oral mucosa. Acta Odontol Scand, 70(6): 448-454, 2012.

22）Walsh JT Jr, Flotte TJ, Deutsch TF: Er:YAG laser ablation of tissue: effect of pulse duration and tissue type on thermal damage. Lasers Surg Med, 9(4): 314-326, 1989.

23）Sawabe M, Aoki A, Komaki M, Iwasaki K, Ogita M, Izumi Y: Gingival tissue healing following Er:YAG laser ablation compared to electrosurgery in rats. Lasers Med Sci, 30(2): 875-883, 2015.

24）日本糖尿病学会（編著）：糖尿病治療ガイド2018-2019. 文光堂, 東京, 2018.

25）椙山加綱：改訂新版 有病高齢者歯科治療のガイドライン 下. 西田百代（監），クインテッセンス出版，東京，2014.

26）Kim S, Kratchman S, Karabucak B, Kohli M, Setzer F: Microsurgery in Endodontics. Wiley-Blackwell, New Jersey, 2017.

27）Benser E: Systemic effects of racemic epinephrine when applied to the bone cavity during periapical surgery. Va Dent J, 49(5): 9-12, 1972.

■ 1章　外科的歯内療法を行う前に押さえるべきこと

MUST OF ENDODONTIC SURGERY

08　投薬

大阪府・きのもと歯科／大阪大学大学院歯学研究科　**木ノ本喜史**

外科的歯内療法における投薬の目的

外科的歯内療法にはさまざまな処置が含まれるが、いずれも切開などの外科的侵襲を含む処置であるため、投薬を考慮する必要がある。投薬に関して外科的歯内療法を分類すると、すでに感染症が発症している場合と手術部位感染（Surgical site infection：SSI）に関する予防的な場合、およびSSIのリスク因子の有無に分けられる。本項では、それぞれについて最新の情報を提供したい。

抗菌薬の薬剤耐性

抗菌薬に関しては、数年前より薬剤耐性が世界的な問題となっており、2015年5月には世界保健総会において、薬剤耐性に関するグローバルアクションプランが採択された。それを受けて、わが国でも2016年に日本化学療法学会、日本外科感染症学会から「術後感染予防抗菌薬適正使用のための実践ガイドライン」（以下、ガイドライン）[1]が公表された。「適切な薬剤」を「必要な場合にかぎり」、「適切な量と期間」に使用することの徹底が求められている。同じく2016年、日本感染症学会と日本化学療法学会の歯性感染症ワーキンググループが作成した、「JAID/JSC 感染症治療ガイドライン 2016 —歯性感染症—」[2]も発表されている。

筆者もそうであるが、とくに口腔外科系での診療経験のない歯科医師は、外科処置に対する投薬を、これまで受けた教育・指導や経験から習慣的に行っていることが多いと思われる。ここ数年の間に予防的な抗菌薬の処方に関する意識は変化しているので、その情報をアップデートする必要がある。

前記のガイドラインは、心臓外科や整形外科などの医科の外科系各科とともに口腔外科も参画して作成された、わが国初のエビデンスに基づいたガイドラインであり、術後感染予防抗菌薬に特化して細かい術式に分類し、詳しく記載してある。ただし、口腔外科領域では、抜歯や下顎埋伏智歯抜歯術、インプラント埋入手術に関してのみの記載であり（**表1**）、さらに歯科領域における抗菌薬予防投与の有用性に関する臨床試験は少なく、エビデンスレベルは総じて低い。今後、検証可能な手術においては無作為化比較試験（RCT）の実施が望まれるのが現状である。

感染症が発症している場合の投薬

本書では7種類の外科的歯内療法が挙げられているが、そのなかで感染症が発症していると考えられるのは、「切開・排膿」である。根尖膿瘍が骨膜下期から粘膜下期に進行し、粘膜に波動を触れるようになり、歯肉膿瘍や歯槽膿瘍となった時期に切開・排膿は処置される。その際には炎症が生じているため、治療的抗菌薬投与と鎮痛・抗炎症薬投与を行う。

治療的抗菌薬投与は、まず原因菌の感受性試験を行い、結果が出るまでは広域抗菌薬を投与するという順序が本来である。しかし、一般歯科臨床では、広域抗菌薬の投与で症状が改善する場合が多く、感受性試験の実施まで至ることが少ないと認識しておくことが重要である。抗菌薬を投与しても症状の改善がみられない場合は、本来の原因菌を同定して狭域抗菌薬に変更するという手順を踏む必要があり、それなりの施設に紹介することをつねに考慮する。

表❶ 歯科領域における標準術式に対する術後感染予防抗菌薬の適応、推奨抗菌薬、投与期間（参考文献[1]より引用改変）

術 式	推奨抗菌薬	β-ラクタム系抗菌薬 アレルギー患者での代替薬	投与期間
歯科用インプラント埋入手術	アモキシシリン（1回250mg〜1g）	クリンダマイシン	単回
下顎埋伏智歯抜歯手術	アモキシシリン（1回250mg〜1g） アモキシシリン・クラブラン酸（1回375mg〜1.5g）	クリンダマイシン	単回〜48時間
抜歯手術 （IEの高リスク症例*）	アモキシシリン（1回2g） アンピシリン（注射薬）	クリンダマイシン アジスロマイシン クラリスロマイシン	単回
抜歯手術 （SSIリスク因子あり）	アモキシシリン（1回250mg〜1g） アモキシシリン・クラブラン酸（1回375mg〜1.5g）	クリンダマイシン	単回〜48時間
抜歯手術（IEおよびSSIの リスク因子なし）	予防抗菌薬の使用は推奨しない	−	−

＊：①生体弁、人工弁置換患者、②感染性心内膜炎の既往を有する患者、③複雑性チアノーゼ性先天性心疾患：単心室、完全大血管転位、ファロー四徴症、④体循環系と肺循環系の短絡造設術を実施した患者、⑤ほとんどの先天性心疾患、⑥後天性弁膜症、⑦閉塞性肥大型心筋症

歯性感染症に用いる抗菌薬は、まず広域抗菌薬を選択し、ペニシリン系を主体とする。グラム陰性菌まで抗菌スペクトルを有している第3世代セフェム系薬は第一選択薬として推奨されず（耐性菌の問題を考える際に、歯科外来で最も多く使用されている第3世代経口セフェム系薬の再考が挙げられている）、ペニシリン系薬に対してアレルギーのある患者への代替薬と位置づけされている。その理由として、口腔内で嫌気性菌の約30％がβ-ラクタマーゼ産生嫌気性菌であるが、第3世代セフェム系薬は、それに対する抗嫌気性菌活性を有しないこと、第3世代セフェム系薬は服用した薬剤が全身循環に到達する割合（生物学的利用能：バイオアベイラビリティ）が極めて低いことが挙げられる（表2）。よって、薬剤耐性を助長しないためにまず用いるのは、グラム陽性菌をターゲットとしたペニシリン系薬（アモキシシリン：サワシリン®）となる。

そして、いずれの抗菌薬においても3日間（72時間）が効果判定の基準となる。抗菌薬は3日間処方しないと効かないと考えるのではなく、そこで投与終了、継続、薬剤の変更などを検討する。

SSIに対するリスク因子がない場合の予防的な投薬

手術創は清浄度で、清潔（clean：ClassⅠ）、準清潔（clean-contaminated：ClassⅡ）、汚染（contaminated：ClassⅢ）、不潔または感染（dirty/infected：ClassⅣ）の4つに分類される（表3）。歯科口腔外科は、完全には制御できない常在菌の関与がつねにある領域

表❷ 経口抗菌薬の生物学的利用能：バイオアベイラビリティ（参考文献[3]より引用改変）

ペニシリン系	アモキシシリン（サワシリン®）	80%
第3世代 セフェム系	セフジトレンピボキシル（メイアクト®）	16%
	セフジニル（セフゾン®）	25%
ニューキノロン系	レボフロキサシン（クラビット®）	99%
マクロライド系	クラリスロマイシン（クラリス®）	50%
	アジスロマイシン（ジスロマック®）	37%

なので、準清潔に属するとされている。準清潔創の処置は予防抗菌薬の適応であり、下顎埋伏智歯抜歯手術においては、予防抗菌薬の使用が推奨されている。ただし、抜歯（単純抜歯を意味すると考えられる）の場合は予防抗菌薬の使用は推奨されていない（表1）。歯根端切除術などの外科的歯内療法手術はガイドラインに取り上げられていないが、準清潔に属し、切開・剝離を伴う手術であるため、抗菌薬の予防投与が有効であると筆者は考えている。

ただし、予防抗菌薬で組織を無菌化するのは無理があり、これを目標にするのではなく、術中汚染による細菌量を宿主の防御機構でコントロールできるレベルにまで下げるために、抗菌薬を補助的に使用するというのが基本的な考えである。つまり、原則として手術部位の常在細菌叢に抗菌活性を有する薬剤選択を行い、術後感染の原因細菌をターゲットにしない。そして、口腔内の常在菌の主体をなすのは、口腔連鎖球菌と嫌気性菌である。よって、ガイドラインでは、前述の「治療的抗菌薬投与」の考え方と同じく「予防的抗菌薬投与」においても、薬物耐性

表❸ 手術創クラス分類（参考文献[1]より引用改変）

創クラス		定義
Class I	清潔（clean）	①炎症のない非汚染手術創、②呼吸器、消化器、生殖器、尿路系に対する手術は含まれない、③1期的縫合創、④閉鎖式ドレーン挿入例、⑤非穿通性の鈍的外傷
Class II	準清潔（clean-contaminated）	①呼吸器、消化器、生殖器、尿路系に対する手術、②著しい術中汚染を認めない場合が該当、③感染がなく、清潔操作がほぼ守られている胆道系、虫垂、膣、口腔・咽頭手術、④開放式ドレーン挿入例、⑤虫垂炎、胆嚢炎、絞扼性イレウス（小範囲）で、周囲組織・臓器を汚染することなく、病巣を完全に摘出・切除した症例
Class III	汚染（contaminated）	①早期の穿通性外傷（事故による新鮮な開放創）、②早期の開放骨折、③清潔操作が著しく守られていない場合（開胸心マッサージなど）、④術中に消化器系から大量の内容物の漏れが生じた場合、⑤胃十二指腸穿孔後24時間以内、⑥適切に機械的腸管処置が行われた大腸内視鏡検査での穿孔（12時間以内）、⑦急性非化膿性炎症を伴う創
Class IV	不潔または感染（dirty/infected）	①壊死組織の残存する外傷、②陳旧性外傷、③臨床的に感染を伴う創、④消化管穿孔例（Class III⑤、⑥以外）

の観点からペニシリン系を主体とし、グラム陰性菌まで抗菌スペクトルを有している第3世代セフェム系薬は第一選択薬として推奨されていない。

ただし、連鎖球菌はペニシリン感受性を示す場合がほとんどであるが、β-ラクタム系抗菌薬に耐性を示すことがあるため、注意が必要である。そこで、β-ラクタマーゼ阻害薬との併用が推奨され、具体的にはアモキシシリン／クラブラン酸（オーグメンチン®、クラバモックス小児用配合ドライシロップ®）が、歯科領域感染症に有効な薬剤として挙げられている。これまで、アモキシシリン／クラブラン酸には歯科関係の適応がなかったが、平成30年（2018年）9月28日第19次審査情報提供事例（医科）で、歯周組織炎や歯冠周囲炎、顎炎に適応外使用が認められた。今後本剤の積極的な利用が進むと考えられる。

投与のタイミングに関しては、手術が始まる時点で十分な殺菌作用を示す血中濃度や組織中濃度が必要であるため、切開の1時間前以内に投与を開始するのがよいとされている。また、投与量は予防抗菌薬でも、治療量を用いることが大切とされる。ただし、保険診療では予防的な抗菌薬投与は認められていないため、現実的には術後すぐの抗菌薬服用を指示することになる。保険に縛られない自由診療では、予防的投与を積極的に活用したいところである。

そして、48時間を超える予防抗菌薬使用は、耐性菌による術後感染のリスクとなることが知られているため[4]、予防抗菌薬投与はできるだけ短期間が望ましい。ガイドラインでは、抜歯時の予防抗菌薬投与期間は単回～48時間（2日）以内を推奨しており、

他領域での手術でも、多くは24時間以内の投与終了が推奨されている（皮膚に切開を加える心臓や消化器、整形外科の手術では、多くは単回～24時間以内を推奨）。下顎埋伏智歯抜歯手術は単回～48時間とされており、外科的歯内療法もそれを参考にするのがよいと考えられる。『歯科におけるくすりの使い方 2019-2022』では、『「術後」の抗菌薬の予防効果は極めて限定的であり、しばしば観察する「3日間、抗生物質飲んでおいて」という処方はほとんどの場合、正当化されない』と記載されている[5]。

SSIに対するリスク因子がある場合の予防的な投薬

ガイドラインに示されているSSIに対する高リスク因子の定義を表4に示す。この定義は、日本循環器学会「感染性心内膜炎の予防と治療に関するガイドライン（2017年改訂版）」[6]の高リスク群を採用している。これらのいずれかに該当する場合、投与量や投与期間、創分類、術後感染率にかかわらず、考慮することが記載されている。ただし、SSI高リスク因子を有する症例を対象とし、予防抗菌薬の適応や投与期間に関する比較試験は行われていない。

ガイドラインでは、SSI高リスク因子を有しない症例における抜歯は抗菌薬投与が推奨されていないが、SSI高リスク因子症例では推奨が選択されている。よって、歯根端切除術などの外科的歯内療法でも使用が必要であろう。ただし、抜歯時は術前の1回投与のみで、術後の抗菌薬投与は不要で推奨されないとあるが、術野の感染予防の観点から前述の48時間までは予防薬投与をしてもよいと思われる。

表❹ SSI高リスク因子の定義（参考文献[1]より引用改変）。以下のいずれかに該当する場合とする

1. 米国麻酔学会術前状態分類≧3（糖尿病など）
2. 創クラス：Class Ⅲ（Class Ⅳは予防抗菌薬適応外）
3. 長時間手術（各術式における手術時間＞75 percentile）
4. Body mass index（BMI）≧25
5. 術後血糖コントロール不良（＞200mg/dL）
6. 術中低体温（＜36℃）
7. 緊急手術
8. ステロイド・免疫抑制剤の使用
9. 術野に対する術前放射線照射
10. 高齢者（年齢に関しては症例ごとに評価）

術前の予防投与量はアモキシシリン®2g経口投与が主流であるが、弁付着後細菌の増殖抑制のための高用量投与であり、投与量の減量などの可能性も残されている。ペニシリンアレルギーの場合は、クリンダマイシンかアジスロマイシン、クラリスロマイシンなどが代替薬となる。

解熱鎮痛薬・抗炎症薬の投薬

外科的歯内療法では、切開や剥離、骨削除を伴うことが多いため、術後に鎮痛薬を処方する機会が多い。基礎疾患がない患者の第一選択薬は、確実な鎮痛効果が期待できるロキソプロフェンナトリウム（ロキソニン®など）をはじめとする、酸性非ステロイド性抗炎症薬（NSAIDs）が用いられることが多い。酸性NSAIDsは、アラキドン酸からプロスタグランジン類を合成する酵素であるシクロオキシゲナーゼ（COX）を抑制して消炎鎮痛効果を発揮する。そのため、炎症による疼痛や発熱を抑制すると同時に血小板凝集の抑制や胃粘膜傷害作用があり、さまざまな副作用がある。副作用が少ない薬剤として、アセトアミノフェン（カロナール®など）が使用される。アセトアミノフェンは疼痛抑制効果が弱いと思われがちであるが、1日総量として4,000mgを限度とされるため、増量によって疼痛コントロールが可能となる場合が多い。

筆者は、マイクロスコープを使用した歯根端切除術を行った場合、鎮痛薬の服用は1回か2回で済んだと言われることが多く、低侵襲であれば疼痛も少なくてすむのではないかと実感している。

●

抗菌薬の投与では、患者の薬剤に対するアレルギーや既往歴・現病歴などを確認後、治療的投与か予防的投与かにより、考え方が異なると理解することが大切である。その際、ガイドラインの内容を踏まえることが重要である。ただし、その留意事項には、次のように記載されている。

①ガイドラインはあくまでも標準的な指針であり、実際の診療行為を決して強制するものではなく、個々の患者の個別性や施設の状況を加味して最終的に方針を決定する。

②予防抗菌薬としてわが国では一般的に使用されてこなかった薬剤も勧告されており、予防抗菌薬として保険適用されていない薬剤も記載されているため、適用外の線引きができない背景がある。

③予防抗菌薬適正使用に加え、標準的な周術期管理を並行して実施するなどの多面的なアプローチが必要である。

今後もガイドラインは定期的に改訂されるので、最新の情報を利用することが重要である。

また、超高齢社会に伴い、ポリファーマシー（多剤処方）の患者が増えている。患者の既往歴とともに、服用薬を「お薬手帳」などで確認して歯科での処方を考慮することが、今後さらに重要になる。全身疾患への処方など、詳しくは成書を参考にされたい[5]。

術前の術野の炎症が軽減した状態で術中の感染を防止し、初めて予防抗菌薬が活性を発揮する。外科的歯内療法においても、基本に忠実な処置のうえでの処方が有効であることを忘れてはならない。本項が、読者の処方の参考になることを祈念する。

【参考文献】

1）日本化学療法学会／一般社団法人日本外科感染症学会 術後感染予防抗菌薬適正使用に関するガイドライン作成委員会（編）：術後感染予防抗菌薬適正使用のための実践ガイドライン．日化療会誌，64：153-232，2016．

2）日本感染症学会，日本化学療法学会，JAID/JSC感染症治療ガイド・ガイドライン作成委員会，歯性感染症ワーキンググループ：JAID/JSC感染症治療ガイドライン2016—歯性感染症—．日化療会誌，64：641-646，2016．

3）菊池 賢，橋本正良（監）：日本語版 サンフォード感染症治療ガイド2017（第47版）．ライフサイエンス出版，東京，2017：142-157．

4）Harbarth S, Samore MH, Lichtenberg D, Carmeli Y: Prolonged antibiotic prophylaxis after cardiovascular surgery and its effect on surgical site infections and antimicrobial resistance. Circulation, 101(25): 2916-2921, 2000.

5）岩田健太郎：歯科におけるマクロライド系薬の位置づけ．歯科におけるくすりの使い方 2019-2022，金子明寛，他（編），デンタルダイヤモンド社，東京，2018：40-41．

6）感染性心内膜炎の予防と治療に関するガイドライン（2017年改訂版）．http://www.j-circ.or.jp/guideline/pdf/JCS2017_nakatani_h.pdf

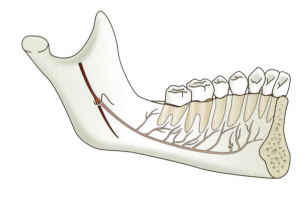

MUST OF
ENDODONTIC
SURGERY

2章

押さえておきたい
外科的歯内療法

01 切開・排膿（Incision & Drainage）
野田 守

02 減圧療法
里見貴史

03 歯根端切除術
石井 宏

04 意図的再植術
朝日陽子　林 美加子

05 自家歯牙移植術
泉 英之

06 ヘミセクション・トライセクション
北村和夫

07 歯根分離法
阿部 修

2章 押さえておきたい外科的歯内療法

01 切開・排膿（Incision & Drainage）

岩手医科大学　歯学部　歯科保存学講座　う蝕治療学分野　**野田 守**

　切開・排膿は、日常臨床において確実に効果が期待できる処置として行われているのではないだろうか。処置のメリット・デメリットの判断を誤ることがなければ、それほど複雑な行為ではないかもしれない。しかしながら、外科的な侵襲を伴う処置であるため、検査・診察・診断・処置という診療の手順と原則を確実に押さえておかなければ、症状に隠された背景を見逃すことになってしまう。とくに、高齢受診者が多い昨今では、誰しもが何らかの有病リスクを抱えているといっても過言ではない。本項では、これらの原則に立ち返って考えていきたい。

適応と目的

　適応は、歯内領域では主として「急性根尖性歯周炎・粘膜下期」である（**図1**）。問診と視診による口腔内所見やデンタルX線写真・パノラマX線写真による画像で、施術に関する情報の多くが得られる。特徴は、根尖周囲の波動を触れる腫脹と発赤である（**図2**）。

　根尖性歯周炎の骨膜下期と粘膜下期では、原因である感染源（多くはう蝕から継発し、生体内へ侵入しようとする口腔内細菌）と生体の防御反応である炎症との主戦場が、根尖孔付近から顎骨歯槽突起のやや生体外側へと移行している。内圧上昇による周囲組織の破壊と炎症の全身への波及防止のために、切開・排膿により減圧と排膿路を確保し、炎症の限局化を図ることがおもな目的である。

全身的・局所的な確認事項

　切開・排膿は局所的な小さな処置であるが、外科的侵襲を伴うため、全身的・局所的な背景は確認する必要がある（**図3**）。とくに、60歳以上の方では有病率が有意に増加するので、病状把握はとても重要であり、使用する局所麻酔薬や処方薬剤の選択に影響する。

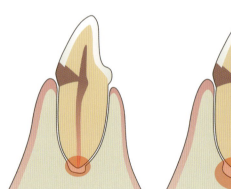
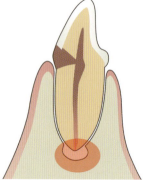
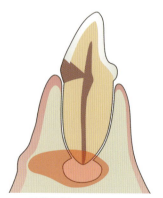
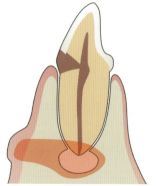

a：歯根膜期　　b：骨内期　　c：骨膜下期　　d：粘膜下期。切開・排膿の適応

図❶a〜d　急性化膿性根尖性歯周炎の分類。炎症の主座の位置により、4期に分類される

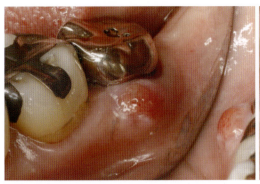
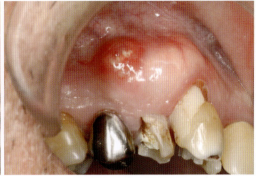

図❷ 粘膜下期の具体例。波動を触れる腫脹と発赤が特徴

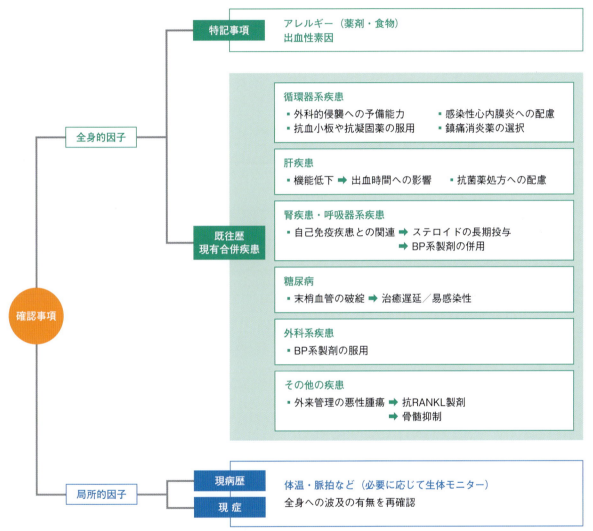

図❸ 処置にあたって確認すべき事項

具体的手技とその後の対応

1．局所麻酔

　腫脹部を取り囲むように、局所麻酔薬を浸潤させる（図4、5a〜d）。

2．切開と洗浄

　腫脹部にメスを用いて切開し、内部を生理食塩水で洗浄する（図6a〜g）。

3．その後の対応

　排膿路の確保を持続させる場合、ドレーンチューブを留置する。抗菌薬と消炎鎮痛薬の処方が一般的に行われるが、有している疾患によって消炎鎮痛薬で出血時間の延長を誘発することもあるので、再度確認が必要である。患者への説明として、原因療法

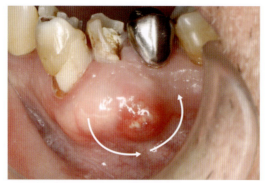

図❹ 腫脹部位の周囲に麻酔薬を浸透させる

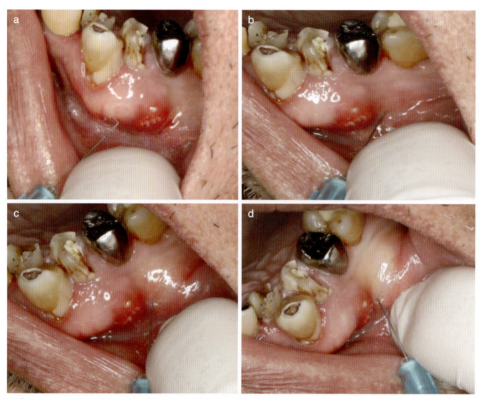

図❺ a〜d　局所麻酔の手順。腫脹部位の近心側に刺入して局所麻酔薬を注入後、遠心側に薬剤を注入し、貧血帯を確認する

ではなく、あくまでも応急的な処置であると理解してもらうことが重要である。激しい運動を避けた日常生活の継続を促す。また、糖尿病患者では食事内容や摂取時間にも考慮が必要な場合がある。

切開・排膿は手技や手順は複雑ではない。しかしながら、外科的侵襲を伴うため、準備7：実践2：観察1の割合として、「減圧と排膿路確保による炎症の限局化」を念頭において対応してもらいたい。

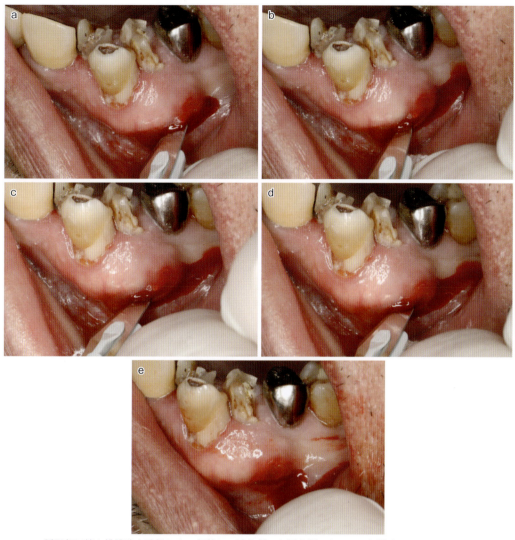

a〜e：腫脹部下端や排膿路を確保したい部位に、遠心側から近心側へとメスで切開する

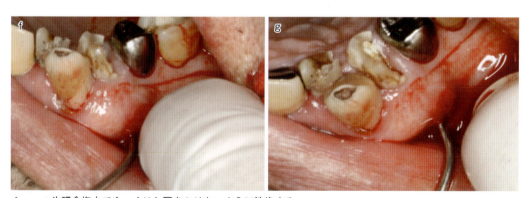

f、g：生理食塩水でゆっくりと圧をかけないように洗浄する

図❻a〜g　切開と洗浄の手順

2章 押さえておきたい外科的歯内療法

02 減圧療法

日本歯科大学生命歯学部　口腔外科学講座　**里見貴史**

　減圧療法は、根本的治療である歯内療法や口腔外科的治療の前処置にあたり、その成否は患者との信頼関係やその後の治療に大きな影響を及ぼすことは疑いない。本法は外科的な内容であるが、一般臨床歯科医師が必ず身につけておかなければならない基本手技である。

減圧療法とは？

　根尖性歯周炎の進行に伴い、骨内に膿貯留を来して内圧亢進した状態を寛解させる目的で行われる減圧療法（穿孔法）と、囊胞性疾患に対して囊胞腔内圧の開放と欠損部の骨新生および病変の縮小を図る目的で行われる減圧療法（開窓療法）の2種類がある。

1．穿孔法（人工的瘻孔形成）

　穿孔法（人工的瘻孔形成）とは、根尖性歯周炎において骨内期の内圧亢進による激しい疼痛に対し、除痛目的で応急的かつ緊急的に皮質骨を穿孔する減圧処置である。また、本法と平行して薬物療法（抗菌薬・消炎鎮痛薬）の選択・投与も加味して考えなければならない。不注意な穿孔は、歯根損傷の危険があるので、細心の注意を要する。
　以下が適応条件である。
- 疼痛が根管治療で軽減しない
- 抗菌薬服用で効果がない
- 切開・排膿を適応できない

2．開窓療法

　開窓療法とは、囊胞性病変に対して口腔粘膜から囊胞壁に至る組織を合併切除して"窓"を開け、内容液を抜いて内圧を減少させることで、病変の縮小と骨の新生を図る外科的処置である。囊胞内圧の減少により、顎骨の再生力と囊胞の発育力のバランスが変わることや、囊胞壁が本来の性状を失って肉芽組織の増生や線維化、骨組織の増殖が生じることで、病変が縮小すると考えられている。

　開窓療法には、囊胞を"副腔"として治癒させるPartsch Ⅰ法（副腔形成法）と、"開窓"を行うことで減圧を図り、囊胞を縮小させてから二次的に摘出を行う方法がある。とくに顎骨内の囊胞性病変において、副腔形成法では、開窓部の閉鎖が再発に直結するため、十分な範囲の開窓を要する。それゆえ、当然骨削去などの外科的侵襲が大きくなり、その結果、開窓部への食渣圧入を来して患者のQOLが低下するため、現在は後者の方法が好まれるようになっている。その適応は、病変のサイズが大きい、鼻腔底や上顎洞底の骨が吸収している、摘出によって多数歯が失活する可能性が高い、下歯槽管と接している、皮質骨が吸収しているなどである。

　また、本法はcystic typeの良性歯原性腫瘍に対しても有効であり、腫瘍壁の一部を切除して減圧することで腫瘍腔が縮小し、同時に吸収された顎骨の再生が促される。ただし、囊胞と同様に本法のみでは腫瘍の根治に至らず、二次的に摘出術などを行う必要がある。

　本法の"開窓"は、外科的侵襲が低いうえ、術後感染が少なく、かつ合併症のリスクも少ないという利点がある一方、治療期間が長く、治療効果の予測が困難であるという欠点も有している。また、本法を選択する際は、稀に腫瘍が増大したり、病理が曖昧になったりすることを念頭におくべきであり、当

> **症例** 顎骨内嚢胞性病変（歯根嚢胞を含む）に対する開窓

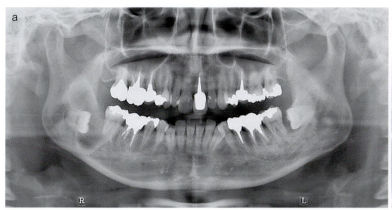
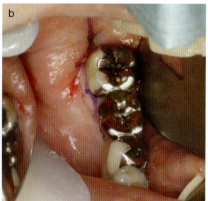

図❶a、b　a：右側下顎含歯性嚢胞のパノラマX線写真。8̄の歯冠部より7̄遠心、下顎下縁、下顎孔に至る嚢胞性病変が認められる。
b：同、口腔内写真。7̄遠心の骨が菲薄化し、粘膜が膨隆している部位に切開線を設定した

然悪性の可能性は除外しておく必要もある[1]。

本項では、減圧療法のなかでも最も一般的で、かつ一般臨床歯科医師の先生方が比較的容易に行うことができる、"開窓"について解説する。

Informed consent（IC）と承諾書

本法を施行するには、事前にICをしっかり行い、承諾書を作成しておく必要がある。病状説明をした後、「なぜ本法を行うのか」、「利点と欠点には何があるのか」、「処置はどこからどのように行うのか」、「術後の状態はどうなるのか」、「内服薬は何か」、「術後の通院はどうなるのか」、「食事はどうなるのか」などの説明を十分に行い、同意を得ておくことは必要不可欠である。とくに、本法のみでは根治が困難であることを理解させておかなければならない。また、治療期間が長くなるため、患者との信頼関係のみならず、患者の社会的背景や治療への意欲などが本法の成否に大きく影響を及ぼすことを忘れてはならない。

症例：顎骨内嚢胞性病変（歯根嚢胞を含む）に対する開窓

1．麻酔

開窓を行う際の麻酔は、一般的に膨隆している部位の周囲に浸潤麻酔を行う。骨が菲薄で、容易に注射針が貫通して嚢胞内へ麻酔液が注入されやすいので、注意が必要である。また、下顎骨（とくに骨体部〜下顎枝）においては、伝達麻酔が必要となることもある。

2．切開・骨削去

1）適切な開窓部位（図1a、b）

術前の画像検査より、病変と鼻腔、上顎洞、オトガイ孔などとの解剖学的位置関係を必ず把握したうえで、開窓部位を侵襲が少ない骨の菲薄化した膨隆部に設定するのが一般的である。

歯原性角化嚢胞の開窓では、開窓孔に向かって均等に縮小する傾向と、開窓孔から最も遠い領域で腫瘍縮小範囲が大きくなりやすいことから、開窓孔は、可能であれば菲薄化した腫瘍周囲骨や下顎管の対側に設けることが望ましいという報告もある[2]。また、二次的摘出術の際、剥離翻転する粘膜骨膜弁上に瘢痕が形成されないような開窓にすることが肝要である。

2）切開・骨削去（図2）

膨隆した部位の口腔粘膜から骨膜に及ぶ切除を行った後、被覆している菲薄な骨を削去する。露出した嚢胞壁の一部を切除し、その断端と口腔粘膜から骨膜に至る切除創を縫合する。ただし、歯槽堤萎縮を招くおそれがあるため、必要以上に歯槽頂部の骨は削去しない。抜歯した場合は、抜歯窩周囲の必要最小限の歯槽骨を削去し、開窓する。抜歯しない場合は、病変の歯槽寄りを開窓する。

なお、摘出した嚢胞壁の一部は、病理組織検査に提出する。必ず術中に、壁の厚さや周囲骨との境界、病変内部の内容液の色・性状、内腔の状態などの所

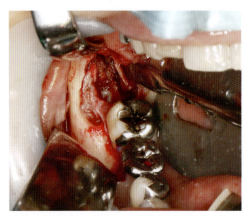

図❷ 開窓療法。骨削去し、囊胞壁の一部を切除して内圧を開放した状態（減圧療法）

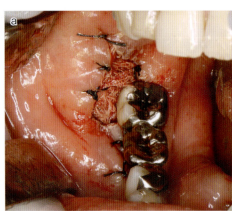
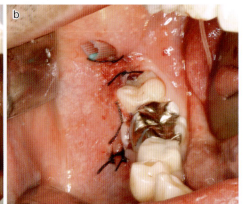

図❸a、b　a：開窓部から挿入されたテトラサイクリン系抗菌薬軟膏ガーゼ。b：同、ペンローズドレーン（別症例）

見を記録する。内容液の性状などに異常があれば、詳細な検査を行う。

3．術創（図3a、b）

開窓部からラバードレーン（ペンローズドレーンなど）やガーゼ（テトラサイクリン系抗菌薬軟膏ガーゼなど）を腔内に挿入し、ドレナージルートとして留置する。粘膜に縫合固定し、持続的に囊胞腔内の減圧を図る。

あまり小さい範囲の開窓では、囊胞壁と粘膜骨膜弁との縫合が困難であるばかりでなく、軟膏ガーゼの再挿入が難しくなり、さらに狭小化して閉鎖することも少なくない。また、開窓部位によっては最初から囊胞壁と粘膜骨膜弁との縫合ができないことも多いため、二次的摘出術の支障にならない範囲で大きく開窓したほうがよい。

4．術後フォローアップ

1）局所処置

開窓部から挿入された軟膏ガーゼは、週1回程度の交換を行い、骨の新生造成による病変の縮小を待つ。なお、軟膏ガーゼは止血されていれば緊密に充填する必要はなく、開窓部の閉鎖防止を目的に挿入される。ただし、あまりにも腔内への充填が少ないと脱離しやすくなるので、注意が必要である。

開窓部にペンローズドレーンなどを留置した場合は、ドレーンを通して腔内の洗浄が可能である。患者自身による洗浄が可能であれば、2週間～1ヵ月に1回程度の経過観察でよい。ただし、ドレーンの脱離時は早急に再挿入処置を行わなければならない。頻回に脱離する場合は、軟膏ガーゼに変更すべきである。

2）画像検査（図4、5）

画像検査（パノラマX線写真、CT画像）は、通常3ヵ月に1回程度行う。

年齢・性別・病理診断を問わず、ほとんどの顎骨内囊胞性病変において開窓は有効といえるが、病変

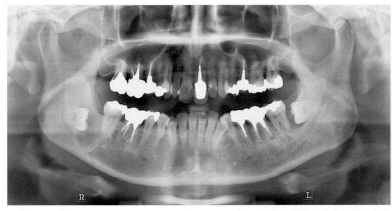
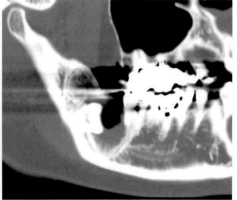

図❹ 開窓療法後6ヵ月のパノラマX線写真およびCT画像。囊胞の縮小と骨の新生を認める

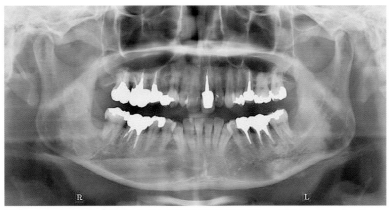

図❺ 二次的摘出術（囊胞摘出術と水平埋伏智歯抜歯術）の術後3ヵ月のパノラマX線写真。良好な骨の新生を認める

の縮小スピードは病理診断や個々の状態で異なり、なかにはまったく反応しない無効症例や増大を来すケースがあることを十分念頭におき、術後の経過観察にあたるべきである。いずれにせよ、本法のみでは病変の根治は困難であるため、前もって二次的摘出術を計画しておかなければならない。

減圧療法（開窓療法）と歯内療法が同時進行している場合、二次的摘出術の前に根管充塡処置を終了しておく必要がある。

とくに、歯原性角化囊胞やエナメル上皮腫などの局所侵襲性の高い疾患で開窓療法を選択する場合は、より厳格に本法の終了時期を設定しておかなければならない。この2つの病変においては、二次的摘出術の創部を開放創とし、一定期間後に新生骨上に形成された瘢痕組織の除去を繰り返し行う反復処置法が、わが国では好まれている。

【参考文献】
1) 大平芽実, 河原 康, 他：歯牙を固定源としたチューブによる囊胞減圧療法. 愛院大歯誌, 54(1)：37-43, 2016.
2) 首藤 肇：歯原性腫瘍／囊胞性疾患に対する開窓療法に関する研究：開窓効果の法則性を探る. https://doi.org/10.15017/19943

■ 2章 押さえておきたい外科的歯内療法

03 歯根端切除術

東京都・石井歯科医院 **石井 宏**

診査・診断・意思決定

1．診査・診断

歯根端切除術を行うにあたって、通常の診査においてすでに根尖性歯周炎の診断名がついていることが大前提である。そして、治療選択肢のなかに歯根端切除術が考慮されるのであれば、CBCT撮影の追加が推奨される（初診時の診査の段階でCBCT撮影を行うことも少なくないが、その適否は、各学会から提唱されるガイドラインに従うべきであると考えている）。撮影したCBCT画像より、上顎洞・下歯槽管などの隣接重要器官との相対的な位置関係や骨削除を開始する位置、病変のサイズ、根尖切除量などを前もってシミュレーションしておくと、より安全で効率のよい処置が可能となる。

2．意思決定

「再治療の意思決定」の手順を患者に説明することから始まる。すなわち、①経過観察、②再根管治療、③外科的歯内療法、④抜歯のなかから、最も患者利益に叶う選択肢を、患者と相談しながら決定していく。医療者側からの生物学的な決定アルゴリズム（**図1**）だけでは、必ずしも患者利益に寄与する意思決定ができるとは限らないので、注意が必要である。

カウンセリングとインフォームド・コンセント

1．カウンセリング

カウンセリングには、術式や偶発症、術後の不快症状、成功の見通し、成功しなかった場合の代替案、治癒期間、費用などが含まれる。また、患者側にも

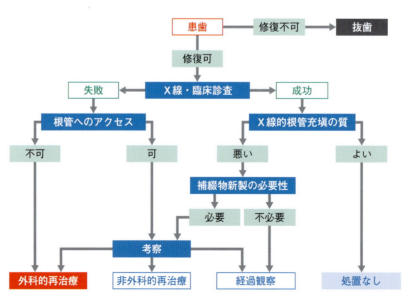

図❶ よく引用されるDecision making tree。以前の治療が成功せずに非外科的再治療が適応でない場合、外科的歯内療法が選択肢として提示されるべきである（参考文献1)より引用改変）

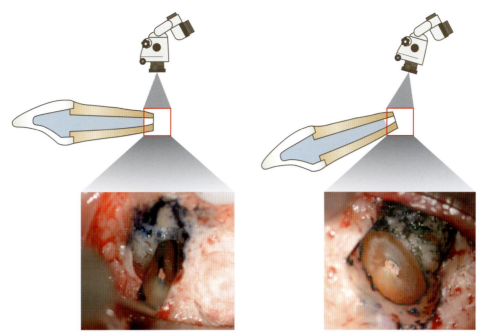

a：歯軸とマイクロスコープの位置関係が垂直　　b：歯根切断面が上方に向くような傾斜角度
図❷　aでは、切断面の確認はミラーを使用することになるが、bに示す角度まで調整可能であれば、切断面を直視できる

質問の機会や時間が十分に与えられる必要がある。

2．インフォームド・コンセント

前述した内容を患者が理解して同意を得られたら、その内容にて書面を作成し、患者に署名してもらう。これは、法的な効力を求めているのではなく、ささいなトラブルを防止する意味において重要である。また、患者は帰宅後にその書面を見て内容を思い出せるので、患者側にとっても望ましいことである。書面作成・署名は、根管治療を含めたすべての医療行為において、今後は必須事項になってくるであろう。

ポジショニング

手術の成功率を下げないために、また効率的かつ安全に行うにあたり、患者や術者、アシスタントのポジショニングは、極めて重要な事項である。適切なポジショニングは十分な術野の確保に繋がり、結果として外科的歯内療法におけるマイクロスコープの視野を妨げずに、①処置の正確性向上、②処置時間の短縮、③偶発的事故のリスク軽減などのメリットがある。原則的な考え方を図2に示す。

また、歯種別の術者や患者、アシスタントのポジショニングについても、術前に十分なトレーニングやシミュレーションを行うべきである[2]。

局所麻酔

局所麻酔の主たる目的は2つある。1つは、局所の除痛効果である。痛みが取り除かれれば、手術に対する患者の不安や術中の不快症状は軽減し、結果として術者は効率よく処置を進めることができる。もう1つは、止血効果である。とくにマイクロサージェリーでは確実な止血が絶対条件であり、これが十分に達成されなければ、術式の各ステップを確認する作業が困難になり、手術時間が大幅に延びてしまい、かつ治療精度にも影響が出る。小さな骨窩洞の中が血液で満たされてしまうと、骨窩洞内や根尖切断面の精査ができず、マイクロスコープを使う意味がなくなってしまう。通常、局所麻酔後は局所の血管が収縮し、止血効果が現れるまでしばらく時間が必要である。浸潤麻酔後、切開開始まで15分程度待機することが、止血に有効であるといわれている[3]。

局所麻酔の手順は、まずハリケインなどの歯科用表面麻酔薬を、刺入部位である根尖相当部に最低1～2分作用させる。止血効果の期待できるエピネフリン含有の2％リドカインを患歯の根尖相当部に1カートリッジ（1.8mL）、近遠心の両隣在歯根尖相当部に2本目のカートリッジの1/4（0.45mL）ずつを注入する。通常、舌側や口蓋側は麻酔薬注入時に

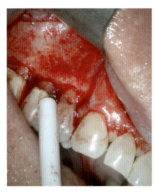
図❸ 6̲近心根の歯根端切除。横切開は歯肉溝切開、縦切開は4̲近心

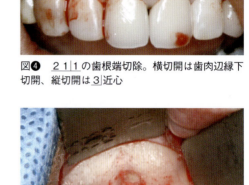
図❹ 2 1|1の歯根端切除。横切開は歯肉辺縁下切開、縦切開は3|近心

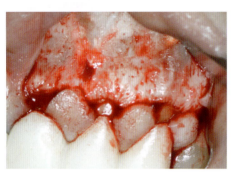
図❺ |2の歯根端切除術。横切開は歯間乳頭保存切開、縦切開は|1近心

図❻ リトラクターが視野の確保と軟組織の排除を確立している。リトラクティングのよし悪しは手術効率に大きく影響する

痛みや不快症状が強いので、頰側の麻酔後5〜10分程度待機し、多少でも麻酔効果が舌側や口蓋側の刺入部位に波及してから、カートリッジの残り1/2（0.9mL）を注入する。効果的な麻酔薬の注入速度は、1分間に1〜2mLといわれている[4]。十分に時間をかけて麻酔薬を注入すると、痛みが少なく麻酔効果の拡散も期待でき、術後の不快症状が少ない。

切開・剥離

切開・剥離で最も重要なのは、治癒後に当該部位の審美性と機能を損なわないことである。切開を開始するにあたり、歯肉弁への血液供給と、術中に想定される状況への対応を考慮する。切開線は、骨欠損のサイズや歯根破折診査の部位・範囲、移植材・遮断膜の使用の可能性などを考慮したうえで設定しなければならない。1章06にて一般的な注意事項は詳述されているので、本項では歯根端切除術で使用されるフラップデザインについて説明する。

1．歯根端切除術で使用されるフラップデザイン

1）歯肉溝切開（sulcular incision）

歯肉溝底部に沿った横切開を行い、縦切開は両側に2本または片側に1本入れる（図3）。

2）歯肉辺縁下切開（Sub-marginal incision or Luebke-Ochsenbein flap）

辺縁歯肉から3mm以上離した位置（理想的には歯肉溝底部から2mm離れた位置）に辺縁歯肉形態に沿った横切開を行い、縦切開は両側に2本または片側に1本入れる（図4）。

3）歯間乳頭保存切開（Papilla base incision）

辺縁歯肉中央部歯肉溝と乳頭部基底部を結ぶ横切開で、歯間乳頭部は剥離しない。縦切開は両側に2本、または片側に1本入れる（図5）。

2．リトラクティング

軟組織や周囲組織にダメージを与えることなく術野を確保するには、適切なリトラクティングが必要である。それにより、術者の人間工学的な姿勢の確保や手術時間の短縮、術後の疼痛や炎症の軽減に繋がる。術中に何度もリトラクターの位置がずれ、再設置を繰り返すような状況だと歯肉弁を挫滅させるだけではなく、マイクロスコープの再調整なども必要になり、処置時間が長くなってしまう（図6）。

骨削除

骨削除の目的は、病変と繋がった根尖部または歯

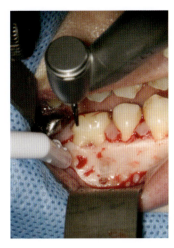

図❼a 角度つきの4.2倍速ハンドピースにて骨削除を行う様子

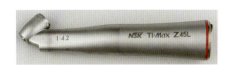

図❼b Ti-Max Z45L（NSK）。角度つき4.2倍速ロースピードハンドピース。トルクがあり、回転数を調節できるのが利点ではあるが、多少重さを感じる

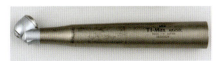

図❼c Ti-Max AK450L（NSK）。角度つきハイスピードタービン。軽くて取り回しがよいが、トルクや回転数調整などに難点がある

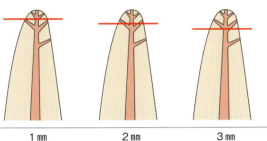

切断位置	1 mm	2 mm	3 mm
根尖分岐	52%	78%	98%
側枝	40%	86%	93%

図❽ 根尖分岐と側枝の発現頻度。根尖分岐や側枝は根尖3mmまでに集中しているといわれている（参考文献[4]より引用改変）

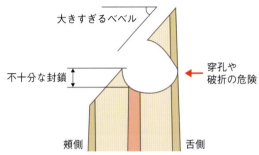

図❾ 大きなベベルをつけて切断面に垂直に根管形成を行えば、当然窩洞は舌側方向に向かうことになり、場合によっては穿孔してしまう場合もある。また、頬側の窩洞は浅く、十分な封鎖を得られない可能性が高くなる

根を露出させ、処置器具を到達させることである。マイクロサージェリー用の器具は、骨窩洞が直径4mm程度あれば処置が可能なサイズでデザインされている。歯肉剥離の際、頬側皮質骨が完全に残っている症例においては、根尖部の位置を正確に同定することは意外と困難である。そのようなときは、術前に撮影した複数枚のX線写真やCBCT画像から、歯根長や歯根の彎曲度、隣在歯の歯根との距離、オトガイ孔・下歯槽管までの距離、上顎洞との相対的な位置関係と距離などの情報を得ることによって根尖部の位置を同定し、偶発症（下歯槽神経損傷や上顎洞への穿孔など）を回避する。

骨削除を行う際の回転器具は、外科用角度つきハイスピードタービンや角度つきロースピードハンドピース、ロースピードストレートハンドピースを適宜使い分ける。使用するバーは、角度つきハンドピース用のリンデマンバーとロースピード用のフィッシャーバーの2種類である（図7a～c）。

根尖切除

原則として、根尖部3mmを切除する。これは、根尖分岐や側枝が根尖部3mmに集中していることによる（図8）[4]。その際、歯軸に対して垂直（ベベル0°）に切断することを心がける。いくつかの基礎研究[5〜7]によって、ベベルの角度が逆根管充填の封鎖性に影響を与えることがあきらかになっているからである。ベベルの角度を最小にすることにより、頬側歯頸部付近の皮質骨の削除量が少なくて済む、象牙細管の露出量が少なくなる、歯内歯周の交通路ができるリスクが減る、などの利点がある。しかし、臨床では、根尖切断部位を3mmより長く、もしくは短くしたほうがよい場合や、ベベルの角度がついてしまう場合も少なくない（図9）。ベベルの角度の大きい切除では、手前の封鎖が浅く、奥は根管に追従しない形成や充填となる可能性がある（図10a、b）。

1．切断量についての臨床的考慮事項

根尖病変が歯冠側方向に3mm以上波及している場

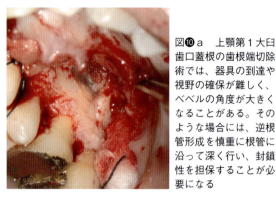

図⑩a　上顎第1大臼歯口蓋根の歯根端切除術では、器具の到達や視野の確保が難しく、ベベルの角度が大きくなることがある。そのような場合には、逆根管形成を慎重に根管に沿って深く行い、封鎖性を担保することが必要になる

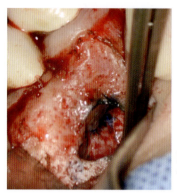

図⑩b　このようなベベル角度で切断できれば理想的である

合は、切断部位より上部の歯根面に側枝の開口部や歯根面の汚染（根尖孔外感染）があるかどうかを確認して切断量を決定する。側枝の開口部が存在する場合は、X線上で多房性の病変もしくは病変の中心が根尖から外れた所見がみられる。根尖孔外感染は、肉芽組織を除去した後、歯根表面に根尖孔外感染を疑わせる着色や沈着物がないか、マイクロスコープにて注意深く観察することでおおむね判断できる。

側枝や感染が頬側のみに存在する場合は対処しやすいが、近遠心または舌側・口蓋側にある場合は、切断量を増やして対処するしかない。逆に、切断量を3mm以上確保できない状況も想定しておく。理想的な歯根端切除術には、根尖部根管は切断量3mmと逆根管形成量3mmの合計6mmあることが望ましい。しかしながら、たとえば長いポストが根尖近くまで設置されており、逆根管形成と充填に十分な長さがない場合には、状況に合わせた対応が必要となる。

2．ベベル角度についての臨床的考慮事項

切断面のベベルに関しても、歯種とその歯軸傾斜によっては、理想的な角度（0～10°）にできない状況がある。マイクロスコープの動きに制限があるなかでは、患者のポジショニングを工夫して歯軸とマイクロスコープの位置関係を理想に近づけようとしても、切断面の処理を行うにあたってベベルをつけざるを得なくなる。そのような臨床状況では10～20°、場合によってはそれ以上のベベルをつけざるを得ない（図10a、b）。

搔爬

搔爬の目的は、病的組織や異物の除去である。とくに肉芽組織は、手術部位におけるおもな出血要因であり、早いタイミングで適切に除去し、視野および器具の到達性を確保したい（図11）。しかしながら、根尖性歯周炎は細菌感染を原因とする炎症性疾患である（腫瘍ではない）ため、病因となり得る刺激要因（根尖部根管の漏洩、側枝、根尖孔外感染、根尖部に限局した不完全な歯根破折など）を容易に発見・処理できる場合には、必ずしも肉芽組織の完全除去は必要ではない。肉芽組織と健康組織の境界を見極めることは困難であり、過度な搔爬は周囲の健全な血管や神経を損傷することになりかねないので、注意が必要である。肉芽組織の除去に使用する器具は、スプーンエキスカベータやルーカス型鋭匙、モルト型鋭匙、ユニバーサルキュレットコロンビア大学型#13/14などが挙げられる。

止血

マイクロスコープ下での歯根端切除術において、局所の確実な止血は極めて重要なステップの一つである。止血は手術前・手術中・手術後の3つの段階で考慮する必要がある。ここでは、手術中の止血に適した薬剤について、使用のタイミングと方法を述べる（図12）。

1．エピネフリン綿球による圧迫止血

術中の止血には、まずエピネフリン綿球法を試す。滅菌綿球にボスミン外用液などを含ませたものを使用するとよい。初めにエピネフリンを含ませた綿球を骨窩洞の底部に置く。その上に滅菌された適当なサイズの綿球を、骨窩洞が埋まる高さまで追加していく。次に、骨窩洞のサイズより小さなインスツル

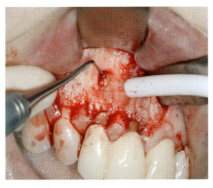

図⑪ 根尖部の肉芽組織の掻爬。皮質骨の一部から病変が露出している場合には、根尖を見つけることは難しくない

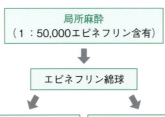

図⑫ ペンシルバニア大学歯内療法科で推奨されている、歯根端切除術の止血のプロトコール

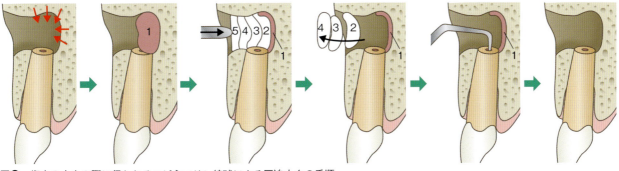

図⑬ 術中の止血の際に行われるエピネフリン綿球による圧迫止血の手順

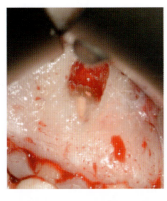

図⑭a 骨窩洞から出血がみられる。この状態では、切断面の確認やその後の処置は困難になる

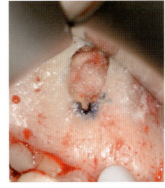

図⑭b エピネフリン綿球を詰める

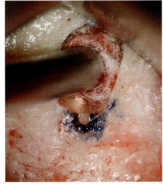

図⑭c インスツルメントの柄で綿球を圧迫している

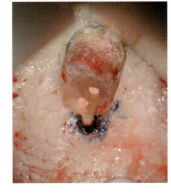

図⑭d 血液が滲まなくなったら綿球を除去していく。最初に設置した綿球は再出血を防止する目的で、できればそのままにしておく

メントの柄などで、綿球を2〜4分程度圧迫する。その後、綿球を一つずつ除去していく。止血剤を含ませた骨面と接触する最初の綿球は、止血された血管創傷面を再度出血させないように、この時点では除去しない。止血に問題がない場合、この綿球は逆根管充填が終わるまで設置したままにするが、処置が終わって歯肉弁を戻す前に、忘れずに除去する（図13、14a〜b）。

2．硫酸第二鉄

硫酸第二鉄は、エピネフリン綿球での止血が不十分であった場合、もしくは骨窩洞外の骨表面や歯肉切開部位からの出血が処置を阻害する場合に使用す

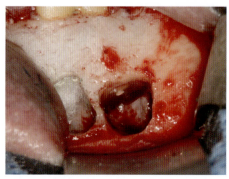
図⓯a 硫酸第二鉄の塗布。元は黄色い液体であるが、血液と反応するとタンパク質を変性させて黒変する

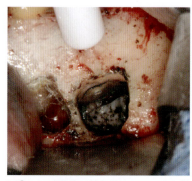
図⓯b 硫酸第二鉄と反応してできた凝集物を生理食塩水で洗い流したところ。骨壁などにも黒い付着物が残っている

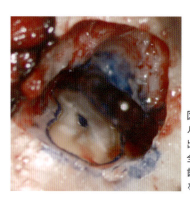
図⓰ メチレンブルーによって染め出された歯根膜が全周観察できれば、歯根の切断は問題なく行われている

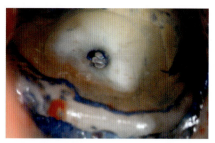
図⓱ 根管充塡材周囲のメチレンブルーによって染め出された部位は、漏洩していたことを疑わせる所見である

ることが多い。止血機序は、血液タンパクを凝固させ、毛細血管を塞ぐことによって起こるといわれているが、まだその詳細は明確になっていない。また、硫酸第二鉄は比較的細胞毒性が強いといわれているが、処置後に生理食塩水でよく洗浄するか、鋭匙で骨表面を搔爬すれば臨床上問題になることはない[9]。

溶液は、黄色がかった透明で、綿球などにつけて使用するか、製品に付属しているブラシ状のチップで出血部位に擦りつけるように使用する。塗布直後の骨表面は、血液タンパクと反応して黒い凝集物で覆われる。これらの凝集物は、すぐに生理食塩水で洗い流す（図15a、b）。わが国でもいくつかの製品があるが、いずれも歯冠修復処置時の歯肉圧排に用いる材料として薬事承認を得ているので、外科処置中の使用には患者への説明と同意が必要である。

切断面の診査

切断面の診査は、マイクロスコープを最大限に活かせる重要なステップである。手順としては、根尖切除後に切断面をよく乾燥してメチレンブルー染色液を塗布し、生理食塩水で洗浄を行う。メチレンブルーで染色後、マイクロスコープの強拡大下で、以下の事項を入念にチェックする。

1．**歯根切断の確認**

メチレンブルーは歯根膜を染め出すので、切断が完了していれば、歯根を取り囲む連続性のある円状、もしくは楕円状の外形線が見られる（図16）。一方、切断が完了していない場合、歯根膜の外形線は途中で断裂されたように見える。外形線が不連続に見えるときは、舌側または口蓋側に切断しきれていない歯根の一部が残存していることが多い。

2．**根管充塡材周囲の漏洩**

根管充塡材の周囲に気泡や空隙があり、そのスペースに歯髄組織や細菌が存在する場合は、メチレンブルーにて濃染される（図17）。

3．**未処置根管**

石灰化によって穿通できなかった根管や見逃された根管も、メチレンブルー染色によって確認できる（図18）。

4．**歯根破折**

破折線にもメチレンブルーが侵入するので、青く染め出される（図19）。

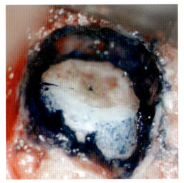
図⓳ 石灰化によって手をつけられなかった根管でも、切断面の染色を行うと明確に見えてくる

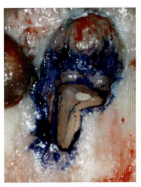
図⓳ 破折線は、メチレンブルーによって明確化されることがほとんどである

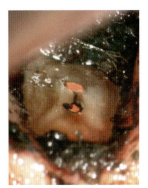
図⓴ 2根管の間のイスムスが、明確に染め出されている

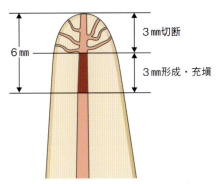
図㉑ 根尖部の切断で3mm、逆根管形成で3mm、合計で6mmの起炎物質の除去が行われる。これが従来法での歯根端切除術と比較した場合、飛躍的に成功率を上げることができた大きな理由の一つである

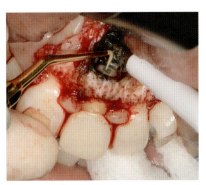
図㉒ 歯肉弁の剥離を行った時点で病変が大きく、肉芽の除去後、骨の窩洞は直径が8mmほどになった

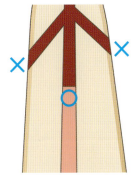
図㉓ 逆根管形成は簡単に根管から逸脱することがあるので、細心の注意を払って形成を進めていく。根管内がガッタパーチャの場合、形成はあっという間に終了するが、象牙質を削除している感覚があれば要注意である

5．イスムス

外科処置中にメチレンブルー染色によってイスムスを発見する頻度は高い（**図20**）。

逆根管形成

逆根管形成において重要なポイントは、その方向と量である。従来の術式では、マイクロスコープや専用の形成器具が使用されていなかったため、穿孔や封鎖不良などを生じることが多く、成功率が低かった一因と考えられている。現在は、マイクロスコープの普及とともに、小さな骨窩洞内でも適切な方向と量で形成できる種々の超音波チップが開発され、過去の問題は解決できるようになった。

1．形成量

逆根管形成量は、原則として切断面から3mmとする。3mm形成すれば、切除量3mmと合わせて細菌の生息場所となりやすい根尖部根管を6mm清掃でき（**図21**）、また根管充填材の維持と封鎖性を担保できる[4]。多くの超音波チップは形成部先端が3mmなので、先端部がすべて根管内に入るまでを形成の目安とすればよい。もちろん、症例によっては形成量を調整する場合もある。イスムスの形成でチップを3mm入れると、チップの幅が歯根の幅を上回って穿孔を生じたり、側壁の残存象牙質が著しく薄くなってしまうときや、切断後に残存した根管の長さが十分ではない場合などでは、形成量を3mm以下にせざるを得ない（**図22**）。

2．形成方向

逆根管形成は、歯軸（根管）に沿った方向で行う（**図23**）。強拡大下で根尖付近だけを見ながら形成すると、根管を逸脱して穿孔などの偶発症を起こしやすくなるので注意する。そのため、逆根管形成時には、少なくとも歯冠部が視野に入る程度にまで拡大率を落とす。そのうえで、歯根の位置を示す骨の

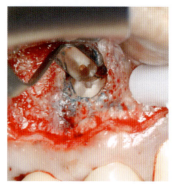

図❷ 逆根管形成を行った窩洞内部をマイクロミラーにて観察する。窩洞の壁にガッタパーチャのバリなどが付着していた場合は、マイクロプラガーなどを使用して窩洞底部に圧接する

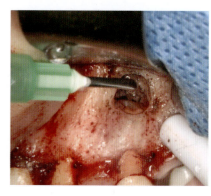

図❷ スリーウェイシリンジに特殊なチップを装着し、微細なエアーによって根管内を乾燥させる

表❶ おもな逆根管充塡材。筆者の臨床において、ほとんどの症例で逆根管充塡材としてMTAを使用するが、稀に維持などの問題でコンポマーを使用する場合もある

充塡材	特徴
MTAセメント（バイオセラミック材料）	現在のゴールドスタンダード
スーパーEBA（強化型ユージノールセメント）	MTAが使用できない場合の第2選択
IRM（強化型ユージノールセメント）	MTA、スーパーEBAを使用できない場合の第3選択
グラスアイオノマー（レジン強化型）	特殊な症例に使用

豊隆や歯根の彎曲度などから根管の方向を予想し、切削感なども参考に、超音波チップが根管から逸脱しないように細心の注意を払いながら形成を進める。

3．洗浄・乾燥・観察

形成後の根管内をよく乾燥し、マイクロミラーを使用して強拡大にて観察する。多くの場合、根管壁に根管充塡材が固着しているので、ガッタパーチャであればマイクロプラガーを用いて根管壁から剥離し、残存している根管充塡材の切断面に圧接する（図24）。洗浄は、形成中に超音波チップ先端から出る洗浄液（多くの場合は生理食塩水）のみでよく、他の薬液などを用いて追加する必要はない。根管内の乾燥には、滅菌ペーパーポイントや専用のスリーウェイシリンジを使用する（図25）。

逆根管充塡

逆根管充塡の目的は、根管と根尖周囲組織を遮断し、細菌の交通や増殖を防ぐことである。したがって、逆根管充塡材を選ぶ際には封鎖性と、組織に直接接触することから、生体親和性の2つを重要視する。逆根管充塡材として選択可能な材料を表1に示す。薬事法で逆根管充塡材として承認されていない材料を使用する場合は、術前に十分な患者説明を行い、同意を得る必要がある。筆者がおもに使用している逆根管充塡材を以下に挙げ、解説する。

1．MTAセメント

筆者は、歯根端切除術症例の80％以上でMTAセメントを使用している（図26a～e）。MTAセメントには、親水性や封鎖性、生体親和性などの利点がある。歯科用セメントのほとんどは疎水性で、湿潤度の高い術野では効果が限定的になりやすい。MTAセメントは親水性であり、血液や組織液のある状況下でも封鎖性の低下が少ないとされている[11]。また、象牙質との界面において物理的、もしくは化学的結合とされる高い封鎖性を保てることも、逆根管充塡材として有用な点である。

さらに、生体親和性でも従来の歯科用セメントと比較にならない特質をもっている。数々の基礎実験や動物実験において、細胞がMTAセメント上で活発に付着増殖していることが報告されている[12]。近年、MTAセメントと同類の材料で、操作性を向上させたバイオセラミックのパテ状材料が注目を浴びている。

2．グラスアイオノマーセメント（レジン強化型）

ポストが根尖付近まで挿入されていて、根尖切除後の切断面にポストが露出するような症例においては、超音波チップを使用しても、根管に沿って3㎜形成することは困難である。そのような症例では、

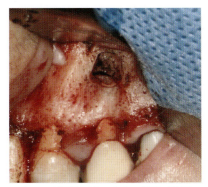
図㉖a 逆根管形成・止血・乾燥が終了

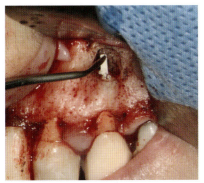
図㉖b MTAブロックにて賦形したMTAを、MTAキャリアを使用して逆根管窩洞に充填

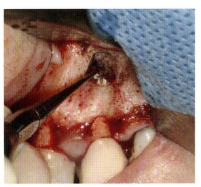
図㉖c マイクロプラガーにて圧接

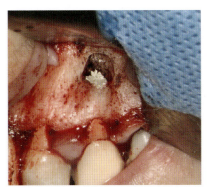
図㉖d 切断面まで充填を行う。筆者は少し多めに盛っておき、後で綿球で拭き取るようにしている

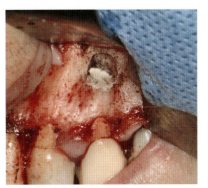
図㉖e 綿球で拭き取り、平らにしている。この後に余剰セメントを可及的に拭き取り充填を終了する

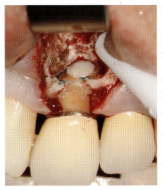
図㉗a 他院にてすでに3度ほど歯根端切除術を行った結果、歯冠・歯根比、頰側骨の喪失など、非常に条件が悪くなっていた。しかし、頰側歯肉の付着は喪失しておらず、動揺もほぼなかったため、再度歯根端切除術を行うこととした。金属ポストが切断面に露出していたので、切断面をドーム状に形成し、露出した象牙質を利用してコンポマーにて充填を行った

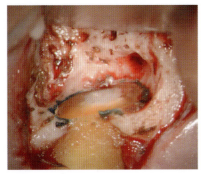
図㉗b 研磨後の切断面

象牙質との接着を利用した根尖部の封鎖を考えなければならない。術野の条件がよい（乾燥状態が保たれる）場合は、コンポジットレジンのほうが優れた封鎖性を示すと考えられる。しかし、湿潤度を厳密にコントロールできない環境では、表面処理が不要な材料、あるいはワンステップボンディングシステムのように作業工程がシンプルな材料のほうが有利と考えられ、コンポマータイプの材料を使用することが多い（図27 a、b）。

縫合

1．基本原則

縫合の基本原則は、術後の一次治癒の時期において歯肉弁の位置を維持することである。縫合糸や針は、非侵襲性で生体親和性が高く、操作性がよいものを選択する。

2．手順

縫合の前に、根尖の切断や逆根管形成、充填が適切に行われたかを確認するため、X線撮影を行う。

すべての処置が終了してから術後のX線撮影を行うと、修正が必要な状況が確認された場合、縫合をすべて除去しなければならなくなるので注意する。

歯肉弁の戻る位置を確認したら、生理食塩水に浸したガーゼで歯肉弁を圧迫しながら、術野とその周囲の凝固した血餅を除去する。歯肉弁の最断端（縦切開と横切開の交差部位）をまず縫合し、歯肉弁の位置を決定する。その後は弁に緊張がみられる部位に、緊張が解除されるよう縫合を加えていく。

筆者はほとんどの症例において、単純な結紮縫合のみで対応する。その理由は、縫合糸の張力の調整が簡単だからである。歯間部を通す必要のない切開法（歯肉辺縁下切開、歯間乳頭保存切開）を用いた場合には、弱彎で針長が8mmの6-0ナイロン針付き縫合糸を使用する（図28）。歯間乳頭を含めた歯肉溝切開を行い、縫合糸を歯間部に通す必要がある切開法（三角弁、四角弁）を用いた場合には、弱彎で針長が18mm前後の5-0ナイロン針付き縫合糸を使用する。その場合でも、縦切開部は弱彎で針長が8mmの6-0ナイロン針付き縫合糸を使用する。ナイロン糸を使用するのは、絹糸よりもプラークの堆積が少なく、軟組織の良好な治癒に繋がりやすいと考えるからである。

術後の注意事項

1．術直後の術野圧迫による止血

縫合が終了したら、滅菌ガーゼで術野を5～10分程度軽く圧迫する。これは血餅の形成を助け、確実に止血するためである。

2．アイスパックによる圧迫

患者には、アイスパックなどを用いて患部の圧迫と冷却を行うように指示する。その際、長時間持続的に行うのではなく、20分間隔で圧迫と放置を繰り返すことに注意する。この処置は、血流量を減らし、後出血と腫脹を抑えるために有効である。

3．術後注意事項の説明

術後の注意事項を、患者と付き添い人にゆっくりとわかりやすく説明する。説明事項としては、①ブラッシング開始時期、②服用薬、③消毒用含嗽薬、④術後の腫脹・疼痛・後出血などの一般的な事項と、

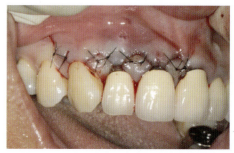

図28　6-0ナイロン糸による縫合後。術前より歯肉退縮があり、患者はさらなる歯肉退縮を受け入れるとのことであった

必要に応じて症例ごとの注意事項を加える。さらに、口頭での説明と同様の内容を書いた紙を渡しておく。

4．鎮痛薬の処方

筆者は通常、非ステロイド系抗炎症薬を3～5日分（例：ロキソニン1回60～120mg、8時間おきに1日3回）処方する。処置時間が長くなったり、通常より侵襲が大きいと判断した場合には、アセトアミノフェン（カロナール1回500～1,000mg、6時間おきに1日4回）を併用する。

5．抗菌薬の投与

他の歯科治療と同様、歯根端切除術においても一時的な菌血症を起こすことから、細菌性心内膜炎やコントロールされていない糖尿病などのリスクがある患者では、抗菌薬の術前予防投与が有効とされている。一方、健康な患者は処置後の感染症を起こすリスクは少ないとされ、抗菌薬投与は正当化されていない。しかしながら、わが国では外科処置後に感染予防を目的として抗菌薬を投与することが一般的であり、患者も処方を望むことが多い。そのため、筆者は患者の不安軽減を目的として抗菌薬を投与する場合もある。

6．洗口剤

術後は術野周辺に歯ブラシを当てることができず、衛生状態を保つことが困難になる。そのための対策として、抜糸が行われるまで1日2回、1回につき1分間0.12%のクロルヘキシジン溶液を口に含み、術野周辺に溜めておくことによって消毒を行うことが推奨されている[13]。しかし、わが国ではクロルヘキシジン溶液で粘膜を消毒することが認められておらず、その他の消毒薬にて代用する必要がある。

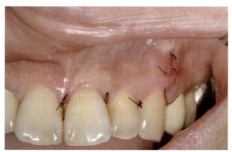
図㉙a 術後4日。抜糸前

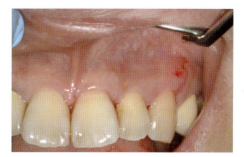
図㉙b 同、抜糸後

表❷ 術後評価に基づいた追加的治療介入の意思決定。Complete healing や Unsatisfactory healing では単純な意思決定であるが、Incomplete healing や Uncertain healing のカテゴリーではその後の変化が流動的であり、少なくとも4年間は経過を追う必要がある

術後1年の評価	追加的治療介入
Complete healing	必要なし
Incomplete healing	すぐに治療介入する必要はないが、少なくとも4年間は経過観察を続ける
Uncertain healing	
Unsatisfactory healing	ただちに追加的治療を行う

抜糸

縫合後、48〜96時間以内に抜糸することが推奨されている[14]。縫合糸の除去時には、まず消毒効果のある溶液に浸された綿球などを用いて縫合糸と周囲組織を清潔にする。結紮部をピンセットなどで把持して持ち上げ、結紮部の組織間にある縫合糸を切断し、汚染部が組織内を通過しないように切断された縫合糸を抜き取る。除去後は、再度消毒液を用いて術野の消毒を行う（図㉙a、b）。

経過観察

正確な術後の評価ができなければ、処置歯に不必要な追加的処置が行われたり、逆に必要な処置がなされなかったりなど、患者の不利益に繋がる可能性がある。したがって、術後の評価を行うことは極めて重要である。術後の評価は、臨床症状とX線評価が基本となる。X線評価の基準としてMolven[15]らやRud[16]らは、成功の基準を①complete healing、②incomplete healing、③uncertain healing、④unsatisfactory healingの4つに分類している。またRud[16]らは、このなかでもincomplete healingとuncertain healingに分類された症例においては、4年目まではX線的な変化がみられるとしている。つまり、これらの症例においては少なくとも4年間は経過観察を行わなければならない。筆者はまず3ヵ月後に最初の経過観察を行い、その後は1年に1度、4年間行うこととしている（表2）。

症例1

23歳、女性。2017年4月に6⏋の根管治療を行った（図30）。術後3ヵ月の経過観察時に治癒傾向がみられなかったが、症状がなかったため、本人の希望で経過観察とした（図31）。術後1年に再度外科手術の提案をしたが、症状がないため、患者本人の希望で再び経過観察とした（図32）。術後1年半のリコール時に、頰側歯肉腫脹や病変の拡大を認めたため（図33）、歯根端切除術を行った（図34〜43）。なお、本症例は大森さゆり先生（東京都開業）のご提供によるものである。

症例2

41歳、女性。2014年12月に他院より、6⏋の根尖性歯周炎の診断のもと、近心根の穿孔や器具の破折などの偶発症も合併しているとして、紹介来院された。根管治療後も症状の改善がみられず、歯根端切除術を行うに至った（図44〜51）。

症例 1 本症例は大森さゆり先生（東京都開業）のご厚意による

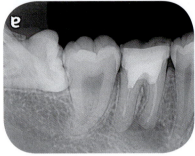
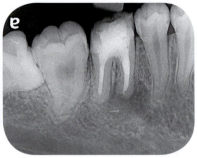
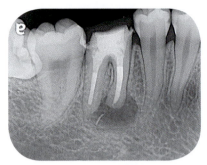

図❸⓪ 左：初診時のデンタルX線写真（2017年1月8日）。矯正治療を控えているため、6̄の治療を希望された。打診（−）、圧痛（−）、歯肉溝2mm、症状（−）。右：根管治療終了時（2017年4月20日）

図❸① 術後3ヵ月、暫間被覆冠を装着した。打診（−）、圧痛（−）、歯肉溝2mm、サイナストラクト（−）、症状（−）

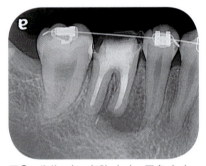
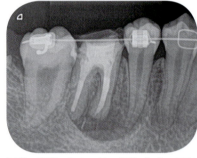
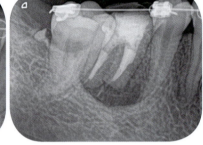

図❸② 術後1年。打診（−）、圧痛（−）、歯肉溝3mm、サイナストラクト（−）、症状（−）

図❸③ 術後1年6ヵ月。打診（＋）、圧痛（＋）、歯肉溝3mm。歯肉の腫脹がみられ、歯根端切除術を行うことになった

表❸ Treatment Record

1. 診査（術前X線）診断・CT撮影・患者説明（2018年10月24日）
2. 歯根端切除（2018年11月7日）
   【術式】
   - 2％Xylo（1/80,000epi）1.8mL×3下顎孔伝達麻酔、浸潤麻酔
   - 5 4̄ Papilla base incision、7 6 5̄ 歯肉溝切開、4̄ 近心を縦切開
   - 歯肉歯槽粘膜剥離、肉芽組織除去掻爬
   - 近心・遠心歯根端切除、メチレンブルーによる染色、最大倍率で切断面精査。超音波チップにて逆根管形成、逆根管充填（BCパテ使用）、縫合（角針8mm 3/8R 6-0黒ナイロン）、デンタルX線撮影、術後説明、投薬（メイアクト・カロナール・ロキソニン5日分）
3. 抜糸（2018年11月12日）
4. 軟組織治癒良好、臨床症状なし（2018年11月26日）
5. 1ヵ月リコール、軟組織治癒確認（2019年1月7日）
6. 3ヵ月リコール、硬組織治癒確認（2019年2月15日）

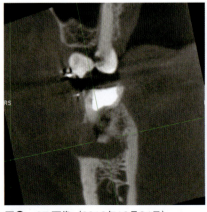
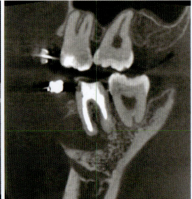
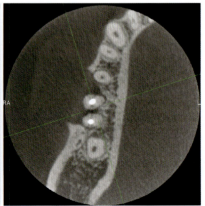

図❸④ CT画像（2018年10月24日）

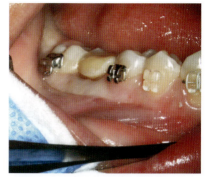
図㉟ 歯根端切除術実施（11月7日）。切開線計画は、5̄4̄ Papilla base incision、7̄6̄5̄ 歯肉溝切開、4̄ 近心を縦切開

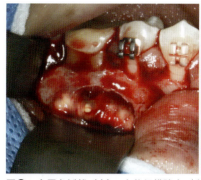
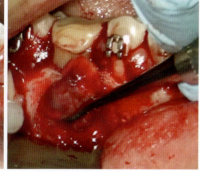
図㊱ 全層弁剥離（左）、肉芽組織除去（右）

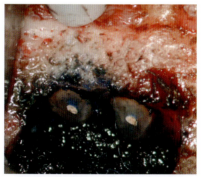
図㊲ 根尖切除後、メチレンブルー染色

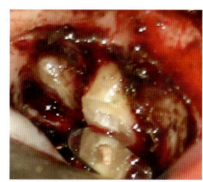
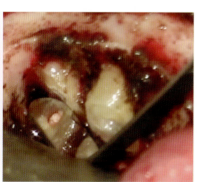
図㊳ 逆根管形成後の確認

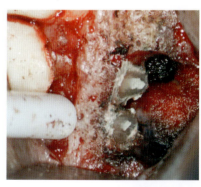
図㊴ 逆根管充填（パテ）

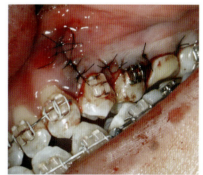
図㊵ 縫合

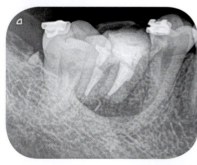
図㊶ 術後のデンタルX線写真

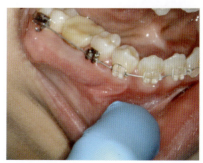
図㊷ 術後3週。軟組織の治癒を確認

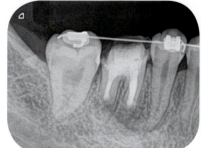
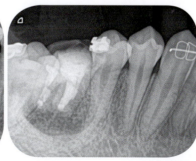
図㊸ 術後3ヵ月。臨床症状もなく、軟組織・硬組織の経過は良好であった

症例2

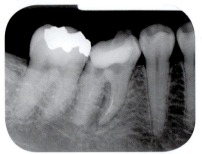
図❹ 初診時のデンタルX線写真(2014年12月)。穿孔部より破折器具が歯周組織中へ侵入している。打診(＋)、根尖部圧痛(－)

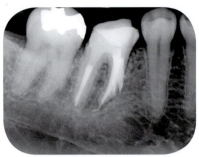
図❺ 穿孔部封鎖・根管充填・築造時(2015年3月)。近心の穿孔は2ヵ所にみられた。打診(＋)、根尖部圧痛(－)

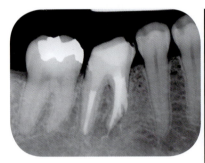
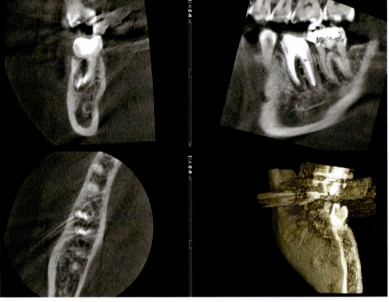
図❻ 経過観察時(2015年5月)。打診(＋)根尖部圧痛(－)

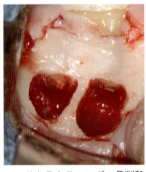
a：リトラクティング、骨削除、歯根端切除

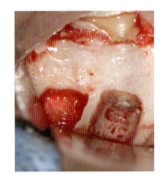
b：近心は止血後、遠心はエピネフリン綿球による圧迫止血

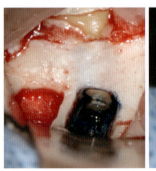
c：メチレンブルー染色後の近心（左）と遠心（右）

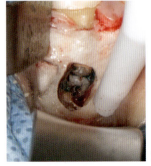
d：近心の逆根管形成

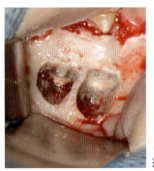
e：逆根管充填

図❼a〜e ６|の歯根端切除術。横切開はPVI、縦切開は|4 近心

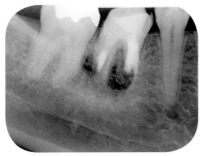
図❽ 術後(2015年6月)。6̄|近心の上部の穿孔部周囲に病変はなかったため、切断部位は穿孔部を含めていない。下部の穿孔部から歯根外へ出ていた破折器具も、同時に除去を行った

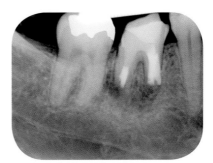
図❾ 術後3ヵ月 (2015年9月)

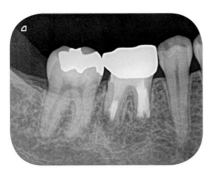
図❿ 術後1年5ヵ月 (2016年11月)

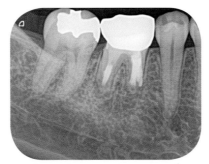
図⓫ 術後2年6ヵ月 (2017年12月)

【参考文献】
1) modified from friedman & Stabholz, JOE, 1988
2) 石井 宏：世界基準の臨床歯内療法2 外科的歯内療法 マイクロスコープを用いたモダンテクニックの実際．医歯薬出版，東京，2017：31.
3) Lindorf HH: Investigation of the vascular effect of newer local anesthetics and vasoconstrictors. Oral Surg Oral Med Oral Pathol, 48(4): 292-297, 1979.
4) Kim S, Pecora G, Rubinstein R: Color atlas of microsurgery in endodontics. WB Saunders, Philadelphia, 2001.
5) Gilheany PA, Figdor D, Tyas MJ: Apical dentin permeability and microleakage associated with root end resection and retrograde filling. J Endod, 20(1): 22-26, 1994.
6) Tidmarsh BG, Arrowsmith MG: Dentinal tubules at the root ends of apicected teeth: a scanning electron microscopic study. Int Endod, 22(4): 184-189, 1989.
7) Vertucci FJ, Beatty RG: Apical leakage associated with retrofilling techniques: a dye study. J Endod, 1986; 12(8): 331-336.
8) 石井 宏：世界基準の臨床歯内療法．医歯薬出版，2015：170-180.
9) Jeansonne BG, Boggs WS, Lemon RR: Ferric sulfate hemostasis: effect on osseous wound healing. II. With curettage and irrigation. J Endod, 19(4): 174-176, 1993.
10) Scarano A, Artese L, Piattelli A, Carinci F, Mancino C, Iezzi G: Hemostasis control in endodontic surgery: a comparative study of calcium sulfate versus gauzes and versus ferric sulfate. J Endod, 38(1): 20-23, 2012.
11) Torabinejad M, Higa RK, McKendry DJ, Pitt Ford TR: Dye leakage of four root end filling materials: effects of blood contamination. J Endod, 20(4): 159-163, 1994.
12) Takita T, Hayashi M, Takeichi O, Ogiso B, Suzuki N, Otsuka K, Ito K: Effect of mineral trioxide aggregate on proliferation of cultured human dental pulp cells. Int Endod J, 39(5): 415-422, 2006.
13) Bonesvoll P, Lökken P, Rölla G, Paus PN: Retention of chlorhexidine in the human oral cavity after mouth rinses. Arch Oral Biol, 19(3): 209-212, 1974.
14) Merino E: Endodontic microsurgery. Quintessence Pub, Illinois, 2009: 123.
15) Molven O, Halse A, Grung B: Observer strategy and the radiographic classification of healing after endodontic surgery. Int J Oral Maxillofac Surg, 16(4): 432-439, 1987.
16) Rud J, Andreasen JO, Jensen JE: Radiographic criteria for the assessment of healing after endodontic surgery. Int J Oral Surg, 1 (4): 195-214, 1972.

2章 押さえておきたい外科的歯内療法

04 意図的再植術

大阪大学大学院歯学研究科　口腔分子感染制御学講座（歯科保存学教室）　朝日陽子　林 美加子

意図的再植術とは

　意図的再植術とは、一度、患歯を抜歯して口腔外で歯内療法を行い、元の歯槽窩に戻す処置法である。通常の歯内療法では治癒に導くことが難しい根尖病変を有する歯や、口腔内からの対応が困難である穿孔がある歯に適用される。

適応

　意図的再植術は、他の歯内療法が奏効しない、あるいは歯根尖切除術が適応とならない症例で、抜歯以外に手段がないと考えられる場合に選択される。

1．適応症

1）歯根尖切除術が困難な歯

　下顎管やオトガイ孔、あるいは上顎洞が近接しており、解剖学的に歯根尖切除術を行うことが難しい歯がこれに該当する。また、機器の到達が難しい大臼歯や下顎第2大臼歯のように頬側の骨が厚い場合、あるいは歯根が舌側に傾斜している歯も同様である。

2）歯内療法の失敗

　再根管治療や歯根尖切除術を行っても、良好な経過が得られない場合。

3）口腔内から器具が届かない部位の穿孔

　根管内あるいは口腔内の外科的手術において、穿孔部を封鎖することが困難な場合。たとえば、上顎小臼歯の口蓋側根の頬側や根尖側の穿孔など。

2．禁忌あるいは適応となりにくい症例

1）歯根の大きな彎曲や肥大、根の離開度の大きい歯

　抜歯や抜歯窩への挿入が困難であり、意図的再植術の適応とはならない。

2）歯質が広範囲に欠損している歯

　抜歯時に破折する可能性があるため、意図的再植術の適応となりにくい。

3）重度の歯周炎を有する歯

　歯周炎を併発している歯に対して、口腔外にて根面を搔爬し、再植する場合もある。しかし、再植部位の歯槽骨吸収が著しいと成功率の低下に繋がるため、適応とはなりにくい。

利点・欠点

　意図的再植術は第一選択となることは少なく、選択する際には、利点・欠点を踏まえて慎重に判断するべきである。

　歯根尖切除術と比較した場合の利点・欠点は、次のとおりである。

1．利点

- 侵襲が少ない：神経や血管、上顎洞、あるいは近接した根への損傷のリスクが少ない。また、骨への侵襲が少ない。
- 直視下での処置が可能：歯根全面を直視できるため、破折を見落としにくい。また、根尖や穿孔部の感染源の除去がより確実である。
- 特別な器具を必要としない。
- 防湿が容易：逆根管窩洞の充填や穿孔部の封鎖の精度が高くなる。
- 外科的挺出術との併用が可能である。
- 処置が比較的簡便である。

2．欠点

- 抜歯時に、歯根破折を生じる危険性がある。
- 術中の歯根膜の損傷により、術後に歯根吸収を生

術式　意図的再植術の手技

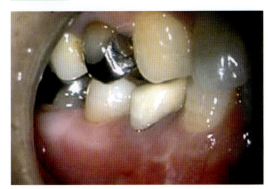

図❶a　4̲部の根尖部の腫脹。再根管治療を行ったが、症状は改善しなかった。オトガイ孔に近接しているため、意図的再植を行った

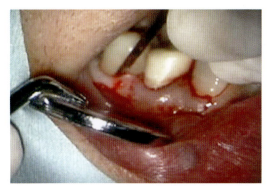

図❶b　確実な抜歯のために、歯根膜を断裂させるように根面に沿って切開を入れた

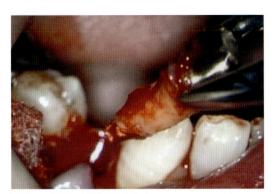

図❶c　鉗子で慎重に抜歯した

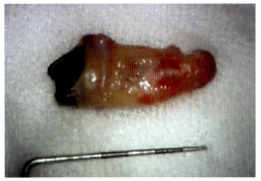

図❶d　抜去歯。根尖部に不良肉芽の付着を認めた
（図1、2は参考文献[10]より転載）

じる可能性がある。

- 歯根の大きな彎曲や離開、あるいは骨と癒着している場合には、歯を一塊として抜歯することができず、処置を完結できないことがある。

術前処置

①根管治療は、できるかぎり再植前に完了しておく。歯根吸収を予防するためにも、根管内の感染物質を除去しておくことは重要である。
②術中の感染リスクを軽減し、歯肉の炎症を改善するために、口腔衛生指導および歯周治療を行う。
③抜歯時の破折を防止するために、歯質が菲薄化した歯では、術前に支台築造を行う場合もある。
④骨植がよく、抜歯が困難であることが予測される場合は歯根膜腔を拡大し、抜歯しやすくするために矯正的挺出[1]やジグリングフォース（歯を揺さぶる力）を付与することもある。矯正的挺出は、骨縁上の歯質が不十分で、鉗子による把持が困難な場合における術前処置としても有効である。

⑤過剰な咬合力がかかる場合は、術前に咬合調整を行うことが望ましい[2]。この際、咬合接触がなくなるまで調整する必要はない。

意図的再植術の手順

1．麻酔

通常、浸潤麻酔を行う。歯根膜の損傷を防止するため、歯根膜注射は避ける。

2．抜歯（図1a〜d）

患歯の破折や歯根膜を損傷させないように、慎重に抜歯を行う。抜歯が困難な場合は、歯肉溝にメスを挿入し、歯根膜を断裂させるように切開を入れることもある（図1b）。歯根膜の損傷を最小限に留めるために、ヘーベルはできるかぎり使用せず、鉗子でゆっくりと横揺れあるいは回転させながら、注意深く抜歯を行う（図1c）。ダイヤモンドでコーティングされた鉗子を用いると、確実に把持できる。

抜歯後、唾液による汚染を防ぐために、抜歯窩を滅菌ガーゼで保護する。

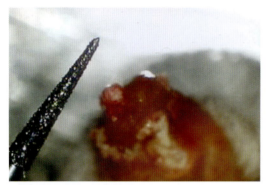
図❶e　ダイヤモンドポイントにて根尖を切除。生理食塩水による注水下で行った

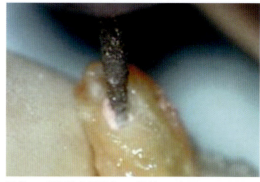
図❶f　逆根管窩洞形成。口腔外での処置であるため、ダイヤモンドポイントでの形成が可能

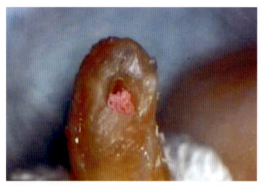
図❶g　逆根管窩洞形成後。根管内に感染源が確認される場合は除去する

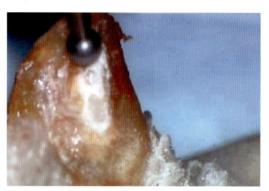
図❶h　逆根管窩洞の充塡

3．口腔外での抜去歯の処置（図1e〜h）

歯根膜が乾燥しないように、生理食塩水や細胞培養液を浸した滅菌ガーゼで抜去歯を包みながら処置を行う。柄に輪ゴムを巻いた鉗子により、一定の力で抜去歯を保持する方法もある[2]。

1）抜去歯の観察

炎症性の軟組織を除去した後、根尖部の状態を確認する。すなわち、根尖部の穿孔・吸収、副根管、側枝、あるいは破折の有無について確認する。歯科用実体顕微鏡や拡大鏡を用いると、より検出の精度が高くなる。破折の確認には、メチレンブルーによる染色が有効である。

2）歯根尖切除

生理食塩水注水下で、ダイヤモンドポイントを用いて歯軸に対して垂直に根尖を約3mm切断する（図1e）。

3）逆根管窩洞形成

オリジナルの根管形態に沿って、約3mmの逆根管窩洞を形成する（図1f）。超音波チップ、あるいはダイヤモンドポイントを用いる。また、イスムスやフィンに注意を払う。

4）逆根管窩洞充塡（図1h）

逆根管窩洞の充塡および穿孔部の封鎖材料として、以下が挙げられる。窩洞を乾燥させる際には、歯根膜の過度な乾燥に注意する。

- Mineral Trioxide Aggregate（MTA）などのバイオセラミックス
- 強化型酸化亜鉛ユージノールセメント
- 光硬化型グラスアイオノマーセメント
- レジン系材料（レジンセメントあるいはコンポジットレジン）

4．抜歯窩の搔爬

抜歯窩に病変が残存する場合は、鋭匙などで囊胞や肉芽組織などを選択的に搔爬する。歯槽窩壁に残存している歯根膜組織を過度に損傷しないように注意する。根尖が下顎管や上顎洞などと近接している場合には、とくに慎重に行う。

5．抜歯窩への再植（図1i）

強圧を加えないように、再植歯を注意深く歯槽窩に戻す。再植歯や歯槽窩の状態によって当該歯を挺

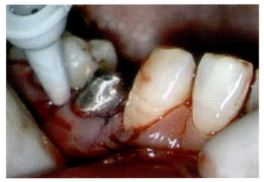
図❶i　抜歯窩への再植。強圧を加えない

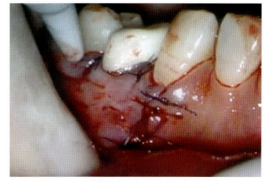
図❶j　暫間的被覆冠を用いて、隣在歯とレジン系材料による固定を行った

出、あるいは回転させて再植する場合もある。

6．固定（図1j）

　一般的に、縫合糸による固定やレジン系材料などを用いた隣在歯との固定、あるいはワイヤーによる固定を行う。過度に強固な固定は置換性吸収（アンキローシス）の可能性を高めるため[3]、生理的動揺を妨げない範囲での固定が望ましい[2]。通常、2週間程度で固定を除去できる。

7．再植後の説明

　再植後1～2週間は、手術部位のブラッシングを避けるように指示する。

　術後2週間程度は、比較的軟らかい食べものを摂取し、粘着性のものを避ける。また、再植歯で強く咬まないように指導する。

治療上の注意点

　意図的再植術の失敗のおもな原因として、炎症性吸収やアンキローシスといった歯根吸収が挙げられる[4]。

　歯根吸収の発現には、歯根膜の損傷の程度が影響する[5]。外科的な侵襲を伴う意図的再植術において、再植歯の歯根膜の損傷は避けられないが、歯根膜の損傷を最小限に留めることで、創傷治癒機転によって歯根膜が再生することが知られている[6]。したがって、できるかぎり歯根吸収を防止するように、以下の操作に十分に注意する。

1）抜歯時

　歯根膜や歯槽骨への損傷が最小限となるように、慎重に抜歯を行う。鉗子で再植歯を把持する際は、歯根膜を損傷しないように、可能なかぎりセメント-エナメル境より上を保持するようにする[2]。

2）口腔外での処置時

　口腔外での処置時間はできるかぎり短くなるよう配慮し、10分以内が望ましいとされている[2]。また、歯根膜組織を乾燥させないように、生理食塩水や細胞培養液を主成分とした保存液を用いて湿潤状態を保ちながら処置を行う[7]。歯根表面を物理的あるいは化学的に損傷したり、感染させたりしないように十分に注意する。

3）再植時

　歯槽窩に戻す際に、再植歯と歯槽窩が密着しすぎる場合には歯根膜が損傷しやすいため、慎重に再植操作を行う。

予後

　意図的再植術の成功の基準は、臨床症状が改善し、異常な打診音を認めず生理的動揺を認めること、またX線写真にて、根尖病変が縮小して歯根吸収を認めず、歯槽硬線が確認できることである。

　1950～1980年代に行われた意図的再植において、生存率は80～83％、また良好な治癒は39～62％であることが報告されている[8]。その後、成否に影響する因子が研究され、臨床的な手技の進歩や器材の開発により、生存率あるいは成功率は向上している。近年のシステマティックレビューによると、短い口腔外での処置時間で、根尖切除および逆根管充塡を行った意図的再植の生存率は89.1％で、成功率は72.4～94.4％と報告されている[9]。しかし、意図的

症例1

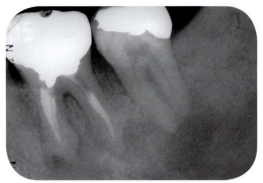

図❷a 33歳、女性。主訴は下顎左側大臼歯の咬合痛。近医にて根管治療および修復処置を受けたが、咬合痛が亢進。6 7に垂直打診痛を認めたが、根尖部の腫脹および圧痛はみられなかった。術前のX線写真より、6 7両大臼歯の根尖部に大きな透過像を認めた

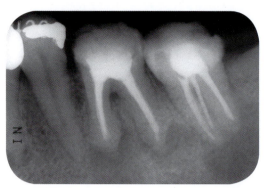

図❷b 6 7ともに感染根管治療を行ったが、根管充填4ヵ月後に症状が再発。7の根尖部の透過性に改善がみられず、頬側の骨が厚いため、意図的再植術の適応と判断した

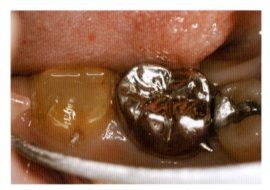

図❷c 意図的再植術の術前（ミラー像）。レジンにて支台築造を行って補強した後、意図的再植術を実施した

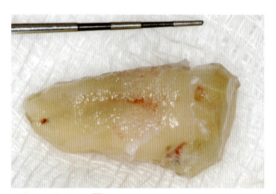

図❷d 抜去した7

再植術に伴って、依然として破折や歯根吸収のリスクがある。したがって、意図的再植術を行う際には、症例の選択が重要である。

意図的再植術の症例

最後に、意図的再植術を行った3つの症例を図2～4に示す。

【参考文献】

1) Choi YH, Bae JH, Kim YK, Kim HY, Kim SK, Cho BH: Clinical outcome of intentional replantation with preoperative orthodontic extrusion: a retrospective study. Int Endod J, 47(12): 1168-1176, 2014.
2) Kratchman S: Intentional replantation. Dent Clin North Am, 41(3): 603-617, 1997.
3) Andreasen JO: The effect of splinting upon periodontal healing after replantation of permanent incisors in monkeys. Acta Odont Scand, 33(6): 313-323, 1975.
4) Cho SY, Lee Y, Shin SJ, Kim E, Jung IY, Friedman S, Lee SJ: Retention and healing outcomes after intentional replantation. J Endod, 42(6): 909-915, 2016.
5) Andreasen JO: Relationship between cell damage in the periodontal ligament after replantation and subsequent development of root resorption. A time-related study in monkeys. Acta Odontol Scand, 39(1): 15-25, 1981.
6) Andreasen JO: Analysis of pathogenesis and topography of replacement root resorption (ankylosis) after replantation of mature permanent incisors in monkeys. Swed Dent J, 4(6): 231-240, 1980.
7) Andreasen JO: Effect of extra-alveolar period and storage media upon periodontal and pulpal healing after replantation of mature permanent incisors in monkeys. Int J Oral Surg, 10(1): 43-53, 1981.
8) Andreasen JO：カラーアトラス歯牙の再植と移植の治療学．月星光博（監訳），クインテッセンス出版，東京，1993：127-131.
9) Mainkar A: A Systematic Review of the Survival of Teeth Intentionally Replanted with a Modern Technique and Cost-effectiveness Compared with Single-tooth Implants. J Endod, 43(12): 1963-1968, 2017.
10) 朝日陽子，木ノ本喜史，林 美加子：根尖病変 治癒に向けた戦略を究める．ヒョーロン・パブリッシャーズ，東京，2013：125-136.

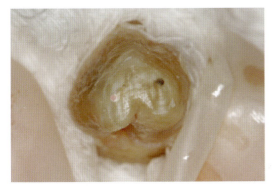

図❷e　根尖を3mm切除した

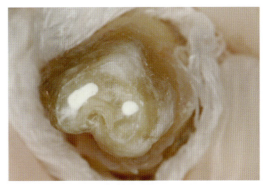

図❷f　逆根管充塡後。根尖部の根管形態は樋状となっていた

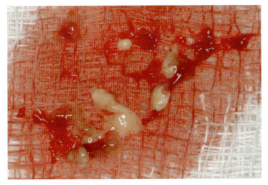

図❷g　下顎管との距離に注意し、抜歯窩を搔爬した際に出てきた膿汁様の内容物

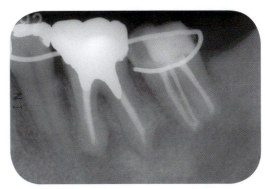

図❷h　意図的再植術直後。ワイヤーと接着性セメントにて固定した

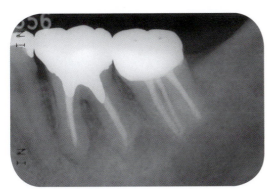

図❷i　意図的再植後1年

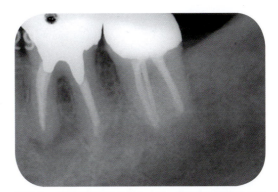

図❷j　意図的再植後3年9ヵ月。根尖部の透過像が改善されている

症例2

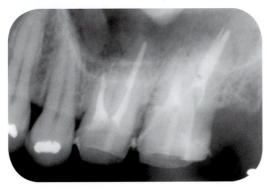

図❸a　42歳、女性。主訴は上顎大臼歯の自発痛。近医にて根管治療を行ったが症状の改善がみられず、6 7 の意図的再植術の依頼にて紹介来院。垂直性の打診痛を認めた

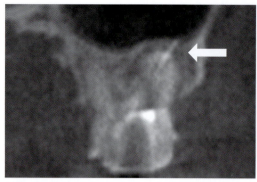 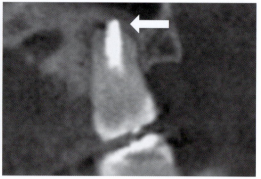

図❸b　術前のCBCT画像より、6の遠心頬側根および7の口蓋側に過剰根管充塡材を認めた

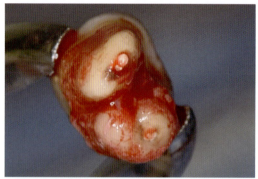 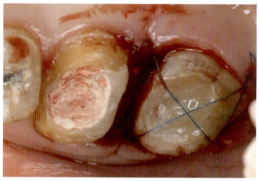

図❸c　7の意図的再植の術中写真。口蓋側の根尖からの根管充塡材の溢出および感染源の取り残しを認めた

図❸d　歯根尖切除および逆根管充塡を行った後に再植。縫合糸による固定を行った

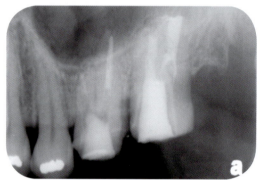 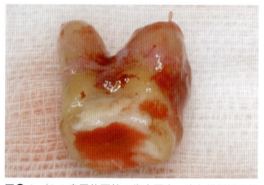

図❸e　7の意図的再植直後

図❸f　6の意図的再植の術中写真。遠心頬側根の根尖より、根管充塡材の溢出を認めた

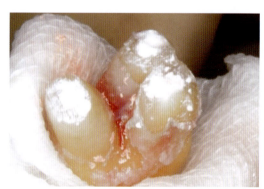 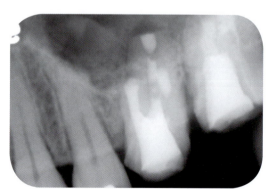

図❸g　逆根管充塡後

図❸h　6の意図的再植直後

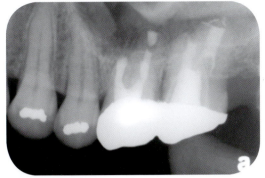

図❸i 意図的再植9ヵ月後の6および1年5ヵ月後の7

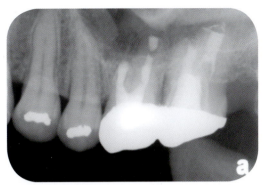

図❸j 意図的再植2年2ヵ月後の6および2年10ヵ月後の7。良好な経過が得られている

症例3

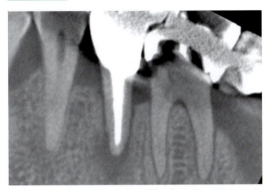

図❹a 46歳、男性。主訴は5の自発痛と腫脹。3年前に再根管治療を行ったが、最近になって症状が出現した。歯肉の腫脹および打診痛を認めた。術前のCBCT画像にて、根尖部に透過像がみられた。オトガイ孔が近接しているため、意図的再植術の適応と判断した

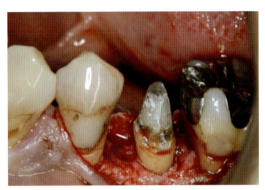

図❹b 意図的再植の術中写真。歯肉弁を剥離

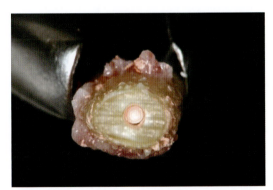

図❹c 歯根尖を切除し、逆根管窩洞を形成

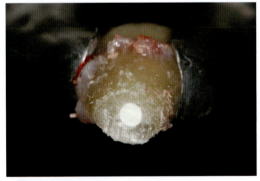

図❹d 逆根管充填後

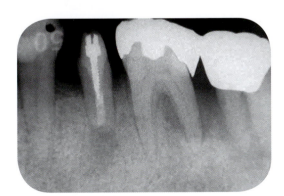

図❹e 意図的再植直後

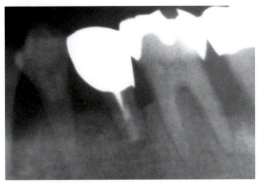

図❹f 意図的再植1年後のパノラマX線写真（一部）。根尖部の透過像は縮小した

2章 押さえておきたい外科的歯内療法

MUST OF ENDODONTIC SURGERY

05 自家歯牙移植術

滋賀県・西本歯科医院　泉 英之

　保存不可能と診断されて抜歯が必要となった場合、その後の補綴方法としては、ブリッジまたはインプラントが一般的な方法だろう。これらの治療方法は、原理原則を守ればよい予後を期待できる。しかし、ブリッジは両隣在歯を切削する必要があり、インプラントはインプラント周囲炎のリスクがあることから、自家歯牙移植の価値が見直されつつある。本項では、自家歯牙移植の利点と欠点、適応症、予後、術式についてオーバービューしたい。

自家歯牙移植の利点

1．歯根膜があるため、歯の移動が可能

　インプラントによる欠損補綴は治療後に歯を移動することが不可能であるのに対し、移植した歯は歯根膜があるため、矯正治療を行うことができる。また、インプラントは経年的な歯の移動に追従しないため、隣接歯とのコンタクトポイントが開いたり、前歯部において低位咬合を生じる場合がある。移植歯の場合、天然歯と同様に歯根膜があるため、このような現象は生じない。

2．根未完成歯においては歯髄の治癒を期待できる

　根未完成歯の場合、歯髄の治癒を期待できる。その場合、根管治療は不要であり、天然歯の生活歯と同様に扱うことができる。

3．両隣在歯の切削が不要

　インプラントと同様に、両隣在歯を切削することなく治療を行うことができる。有髄歯を支台歯形成すると一定の割合で歯髄壊死を生じるが[1]、そのようなリスクを回避できる。

4．インプラント周囲炎のリスクがない

　近年、インプラント周囲炎の有病率が高いことが報告されており、その治療方法も確立されていないため、自家歯牙移植による治療方法が見直されている。

5．インプラントと比較して経済的

　わが国においては保険適応となるため、インプラント治療と比較すると、患者の経済的負担が非常に少ない。

自家歯牙移植の欠点

1．適応症が少ない

　自家歯牙移植の大きな欠点は、適応症が少ないことである。具体的には、非機能歯である智歯が存在し、根の形態が単純であり、年齢が若いなどの条件を満たす場合が少ない。

2．テクニックセンシティブである

　インプラントは太さや長さの種類が豊富であり、それぞれに応じたドリルがある。一方、自家歯牙移植は患者の口腔内にあるドナー歯を使う必要があり、それに合わせてレシピエントの形を作り、ドナー歯と歯肉弁を縫合によって封鎖しなければならない。さらに、適応症の選択や抜歯の手技を含めて、術者の知識と技術に左右される。

適応症

1．適切なドナー歯があること

　ドナー歯の候補は、非機能歯である必要がある。もし、移植が失敗した場合、患者に不利益があってはならない。具体的には、智歯や埋伏歯が挙げられ

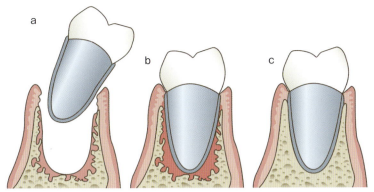

図❶a〜c 抜歯窩に歯根膜が存在しない場合の移植後の治癒を示す模式図。a：歯根面上には歯根膜が存在するが、抜歯窩には歯根膜が存在しない、b：移植直後、c：歯根面の歯根膜により、正常な治癒が生じた（参考文献[2]より引用改変）

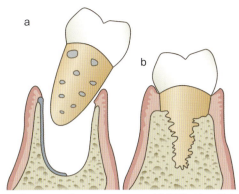

図❷a、b 歯根面上にほとんど歯根膜がない場合の移植後の治癒を示す模式図。a：歯槽窩には一部歯根膜が存在する。b：歯槽窩の歯根膜の有無にかかわらず、歯根面上に歯根膜がなければ、アンキローシスが生じる（参考文献[2]より引用改変）

る。

2. 抜歯時に歯根膜の損傷が少ないドナー歯

ドナー歯の歯根膜にダメージを与えることなく、歯根膜が根面から剥がれないように抜歯するには、歯根の形態が先細りで、かつ単根であることが理想的である。複根歯や彎曲、肥大した歯根の場合は、抜歯時の歯根膜の損傷・喪失を避けることは難しく、適応症にならない。

また、埋伏歯は歯根の形態にかかわらず、抜歯時に歯根膜に損傷を与えやすく、適応症となりにくい。

3. 年齢

月星の報告によると、自家歯牙移植の生存率90％、成功率80％、正常な治癒を示すものは78％であった。そのなかで、抜歯窩への移植の生存率が100％、成功率が95％であったのに対し、非抜歯窩への移植の生存率が77％、成功率60％であったと報告している。さらに、非抜歯窩への移植を39歳以下に限定すると、生存率88％、成功率75％となることから、年齢が重要な要素のひとつであることがわかる[2]。

治癒のメカニズム

自家歯牙移植の生物学的治癒は、歯根膜の治癒と歯髄の治癒に分けられる。自家歯牙移植における治癒の原則は、外傷歯治療における脱離歯の治癒と同じである。歯根膜と歯髄の治癒の原則を簡単に解説する。

歯根膜の治癒

1. 歯根面上の歯根膜の状態で治癒が決まる

自家歯牙移植は、ドナー歯を抜歯してレシピエントに再植を行うが、歯根膜が治癒するかどうかは、ドナー歯の歯根面上の歯根膜の状態にかかっている。抜歯時の根面上の歯根膜のダメージが大きいほど正常な治癒が生じず、アンキローシスが生じる可能性が高まる（図1、2）[3]。

2. エムドゲイン®は歯根膜を再生しない

歯根面から歯根膜を除去後にエムドゲイン®を塗布し、再植した場合の治癒について報告されている[4]。この場合もアンキローシスが生じる結果となっており、歯根面上の歯根膜がなければ、エムドゲイン®を塗布しても歯根膜の治癒は得られないことがわかっている。

3. 再植までの時間が重要

外傷歯における歯根膜の治癒に影響を及ぼす要素として、再植までの時間が重要である、5分以内に再植されるかどうかで治癒の確率が変わることが報告されている[5]。自家歯牙移植における時間の重要性については、報告により結果が分かれるが、ドナー歯が口腔外にある時間が長いほど、歯根膜への損傷は大きい。

4. 保存液の種類

歯根膜は保存液の種類により、その生存率が変わることがわかっている。乾燥や水道水は歯根膜に大

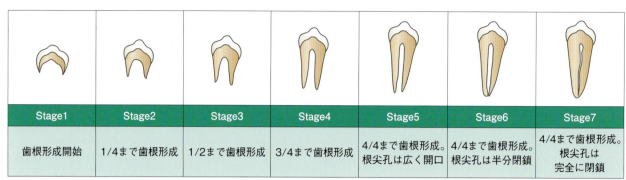

図❸ Moorreesらによる歯根の発育段階の分類（参考文献2)より引用改変）

歯髄の治癒

1．歯根の発育段階で歯髄の治癒が決まる

歯根の発育段階によって歯髄の治癒が決まり、Moorreesらの分類でStage 5までが歯髄の治癒を期待できる目安となる（図3、4）[6]。いい換えれば、根完成歯においては歯髄の治癒を期待できないため、移植後に根管治療が必要である。根尖孔が広いほど歯髄の治癒を期待できる可能性が高いが、移植後に歯根がどの程度発育するかは予測不可能である[7]。つまり、ある程度歯根が発育し、かつ歯髄の治癒が期待できるStage 4または5の時期に移植を行うことが望ましい[2]。

2．再植までの時間、保存液の種類

再植までの時間や保存液の種類は、歯髄の治癒に影響を及ぼさないことがわかっている[8]。つまり、歯髄の治癒に最も重要な要素は、歯根の発育段階となる。

術式

1．患者への説明と同意

治療の成功率や利点、欠点を十分に説明し、患者の希望のもとに治療を選択する。

2．診査・診断

1）口腔内診査

問診、視診、歯周組織検査、X線写真検査を行う。検査後、歯周治療を行い、プラークコントロールが確立したうえで、自家歯牙移植を行う。

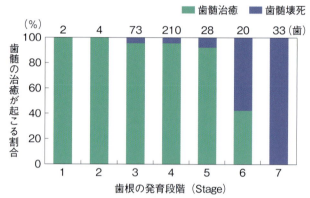

図❹ 歯根の発育段階と歯髄治癒の確率（参考文献2)より引用改変）

2）移植のための診査

デンタルX線写真またはパノラマX線写真から、ドナー歯とレシピエントのサイズや歯根の形態を診査する。ドナー歯のサイズがレシピエントより大きい場合や歯根の形態が複雑な場合は、適応症とならない。

デンタルX線写真またはパノラマX線写真により適応症と考えられる場合はCBCTを撮影し、より正確な大きさや歯根の形態を診査する。デンタルX線写真やパノラマX線写真でシンプルな根形態に見えても、CBCTで確認すると頬舌的に彎曲していたり、複雑な形態をしていたりする場合がある。また、CBCTは隣接歯との距離や下顎管・上顎洞までの距離も正確に計測することが可能である。

可能なら、CBCTのDICOMデータを利用し、3Dプリンターにてドナー歯のレプリカを作製する[9]。おおまかなものであれば、即時重合レジンなどでも作製可能である。レプリカがあれば、レシピエントの調整を行う際にドナー歯を用いる必要がなく、ドナー歯の歯根膜を損傷するリスクが減る。

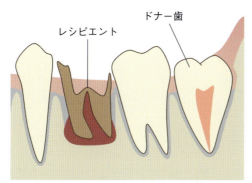

図❺a 根完成歯の移植の術式。保存不可能な|6を抜歯し、|8を|6に移植する

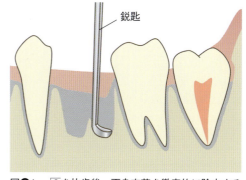

図❺b |6を抜歯後、不良肉芽を徹底的に除去する

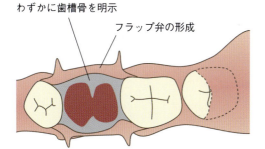

図❺c 2～3mmの歯槽骨を明示するため、フラップ弁を形成する

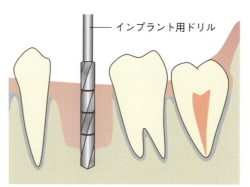

図❺d インプラントドリルにて深さを形成する。下顎の場合、絶対に下顎管に触れないように気をつける

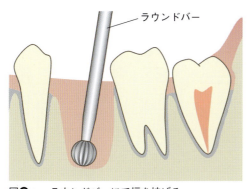

図❺e ラウンドバーにて幅を拡げる

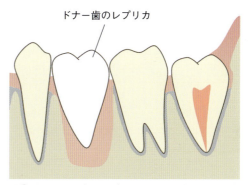

図❺f ドナー歯のレプリカがある場合、ドナー歯を抜歯せずに試適することができる

3．外科術式（図5 a～k）

1）術前投薬
感染防止のため、抗菌薬を術前投与する。一般的にアモキシシリンが用いられる。

2）浸潤麻酔
ドナー歯やレシピエントに浸潤麻酔を行う。

3）レシピエントの抜歯
保存不可能な歯を抜歯する。その際、治癒の妨げにならないように、不良肉芽を徹底的に除去する。

ドナー歯のサイズが小さく、歯肉弁との一次閉鎖が不可能な場合は、移植の2～6週間前に抜歯を行い、抜歯窩がある程度歯肉で覆われてドナー歯と歯肉弁が隙間なく閉鎖できる状態になってから、移植を行う。抜歯後、長期間経過すると顎堤が吸収して治療が困難になるため、必ず抜歯後2ヵ月以内に移植を行う。

4）抜歯窩の調整
レシピエント側の抜歯後、歯肉弁を歯槽骨が2～3mm程度露出するように、わずかに歯肉弁を翻転する。その後、受容側がドナー歯よりわずかに大きくなるように、歯槽骨の形成や調整を行う。この際、インプラント用モーターにインプラント用ドリルを装着し、あらかじめ計測した深さまで抜歯窩を形成する。下顎大臼歯の場合は、下顎管に触れないよう

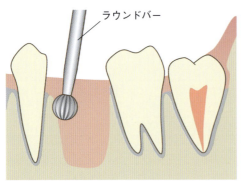

図❺g　fの試適時、近心の歯槽骨に当たっていたので削除する

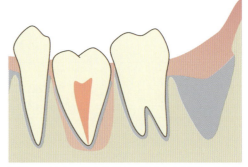

図❺h　ドナー歯を抜歯し、植立した状態。少し深めに植立したほうが歯肉弁との適合がよくなることが多い

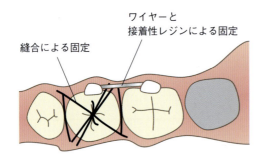

図❺i　縫合糸にて固定する。動揺が著しい場合はワイヤーと接着性レジンにて固定する場合もある

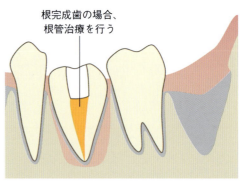

図❺j　根完成歯の場合、2週間後に根管治療を行う

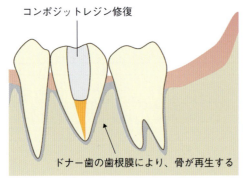

図❺k　多くの場合、数ヵ月で自然挺出する。挺出量が不足する場合、矯正的挺出を行うか、補綴的に咬合を回復する。コンポジットレジン修復のみで終了することができれば、最も理想的である

に安全域を十分に設定し、深さを決める。深さの決定には、CBCTによる診査が必要不可欠である。その後、ドナー歯のレプリカを用い、近遠心、頰舌的に幅を拡げる。この際に使用するドリルは、ラウンドタイプのものが便利である。

5）ドナー歯の抜歯

抜歯窩の調整後、ドナー歯を抜歯し、レシピエントに移植する。この際、レプリカによって適切にレシピエントが調整されているため、口腔外にドナー歯を保存することなく移植ができる。レプリカを作製していない場合、ドナー歯を用いてレシピエントの調整を行わなければならないため、その際は移植歯を牛乳に保存しながら行う。

6）移植歯の植立

移植されたドナー歯は、CEJが歯肉弁に完全に覆われており、かつ全周が歯肉と密着していなければならない。必要に応じて歯肉弁をトリミングし、縫合をする。また、歯肉弁による完全封鎖を得るためには、ドナー歯が深めに位置づけされることが多い。結果として、対合歯とスペースができやすいが、後に自然挺出や矯正的挺出を行うことで咬合させる。移植位置が浅くなると歯肉弁による閉鎖が不完全になり、歯根膜の治癒が得られない場合がある。まずは、歯根膜の治癒を得るために深い位置に移植し、

その後、咬合について対処する。

7）固定

移植当日は縫合による固定を行う。接着材による固定は、リン酸やボンディング材が歯根膜に触れた場合の悪影響を考慮し、基本的に行わない。ただし動揺が著しい場合、当日にワイヤーとレジンを用いた固定を行うこともある。その後、歯周パックにより創面を保護する。対合歯と咬合調整が必要な場合は、固定後に行う。

8）X線写真

X線写真撮影を行い、術後の状態を確認する。

9）消毒やパック・固定の除去

術後1週間以内に、消毒やパック・固定の除去を行う。

4．根管治療

根未完成歯の場合、歯髄の治癒を期待し、術後1・2・3・6ヵ月および1年にX線写真を撮影して経過観察を行う。歯髄の治癒が得られない場合、X線写真にて炎症性吸収の透過像を生じる。その場合は根管治療を行うことで、歯根吸収を止めることができる。また、1年後に歯髄腔が閉塞されていれば、歯髄の治癒が生じたことを確認できる。

根完成歯の場合、歯髄の治癒を期待できないため、移植後約2週間経過してから根管治療を行う。2週間経過すれば、ほとんどの場合にラバーダム防湿が可能である。不安な場合は、隣在歯にクランプを装着すればよい。

5．矯正的挺出

対合歯とのスペースが小さい場合、自然挺出を期待する。自然挺出による咬合の回復が困難な場合、矯正的挺出によって咬合を回復する。

6．最終修復

ドナー歯のサイズがレシピエントとほぼ同じで、咬合関係もほぼ回復されていれば、コンポジットレジン修復で最終修復を行う。隣接歯や対合歯との間隙が大きい場合は、アンレーまたはクラウンによる修復を行う。

7．経過観察

根未完成歯の場合は、術後1・2・3・6ヵ月および1年にX線写真を撮影し、歯髄壊死による炎症性吸収の有無を注意深く経過観察する。その後の経過観察は、メインテナンス時に行う歯周組織検査で歯周ポケットの形成の有無を確認し、X線写真にて歯根膜腔の有無からアンキローシスの有無を確認する。

症例

パーフォレーションと歯根破折が原因で保存不可能な歯を抜歯し、自家歯牙移植を行った症例を図6～12に示す。

自家歯牙移植は、治癒が得られた場合、他の治療方法では決して達成することのできない利点が数多くある。ブリッジやインプラントを行う前に、自家歯牙移植という治療オプションを検討することはとても重要である。一方で、治療の成功が術者の知識と技術に大きく左右されるという欠点がある。本項の内容は自家歯牙移植の概要である。自家歯牙移植を行おうと考えられている先生方には参考文献[2]を熟読のうえ、治療に取り組まれることを推奨したい。

謝 辞

自家歯牙移植に関する知識と技術は、すべて愛知県・月星歯科クリニック 月星光博先生よりご教授いただきました。この場を借りて、心より感謝申し上げます。

【参考文献】

1) Kontakiotis EG, Filippatos CG, Stefopoulos S, Tzanetakis GN: A prospective study of the incidence of asymptomatic pulp necrosis following crown preparation. Int Endod J, 48(6): 512-517, 2015.
2) 月星光博：自家歯牙移植 増補新版．クインテッセンス出版，東京，2014.
3) Andreasen JO: Relationship between cell damage in the periodontal ligament after replantation and subsequent development of root resorption. A time-related study in monkeys. Acta Odontol Scand, 39(1): 15-25, 1981.
4) Schjøtt M, Andreasen JO: Emdogain does not prevent progressive root resorption after replantation of avulsed teeth: a clinical study. Dent Traumatol, 21(1): 46-50, 2005.
5) Andreasen JO, Borum MK, Jacobsen HL, Andreasen FM: Replantation of 400 avulsed permanent incisors. 4. Factors related to periodontal ligament healing. Endod Dent Traumatol, 11(2): 76-89, 1995.
6) Andreasen JO, Paulsen HU, Yu Z, Bayer T, Schwartz O: A long-term study of 370 autotransplanted premolars. Part II. Tooth survival and pulp healing subsequent to transplantation. Eur J Orthod, 12(1): 14-24, 1990.
7) Andreasen JO, Paulsen HU, Yu Z, Bayer T: A long-term study of 370 autotransplanted premolars. Part IV. Root development subsequent to transplantation. Eur J Orthod, 12(1): 38-50, 1990.
8) Andreasen JO, Borum MK, Jacobsen HL, Andreasen FM: Replantation of 400 avulsed permanent incisors. 2. Factors related to pulpal healing. Endod Dent Traumatol, 11(2): 59-68, 1995.
9) 月星光博，月星陽介：歯の移植のための3Dレプリカ作成法．ザ・クインテッセンス，37(11)：82-103，2018.

> **症例** パーフォレーションと歯根破折が原因で保存不可能な歯を抜歯し、自家歯牙移植を実施

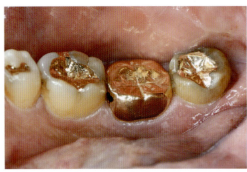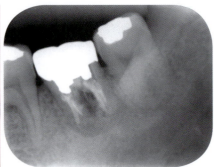

図❻ 53歳、男性。7⏌の咬合痛を主訴に来院。右：デンタルX線写真より、根分岐部に透過像を認める。歯根膜の付着を確認するためにポケットプローブを挿入したところ、根尖部まで到達したため、保存不可能と診断した。治療オプションとして、インプラントまたは非機能歯の8⏌をドナー歯とした自家歯牙移植を検討した。この症例は患者の年齢が高く、歯根形態が単根ではないため、高い成功率を期待できない。しかし、成功率が低くても、インプラント治療ではなく自家歯牙移植をしたいという患者の希望から、実施することになった

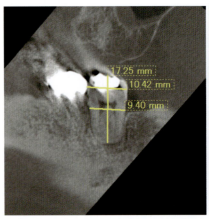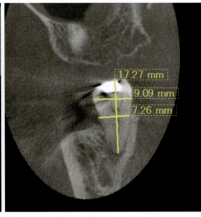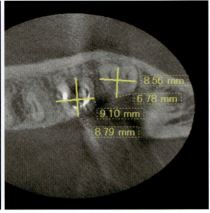

図❼ CBCTより、ドナー歯の長さや頬舌幅径、近遠心幅径を計測し、レシピエントの骨の状態や下顎管との距離などを診査する。レシピエントのサイズを計測すると、ドナー歯のサイズが小さく、自家歯牙移植後にドナー歯の歯頸部を歯肉弁で十分に閉鎖できない診査結果となった。そのため、保存不可能な7⏌を抜歯し、歯肉の治癒を約1ヵ月待ってから自家歯牙移植を行う計画を立てた

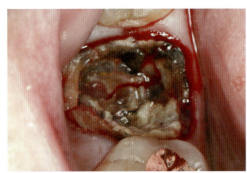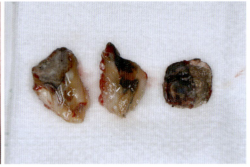

図❽ 7⏌のクラウン除去後。パーフォレーションと歯根破折を認めた。保存不可能のため、抜歯を行った

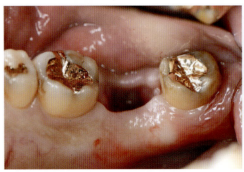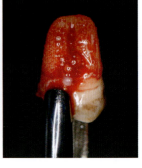

図❾ 左：抜歯後1ヵ月。抜歯窩が小さくなり、ドナー歯の歯頸部を歯肉に確実に閉鎖できる状態となったため、自家歯牙移植を行った。右：ドナー歯を抜歯すると、十分な歯根膜を認めた

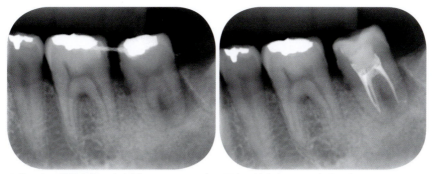

図❿　左：移植直後。本症例では、ドナー歯の固定は縫合糸では不十分と考えられたため、ワイヤーと接着性レジンにて固定を行った。右：術後2週で根管治療を行い、同1ヵ月に根管充塡、その後CR修復を行った

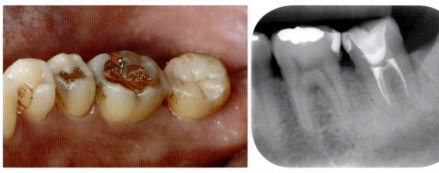

図⓫　左：術後5ヵ月。臨床症状は正常範囲内。正常な生理的動揺を認め、打診時の異常はみられなかった。右：歯根膜腔はまだはっきりしていないものの、歯槽骨の治癒を認める

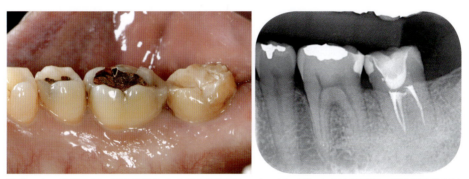

図⓬　左：術後5年。臨床症状はすべて正常範囲内。右：同、デンタルX線写真。頰舌側の治癒はCBCTを撮影していないためわからないが、デンタルX線写真にて歯根膜腔を認め、近遠心においては正常な治癒が生じていると考えられる

2章 押さえておきたい外科的歯内療法

06 ヘミセクション・トライセクション

日本歯科大学附属病院 総合診療科 北村和夫

　ヘミセクションは、複根歯において一部の歯根が保存不可能な場合、歯冠部分を含めた歯根を髄床底部分で分割し、罹患歯根とともに歯冠の一部を除去する方法である。おもに下顎大臼歯に行われ[1]、解剖学的形態から下顎第1大臼歯への臨床応用が最も多い（図1、後述の症例1〜5参照）。稀に、下顎第2乳臼歯や小臼歯、上顎大臼歯に行われることもある。とくに上顎大臼歯において、3根のうちの1根を除去する方法を、トライセクションと呼んで区別する（症例6）。

　多くは失活歯に行うが、生活歯に行う場合には、あらかじめ抜髄して根管充填まで行っておく必要がある（症例5）。ヘミセクションでは、保存予定である歯根のすべての根管に根管治療が必要であり、根管充填はヘミセクションを行う前に終了させる（症例1〜5）。歯冠部の状況にもよるが、保存する歯根の緊密な封鎖と補強を目的に、術前に支台築造まで行うこともある。

術式

①保存する歯根の根管充填まで行い、根管口をセメントや接着性レジンなどで封鎖する。状況により、支台築造まで行う。
②必要に応じて粘膜骨膜弁を剥離・翻転し、歯槽骨を削除して根分岐部などの切断部分を露出する。
③根分岐部で歯根を切断し、罹患歯根を脱臼させて残根鉗子などで抜去する。
④歯冠部の切断面を精査し、封鎖の状況を確認する。不十分な場合には窩洞を形成し、接着性レジンなどで封鎖する。
⑤歯根切除を行った部分は清掃しにくく、食渣が溜まりやすいため、歯冠の形態を修正して口腔清掃に留意する。
⑥残した歯根と歯冠の状況をX線写真で確認し、必要に応じて形態修正を行う。

禁忌症

　複根歯において、保存予定の歯根に十分な根管治療や根管充填が行えない場合。

適応症

　ヘミセクション・トライセクションは、以下の臨床条件がみられるときに適応となる[2]。複根歯において、通常の根管治療では治癒が望めない根管が存在し、患者が抜歯を望まない場合に、実施を検討する。

- Glickman Ⅲ級あるいはⅣ級の根分岐部病変
- 複根歯の1根に骨縁下欠損が存在するが、歯周治

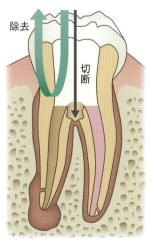

図❶　ヘミセクションの模式図

症例1　6⏌近心根の重度歯周炎

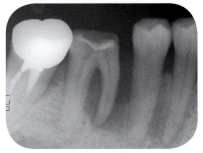

図❷a　45歳、男性。初診時のデンタルX線写真。6⏌近心根の根尖と歯根側面に吸収を認めた

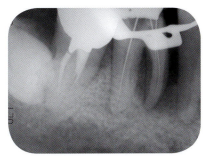

図❷b　根管長測定時のデンタルX線写真

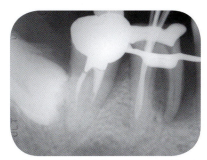

図❷c　根管充填直後のデンタルX線写真

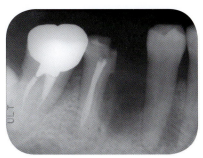

図❷d　6⏌近心根分割抜去後のデンタルX線写真

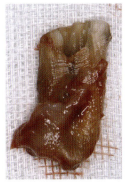

図❷e　分割抜去された6⏌近心根の根尖に、不良肉芽組織を認めた

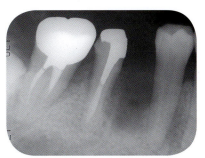

図❷f　6⏌遠心根の支台築造後のデンタルX線写真

療では治癒が期待できないもの（症例1）
- 根分岐部まで達する歯冠破折
- 垂直性歯根破折（Vertical Root Fracture：VRF）が1根に限られ、分割抜去が必要なもの（症例2）
- 根面う蝕や吸収性の歯根欠損、もしくは穿孔が存在し、歯根除去なしでは手術が不可能、または正確な処置ができないもの（症例3）
- 非外科的処置や歯周外科処置では治癒が期待できない慢性の根尖病変で、1根に限られたもの（症例4）

複根歯において、1根だけに前述のような回復困難な問題がある場合には、ヘミセクションやトライセクションによって健全な歯根の保存が可能である。本項では、下顎第1大臼歯の1根に問題があり、ヘミセクションを施した5症例を紹介する。また、トライセクションは、近心頬側根に問題があって除去した上顎第1大臼歯の1症例を紹介する。ヘミセクションやトライセクションは、歯肉を剝離して行うことが多い。しかし、本項では外科処置に慣れていない読者諸氏にもトライしやすいように、歯肉を剝離せずに行った症例を取り上げたので、参考にして

いただければ幸いである。

症例1：6⏌近心根の重度歯周炎

患者：45歳、男性
主訴：下顎右側大臼歯咬合時の違和感
現病歴：3ヵ月前に6⏌の根管治療を開始したが、違和感が消失せず、本学附属病院に紹介来院した。
現症：6⏌頬側歯肉からの排膿
検査：デンタルX線検査、歯周ポケット検査
診断：6⏌歯内‒歯周疾患

症例1は歯内‒歯周疾患症例で、根尖性歯周炎と辺縁性歯周炎の両方の特徴がみられた。すなわち、X線写真で近心根の根尖部に根尖性歯周炎に起因する炎症性歯根外部吸収と、歯根側面に慢性歯周炎に起因する炎症性歯根外部吸収が認められた（**図2a**）。また、近心根の歯周ポケットと根尖が交通し、近心根周囲の骨欠損も著しいため、近心根の保存は不可能と診断した。遠心根の感染根管治療（**図2b、c**）後に、近心根のヘミセクションを行った（**図2d、e**）。遠心根の支台築造まで行い（**図2f**）、その後の補綴治療は紹介医で行うこととなった。

症例2　6| 近心根のVRF

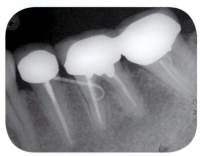

図❸a　45歳、男性。初診時のデンタルX線写真。サイナストラクトよりGPを挿入。GPは6|近心根の中央に到達していた

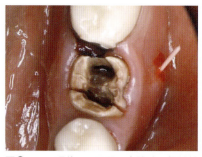

図❸b　3週後、2回目の来院時。仮封材が脱離し、6|近心根は分離していた。サイナストラクトからGPを挿入

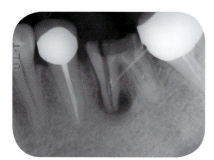

図❸c　サイナストラクトよりGPを挿入したデンタルX線写真。GPは6|近心根根尖1/3の破折線上に到達していた

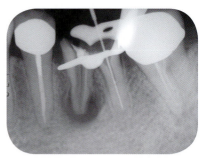

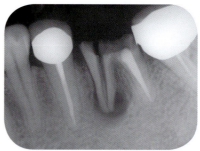

図❸d　6|遠心根の根管長測定時のデンタルX線写真

図❸e　6|遠心根の根管充填時のデンタルX線写真

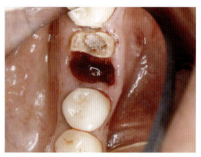

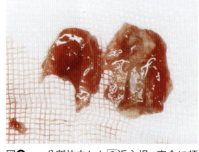

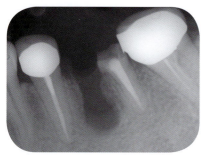

図❸f　6|近心根を分割抜去後の口腔内写真

図❸g　分割抜去した6|近心根。完全に頬舌的に分離していた

図❸h　6|近心根を分割抜去後のデンタルX線写真

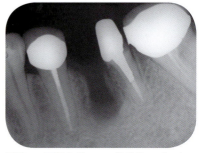

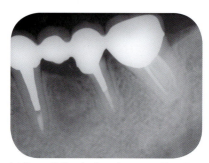

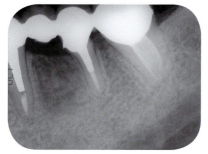

図❸i　6|遠心根にコア装着後のデンタルX線写真

図❸j　術後2年時のデンタルX線写真

図❸k　術後5年時のデンタルX線写真

症例2：6| 近心根のVRF

患者：45歳、男性
主訴：下顎左側大臼歯咬合時の違和感
現病歴：3年前に6|7の抜髄後、連結冠を装着。半年前から、咬合時に下顎左側大臼歯に違和感を覚え、本学附属病院に紹介来院した。
現症：6|頬側歯肉にサイナストラクトを認めた。
検査：デンタルX線検査、歯周ポケット検査
診断：6|近心根のVRF

症例2では、頬側歯肉にサイナストラクトがみられたが、根尖性歯周炎由来か、VRF由来かの診断

症例3　6｜近心根の骨置換型歯根外部吸収（アンキローシス）

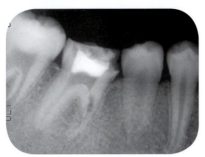

図❹a　12歳、女児。術前のデンタルX線写真。6｜近心根に骨置換型外部吸収を認めた

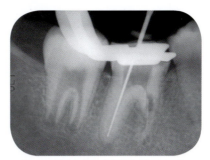

図❹b　6｜遠心根の根管長測定時のデンタルX線写真

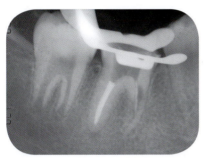

図❹c　6｜遠心根の根管充填時のデンタルX線写真

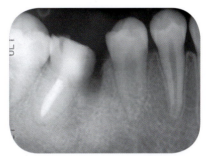

図❹d　矯正治療を行うために、6｜近心根を分割抜去直後のデンタルX線写真

が難しいケースである。6｜近心根の根尖に異常は認められず、また歯根を取り囲むような暈状透過像（halo lesion）もみられなかった（図3a）。しかし、よく観察すると、6｜近心根の近心側の歯根膜に拡大が認められた。VRFの疑いでウォーキングプロービング（連続したプロービング）を行うと、近心根の頰舌側中央で10mmの局在する深い歯周ポケットが認められた。6｜近心根の比較的新しいVRFと診断し、近心根のヘミセクションを行うこととした。

6 7｜の連結冠を切断し、6｜の再根管治療を開始した。3週後の2回目の来院時には、水硬性仮封材が脱離して近心根が近遠心的に分離し、根尖にX線透過像が認められた（図3b、c）。抜去する6｜近心根は、根管治療する必要もなかった。コアもガッタパーチャも除去しなければ、近心根が分離しなかったと反省している症例である。6｜遠心根の根管充填（図3d、e）後、近心根のヘミセクションを行った（図3f～h）。｜5 7の再根管治療を行った後、｜5 6 6 7のブリッジを装着し、5年間経過を観察して良好であったが（図3j、k）、その後、患者の都合により来院は途切れた。本症例は20年前のケースであり、現在であればメタルコアではなく、ファイバーポストレジンコアを選択したと考える。

症例3：6｜近心根の骨置換型歯根外部吸収（アンキローシス）

患者：12歳、女児

主訴：歯列不正による審美障害

現病歴：本学附属病院矯正歯科から6｜の精査・加療依頼で保存科に転科した。

現症：6｜近心根に骨置換型歯根外部吸収

検査：デンタルX線検査、歯周ポケット検査

診断：6｜慢性根尖性歯周炎、近心根の骨置換型歯根外部吸収

症例3は、近心根に限局して骨置換型歯根外部吸収（アンキローシス）がみられた稀な症例である（図4a～c）。6｜近心根も水酸化カルシウムを長期貼薬することで、吸収を抑制できたと思われる。しかし、矯正の動的治療を行うには、このまま保存するとアンキローシスを起こした6｜近心根はアンカー（不動固定）となるため、6｜遠心根の根管充填後にヘミセクションを行った（図4d）。

症例4 6̄|近心根の歯根嚢胞

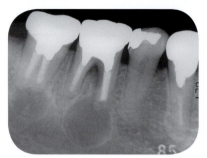

図❺a　41歳、女性。初診時のデンタルX線写真

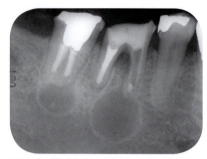

図❺b　6̄|遠心根の根管充填時のデンタルX線写真

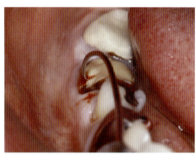

図❺c　ファーケーションプローブによる6̄|根分岐部検査時の口腔内写真

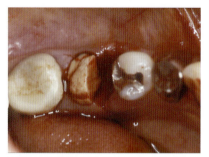

図❺d　6̄|近心根分割抜去後の口腔内写真

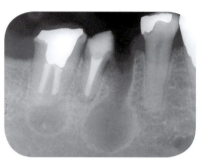

図❺e　6̄|近心根分割抜去後のデンタルX線写真

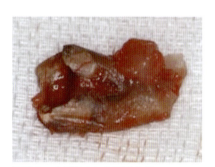

図❺f　分割抜去した6̄|近心根

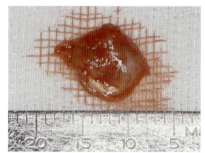

図❺g　6̄|近心根の抜歯窩から一塊で摘出した病変

症例4：6̄|近心根の歯根嚢胞

患者：41歳、女性
主訴：下顎右側大臼歯咬合時の違和感
現病歴：咬合時の違和感を覚え、近隣の歯科医院を受診。X線検査で下顎右側大臼歯の根尖に大きなX線透過像を指摘され、本学附属病院に紹介来院した。
現症：6̄|の根分岐部からの排膿
検査：デンタルX線検査、歯周ポケット検査
診断：7̄6̄|の慢性根尖性歯周炎、歯根嚢胞

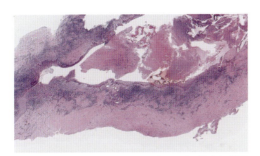

図⑤h 病変の弱拡大像。重層扁平上皮、結合組織層、肉芽組織層の3層構造を認めた

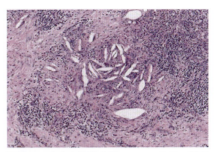

図⑤i 病変の強拡大像。コレステリン結晶の痕跡を認めた

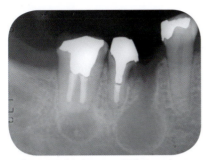

図⑤j 6̅遠心根にコア装着後のデンタルX線写真

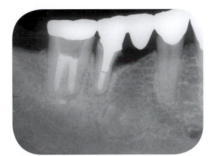

図⑤k 6̅ヘミセクション後、6年時のデンタルX線写真

症例5　埋伏した生活歯6̅の萌出不全

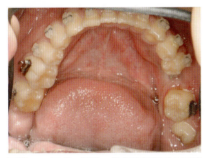

図⑥a 20歳、男性。保存科転科時の口腔内写真

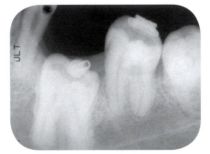

図⑥b 同、デンタルX線写真

　症例4では、6̅に根分岐部病変、近心根中央の遠心側面に穿孔、近心根の根尖に歯根囊胞が認められた（**図5a**）。そのうえ、根分岐部病変と穿孔と歯根囊胞が交通して繋がっていたため、6̅近心根は保存不可能と診断し、遠心根のみ感染根管治療を行い（**図5b**）、ヘミセクションを実施した（**図5c〜f**）。6̅近心根の抜歯窩から病変を一塊で取り出し（**図5g**）、病理組織検査を行った（**図5h、i**）。その後6年間、破折することなく良好に経過している（**図5j、k**）。

　本症例では根分岐部病変がみられたため、ヘミセクションを行う前にファーケーションプローブで根分岐部の位置を正確に把握できた（**図5c**）。頬舌側の根分岐部の位置をダイヤモンドポイントでマーキングし、それらを繋ぎ合わせるように切断した。歯質が切断され、骨面に達すると出血がみられるのでわかる。切断除去後はトリミングして形態を整えた。

症例5：埋伏した生活歯6̅の萌出不全

患者：20歳、男性
主訴：歯並びが悪い
現病歴：本学附属病院矯正歯科から埋伏6̅の挺出を試みたが挺出せず、アンキローシスの精査・加療依頼で保存科に転科した（**図6a、b**）。
現症：6̅の埋伏

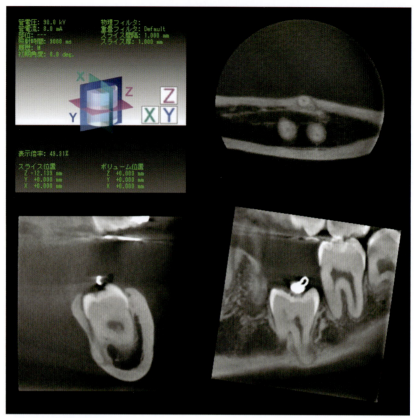

図❻c　CBCT画像

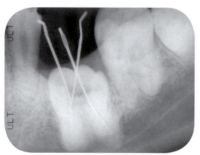

図❻d　6̅根管長測定時のデンタルＸ線写真

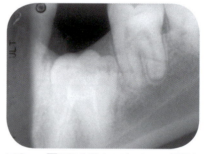

図❻e　6̅根管充塡時のデンタルＸ線写真

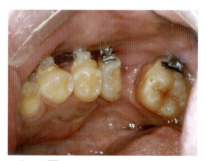

図❻f　6̅近心根挺出後の口腔内写真（ミラー観）

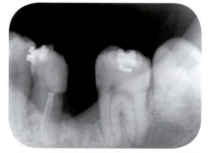

図❻g　6̅近心根挺出後のデンタルＸ線写真

検査：デンタルＸ線検査、CBCT検査
診断：6̅遠心舌側根の皮質骨内での屈曲による萌出不全

　症例5において、6̅は近心1根、遠心2根の3根であり、遠心2根の間を下顎管が走行していた。6̅遠心舌側根が皮質骨内で彎曲しているため、挺出は困難と判断した（図6c）。そのため、6̅遠心2根を分割抜去し、近心根を挺出させて矯正治療することにした。遠心2歯根の分割抜去のために埋伏している6̅の麻酔抜髄を行い、近心1根管を側方加圧法

症例6 ┃6 近心頬側根のトライセクション

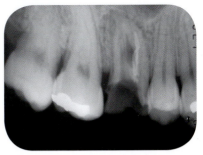

図❼a 26歳、女性。初診時のデンタルX線写真

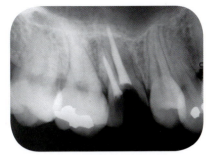

図❼b ┃6 近心頬側根をトライセクション後のデンタルX線写真

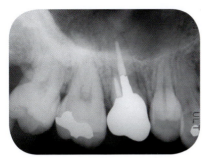

図❼c ┃6 FMC 装着後のデンタルX線写真

で根管充塡した（図6d、e）。CBCT 画像を参考にして、下顎管の走行に注意しながら┃6 遠心2根を分割抜去した。その後、矯正力で┃6 近心根の歯冠を歯肉縁上まで挺出させ（図6f、g）、接着性レジンで支台築造し、暫間被覆冠を装着した。以後、┃6 近心根の歯冠と┃5 7 の歯冠を矯正力によって可及的コンタクトさせ、全部歯冠補綴により、最終修復する予定である。

症例6：┃6 近心頬側根のトライセクション

患者：26歳、女性
主訴：上顎左側大臼歯咬合時の違和感
現病歴：咬合時、違和感を覚え、近隣の歯科医院を受診。┃6 の近心頬側根穿孔のため、抜歯の治療方針を示されたが、患歯の保存を希望して本学附属病院に来院した。
現症：┃6 近心頬側根からの出血
検査：デンタルX線検査、歯周ポケット検査
診断：┃6 慢性根尖性歯周炎、近心頬側根の穿孔

症例6では、┃6 の根分岐部病変、近心頬側根中央の遠心側面にストリップパーフォレーションが認められた（図7a）。そして、根分岐部病変と穿孔が交通して繋がっていたため、┃6 近心頬側根は保存不可能と診断し、遠心頬側根と口蓋根の感染根管処置を行い、近心頬側根のトライセクションを実施した（図7b）。その後、FMC で全部歯冠修復を施した（図7c）。

ヘミセクションを行うにあたり、歯冠の切断部は根分岐部よりもほんのわずかに保存する歯根寄りに設定し、歯冠歯根移行部を可能なかぎり平滑にするように心がけることが重要である。

ヘミセクション実施後は、ブリッジによる補綴処置を行うことが多い。複根歯を単根歯にしてブリッジにした場合、どれだけの予後が期待できるかが問題である。抜歯をしてインプラントという選択肢もある。しかし、歯根膜を有する歯を保存することは、咬合力がかかる部位において歯根膜反射を期待できるという大きな意味がある。

大切なのは、予後が不確定な歯でも、機能する可能性があればヘミセクションやトライセクションなどを試み、次の一手であるインプラントを先延ばしすることである。そのためには、ブリッジには適切なバーティカルストップを付与し、側方運動時に干渉のない咬合を与え、保存した歯根を破折させないことが大切である。また、夜間にはナイトガードを装着し、咬合力による負担を軽減させることも忘れてはならない。

患者に1日でも長く歯根膜のある自身の歯で嚙んでもらうために、本項で紹介したヘミセクションやトライセクションを引き出しの一つに加える歯科医師が一人でも増えれば幸いである。

【参考文献】

1）北村和夫：下顎第1大臼歯の1根に限局した垂直性歯根破折症例．デンタルダイヤモンド増刊号 臨床力アップにつながる歯の破折の診断と処置，北村和夫・貞光謙一郎（編），39(14)：92-95, 2014.
2）日本歯内療法学会（編）：歯根分割／ヘミセクション．歯内療法ガイドライン・学術用語集・語彙集．日本歯内療法学会，東京，2009：10-11.
3）北村和夫：実践歯学ライブラリー 外科的歯内療法 入門編．デンタルダイヤモンド，40(4)：33-43, 2015.

07 歯根分離法

東京都・平和歯科医院　阿部 修

歯根分離法の文献考察・予後

複根歯へのコンセンサスが得られた外科的対応として、歯根切除法（Root resection・Root amputation）や歯根分割抜去法（Hemisection・Trisection）、歯根分離法（Root separation・Bicuspidization・Bisection）が挙げられる。歯根の分割に関する最初の報告は1884年のFarrarによるものであり、そこでは歯根分割抜去による歯槽膿瘍の治療について述べられている[1]。その後、多くの報告によって内容は洗練され、適応症や禁忌症が示されてきた[2～11]。

これらの多くは歯根切除法や歯根分割抜去法に関するものであり、歯根分離法そのものに焦点を絞った論文はほとんど存在しない。前二者は、歯内療法学的問題や局所的な歯周病の進行によって多根歯のなかで保存不可能となった罹患歯根を、歯根切除法や歯根分割抜去法によって選択的に除去することで、他の歯根を保存しようとする内容のものである。歯根分離法はすべての歯根を保存する方法であり、本来は歯内療法学的対応というより、むしろ2～3度の根分岐部病変を伴う歯周疾患への対応として行われるものである。

本項ではそのような背景を踏まえ、歯根分離法をできるかぎり歯内療法との兼ね合いを考慮して検討することとした。

歯根分割抜去法および歯根分離法の10～18年経過における成功率は、85.07～93％程度とされており、その有効性が示されている[12～14]。とくに2～3度の根分岐部病変を有する重度歯周病罹患歯においては、歯根分離が歯根分離をしない群よりも著しい改善を示したと報告されており[15]、その臨床的な有効性は科学的に証明されているといえる。

そして、歯根分割後のトラブルについては、垂直性歯根破折と歯内療法の失敗が最も多いことから[16]、歯内療法の質と残存歯質量が予後に大きく影響していることが示唆されている。すなわち、歯根分離法においても、その予後に歯内療法が果たす役割が大きいことが示されていると考えられる。

歯内療法学的観点からの歯根分離法と臨床応用

現在、歯根分離法の適応症は、以下の状況であると考えられる[17]。

①下顎臼歯の1つの歯根だけに関係する重度の垂直方向の骨量減少（場合によっては、歯根分割抜去が適応される）

②歯槽骨吸収が上顎大臼歯の頬側根または口蓋根の分岐部を越えて進行し、プラーク除去のためにアクセスできない根分岐部病変が生じた場合

③隣接歯の歯槽骨吸収による歯根の露出と、それによって生じた1度または2度の根分岐部病変のコントロールができない場合

④う蝕または歯槽骨吸収によって生じた根分岐部を修復することができない場合、あるいは適切なメインテナンスができない場合

上記の他に適応と考えられるのは、根分岐部に限局したクラックや、髄床底部に生じた修復不可能な大きさのパーフォレーションなどである。

歯内療法学的観点を考慮した歯根分離法の臨床手順

歯根分離法において最も重要な手順は、まず歯内

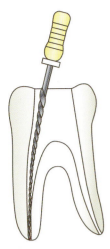

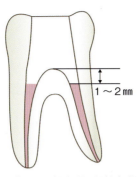
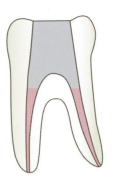
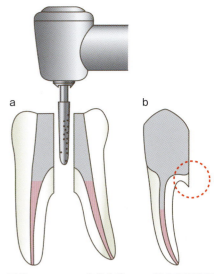

図❶a　歯内療法

図❶b　根管充塡。根管充塡材は、根管口から約1～2mm下げた部位で除去する

図❷　ファイバーポストまたはレジンコアによる支台築造

図❸a、b　a：歯根分離。b：髄床底円蓋部の象牙質をエッジ状に残さない

療法を実施することである[18]。それは、分割によって根管内が外部と交通し、周囲に存在する唾液などが根管内に流入することによる細菌感染を防ぐという観点から、当然のことである。

さらに注意しなければならないのは、歯根分離時の切断部位である髄床底部が、適切な接着操作でレジンなどによって封鎖されていることである。つまり、歯内療法が終了し、根管充塡後の支台築造操作がファイバーコアなどによって適切に接着されている必要がある。それにより、切断時に象牙質とレジンとの接着不良によるマイクロリーケージを予防できる。

そして、最も重要なのは、質の高い切断操作が行われることである。切断時にバーと歯軸との平行性などにズレが生じたり、バーの選択を誤った場合などには、切断が髄床底部の適切な部位で行われず、根管口の一部を含んで切断されたり、取るべき髄床底円蓋部の象牙質がエッジ状に残存してアンダーカットが生じてしまう。切断によって根管口の一部のガッタパーチャが露出すると、ガッタパーチャは象牙質と接着していないことから、容易にマイクロリーケージに繋がってしまう。髄床底部の余剰象牙質がエッジ状に残ってアンダーカットの環境を作ると、細菌の温床となることから炎症が生じ、やがては周囲歯槽骨の吸収に繋がるリスクが残ってしまう。分離後は歯間ブラシを入れられる空間を付与するため、内側の形成量（またはテーパー度）をわずかに大きくする。

根分岐部の歯槽骨吸収が少ない場合、とくに切断部周囲の生物学的幅径が得られない場合は、適切な歯周外科処置を行う。

歯根分離法において何よりも重要なのは、細菌感染への配慮であり、それをつねに意識した適切な接着操作と切断操作が行われなければならない。以下に、その具体的な臨床術式を示す。

歯内療法学的観点から望まれる歯根分離法術式

1．歯内療法（図1a）

根管充塡材は、コア材と象牙質の接着面積を広めて接着の質を高めるため、根管口から約1～2mm下げた部位で除去する（図1b）。

2．ファイバーポストまたはレジンコアによる支台築造（図2）

レジンセメントによる接着。

3．歯根分離（図3a）

- 髄床底部の広さや厚みなどを事前に精査し、適切なバーを選択する
- 切断角度を誤らない（歯軸との平行性を維持する）
- 髄床底部の中心を切断する（根管を傷つけない）
- 髄床底円蓋部の象牙質をエッジ状に残さない（**図3b**）
- 切断槽間中隔部を過度に傷つけない

症例1　深達性う蝕に対する歯根分離法

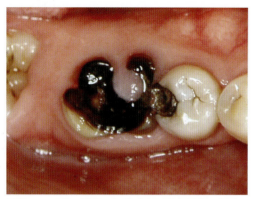

図❹a　43歳、男性。初診時の口腔内写真。主訴は6̄に穴があいて咬めない。6̄に歯髄腔と交通した深達性う蝕が認められ、頬側の髄床底部は根分岐部病変3度であった。自発痛（−）、打診痛（＋）、動揺（−）、歯周ポケット（−）

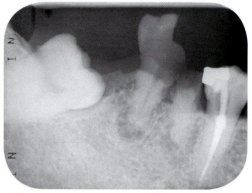

図❹b　同、デンタルX線写真。6̄の深達性う蝕と根尖病変、3度の根分岐部病変が認められた。う蝕処置と同時に歯根分離を行い、歯内療法後に支台築造と歯冠補綴を行った

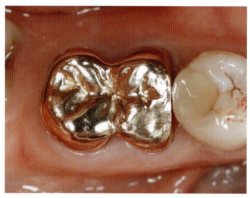

図❺　補綴物装着時の口腔内写真

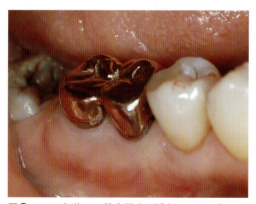

図❻a　17年後の口腔内写真。近心マージン部にう蝕の発生が認められたが、咬合時痛などの自覚症状はなく、安定している

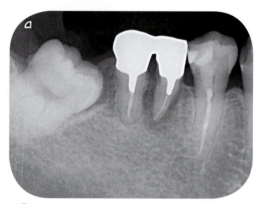

図❻b　同、デンタルX線写真。近心根周囲に透過像が認められるが、炎症や咬合時痛もなく、日常生活にまったく影響していない

　分割後は歯間ブラシを入れられる空間を付与するため、内側の形成量（またはテーパー度）をわずかに大きくする。生物学的幅径が得られない場合には、歯周外科処置を行う。

　前述のように、歯根分離法は原則的に歯内療法が先に行われることが望ましいが、歯周外科中の根分岐部病変への対応など、やむを得ず生活歯の歯根分離が必要となった場合には、歯根分離後2週間以内に歯内療法を行う必要があるとされている[19]。

臨床症例

　症例1に深達性う蝕に対して（図4〜6）、症例2に根分岐部病変への対応として（図7〜11）、そして症例3に根分岐部に限局したクラックに対して

症例2　根分岐部病変への対応としての歯根分離法

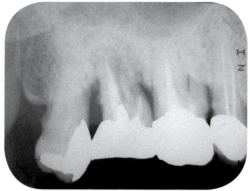

図❼　62歳、男性。初診時のデンタルX線写真。主訴は右上奥歯が痛くて咬めない。7⏌自発痛（−）、打診痛（＋＋）、咬合時痛（＋＋）、動揺3度、歯周ポケット8～10mm、腫脹（＋）、排膿（＋）、6⏌自発痛（−）、打診痛（±）、咬合時痛（−）、動揺1度、歯周ポケット近心頬側根周囲のみ5～6mm、腫脹（−）、排膿（−）。7⏌は根尖部に至る歯槽骨吸収が認められたことから抜歯を適応、6⏌は頬側根と口蓋根との間に3度の根分岐部病変が認められたが、患者の希望により、できるかぎり保存する方向で検討することになった

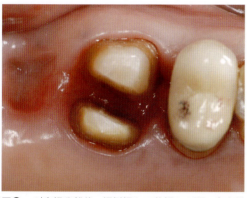

図❽　6⏌歯根分離後。頬側根と口蓋根との間に歯肉縁下根分岐部病変3度が認められたことから、歯根分離によって清掃性を確保することとした

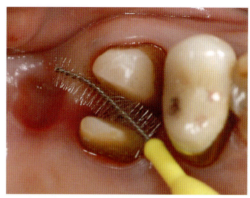

図❾　歯間ブラシの使用方法を徹底的に指導

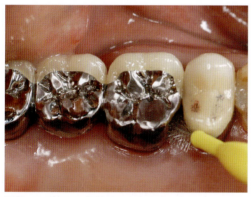

図❿a　ブリッジ装着時。患者自身で歯間ブラシによるセルフケアができることを確認

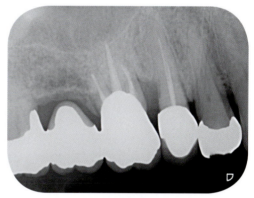

図❿b　同、デンタルX線写真

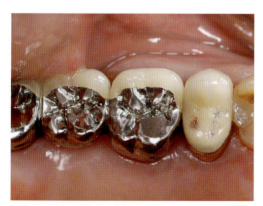

図⓫a　8年経過時。患者によるセルフケアは達成され、炎症症状はなく、日常生活に支障のない状態が維持されている

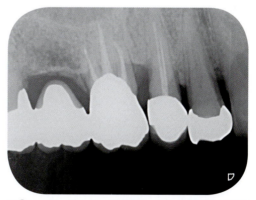

図⓫b　同、デンタルX線写真。6⏌歯根周囲骨は安定している。8年の間に不快症状は生じていない

症例3　根分岐部に限局したクラックに対する歯根分離法の応用

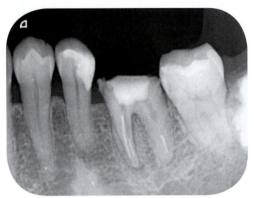

図⑫　58歳、女性。初診時のデンタルX線写真。主訴は、治療中の歯が割れているため抜歯が必要と言われので診てほしい。抜歯したくない。|6自発痛（－）、打診痛（＋＋）、咬合時痛（＋＋）、動揺なし、歯周ポケット根分岐部4mm、根分岐部病変2度。近心根に根尖病変が認められるが、根分岐部の歯槽骨量はさほど失われていなかった

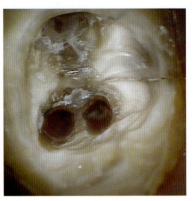

図⑬　クラックが髄床底に限局しているため、クラックを除去すべく歯根分離を行うことで保存可能と判断した

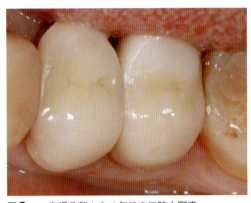

図⑭a　歯根分離から4年後の口腔内写真

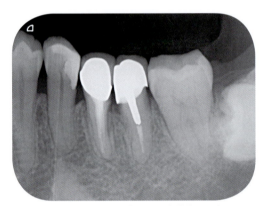

図⑭b　同、デンタルX線写真。歯槽骨の吸収は認められない。臨床症状もなく安定している

（図12～14）、それぞれ歯根分離法を応用した症例を供覧する。

歯根分離法の臨床応用において留意すべき点

2000年代に入り、歯根切除やヘミセクションなど、歯根分離法に関する研究報告はあきらかに減少している。現代のようにインプラント治療の信頼性が高まった時代においては、治療後に歯根破折などのリスクが残る歯根分離を伴う治療方法は、世界的に減少傾向にあるといえるだろう。

単に治療効果だけを考慮するとすれば、状況が厳しい歯を無理に保存せずに、長期的な安定が得られやすいインプラント治療を選択するという考えは必ずしも間違ってはいない。しかし、個々の患者の思いはさまざまであり、長年苦労して維持してきた自分の歯を、多少の不安が残る状態であるとしても、できるかぎり最後まで抜かずに保存したいと望む患者も決して少なくない。本項で供覧した症例は、すべてそのような患者である。

歯根分離法は、治療後のメインテナンスやセルフケアの質の向上、そしてスプリント療法をはじめとした咬合力への対応も必要であり、テクニックセンシティブな治療でもある。そのため、治療の質を高めることはもちろん、術後に起こり得るトラブルやメインテナンスの重要性などについて十分に説明し、患者の理解と協力を得ることが不可欠である。

歯根分離法は、自分の歯を残したいという患者の思いに寄り添い、大きな喜びに繋がる治療法でもあ

る。しかし、歯根分離をしなければならないような困難な症例に取り組むためには、何よりも患者との確固たる信頼関係の構築が最も重要であることはいうまでもない。

【参考文献】

1) Farrar JN: Radical and heroic treatment of alveolar abscess by amputation of roots of teeth. The Dental cosmos, 26(2): 79-81, 1884.

2) Messinger TF, Orban B: Elimination of periodontal pockets by root amputation. J Periodontol, 25: 213, 1954.

3) Amsterdam M, Rossman SR: Technique of Hemisection of Multirooted Teeth. Alpha Omegan, 53: 4, 1960.

4) Hiatt W: Periodontal pocket elimination by combined endodontic-periodontic therapy. Periodontics, 1: 152, 1963.

5) Sternlicht HC: A new approach to the management of multirooted teeth with advanced periodontal disease. J Periodontol, 34: 150, 1963.

6) Amen CR: Hemisection and root amputation. Periodontics, 4: 197, 1966.

7) Basaraba N: Root amputation and tooth hemisection. Dent Clin North Am 13(1): 121, 1969.

8) Staffileno H Jr: Surgical management of the furca invasion. Dent Clin North Am, 13(1): 103, 1969.

9) Bergenholta A: Radectomy of multirooted teeth. J Am Dent Assoc, 85(4): 870-876, 1972.

10) Glickman I: Clinical Periodontology, 4th edition. WB Saunders, Philadelphia, 1972: 704-707.

11) Grant DA, Stern IB, Everett FG: Orban's Periodontics, 4th edition. Mosby, St Louis, 1972: 556-557.

12) Ehrlich J, Hochman N, Yaffe A: Root resection and separation of multirooted teeth: a 10-year follow-up study. Quintessence Int, 20(8): 561-564, 1989.

13) Carnevale G, Pontoriero R, di Febo G: Long-term effects of root-resective therapy in furcation-involved molars. A 10-year longitudinal study. J Clin Periodontol, 25(3): 209-214, 1998.

14) Svärdström G1, Wennström JL: Periodontal treatment decisions for molars: an analysis of influencing factors and long-term outcome. J Periodontol, 71(4): 579-585, 2000.

15) Hou GL, Tsai CC, Weisgold AS: Treatment of molar furcation involvement using root separation and a crown and sleeve-coping telescopic denture. A longitudinal study. J Periodontol, 70(9): 1098-1109, 1999.

16) Huynh-Ba G, Kuonen P, Hofer D, Schmid J, Lang NP, Salvi GE: The effect of periodontal therapy on the survival rate and incidence of complications of multirooted teeth with furcation involvement after an observation period of at least 5 years: a systematic review. J Clin Periodontol, 36(2): 164-176, 2009.

17) Kinsel RP, Lamb RE, Ho D: The treatment dilemma of the furcated molar: root resection versus single-tooth implant restoration. A literature review. Int J Oral Maxillofac Implants, 13(3): 322-332, 1998.

18) Marin C, Carnevale G, De Febo G, Fuzzi M: Restoration of endodontically treated teeth with interradicular lesions before root removal and/or root separation. Int J Periodontics Restorative Dent, 9(1): 42-57, 1989.

19) Tagger M, Smukler H: Microscopic study of the pulps of human teeth following vital root resection. Oral Surg Oral Med Oral Pathol, 44(1): 96-105, 1977.

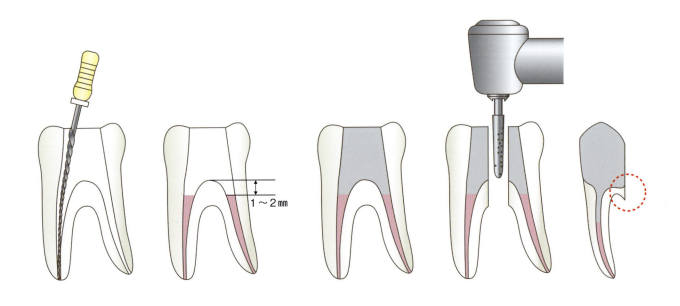

MUST OF
ENDODONTIC
SURGERY

3章

外科的歯内療法後の
治癒の病理と予後

01 歯根端切除術後の治癒の病理
下野正基

02 意図的再植術後の治癒の病理
下野正基

03 外科的歯内療法の予後
田中利典

3章 外科的歯内療法後の治癒の病理と予後

01 歯根端切除術後の治癒の病理

東京歯科大学名誉教授　下野正基

　歯根端切除術は、歯根嚢胞や歯根肉芽腫、過剰根管充塡、根管内リーマー・ファイルなどの破折、根端孔周囲での穿孔、根端部根管の屈曲などに適用される術式である[1]。歯根端手術の治癒で重要なのは、「再生」と「治癒」とでは異なることである。すべての外科手術の目標は「再生」であるといわれている[2]。歯根端切除の場合、切除された部位が骨組織によって埋められることが「再生」で、瘢痕組織（線維性結合組織）によって占められるのは「置換による治癒、すなわち修復」である。ここでは、「治癒」・「再生」・「修復」の違いについて述べ、歯根端切除術後の治癒過程について解説する。

「治癒」・「再生」・「修復」

　創傷の治癒は、「組織の損傷→炎症→壊死組織および異物の排除→修復」という連続的な過程を経て、外見上損傷が補塡され、機能障害が除かれたときに完了する。「治癒」・「再生」・「修復」という用語はしばしば同義語として使われることもあるが、厳密にはその意味は少し異なる。

　「治癒」は包括的な術語で、どのような方法であっても、傷害が回復した組織の状態を意味する。「再生」は、どのような組織損傷でも、失われた組織が隣接の生きている細胞の増殖によって完全に元の状態に回復することをいう。つまり、「再生」は、細胞を支えている枠組みは傷害されることなく細胞だけが死滅し、その後に同じ種類の細胞が増殖して、抜けあとを埋めるような微小レベルで起こる事象をいう。

　「再生」というかたちの治癒が最も望ましいが、組織が損傷を受けると血管構築が乱されるので、完全な再生は期待できない。多くの場合、不完全な再生が起こる。これを「修復」という。「修復」が起こる場合は必ず肉芽組織が形成され、肉芽組織は線維性組織や骨組織など、何らかの組織によって置換されるので、「置換による治癒」ともよばれている（図1）[1,2]。

創傷の治癒

　歯根端切除後の創傷の治癒は、原則的には滲出期（炎症期）、増殖期、成熟期の3つの段階（時期）に分けられる（表1）[2]。

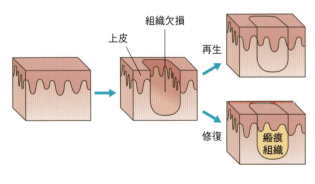

図❶　「再生」と「修復」を示す模式図。「再生」は、失われた組織が完全に元の状態に回復することをいう。詳しくいうと、細胞を支えている枠組みは傷害されることなく、細胞だけが死滅し、そのあと同じ種類の細胞が増殖して、抜けあとを埋めるような現象をいう。「修復」は、失われた組織の一部分の組織（瘢痕組織）によって置換され、治癒する場合をいう（参考文献[3]より引用改変）

表❶　歯根端切除術後の創傷の治癒

期　間			特　徴
滲出（炎症）期	～5日	血餅形成期（～6時間）	血小板による血栓形成、凝血機構・線維素溶解・血餅形成
		滲出初期（6時間～3日）	多核白血球による汚染除去
		滲出後期（2～5日）	マクロファージによる汚染除去
増殖期	3～7日	肉芽組織の形成	線維芽細胞・血管内皮細胞・間葉系幹細胞の増殖、サイトカインの合成、線維形成、血管形成
成熟期	5～112日	線維形成（5～14日）	肉芽組織から線維性結合組織への転換
		骨形成（5～112日）	新生骨形成は外科処置の6日後から始まる。創傷部の75～80％が類骨と層板骨によって占められる（21～28日後）。広い骨欠損部が骨組織によって埋められるのは112日後
		セメント質形成（10～28日）	開始するのは骨形成より遅い10日後だが、切断表面の被覆は約28日後には終了する

1．滲出（炎症）期（～5日：図2a）

　滲出期はさらに、血餅形成期、炎症初期、炎症後期に分けられる[2]。切除部位は、出血や滲出液、血餅によって満たされる。既存の歯根膜からは、間葉系幹細胞（セメント芽細胞・骨芽細胞に分化する）や血管内皮細胞および線維芽細胞が増殖し始める。

1）血餅形成期（～6時間）

　外科的傷害を受けた局所では、血小板のセロトニン放出によって血管収縮が起こる。セロトニンは内皮細胞に作用して血管透過性を亢進させるので、タンパクを多く含んだ滲出液が創傷の部位に出てくる。血小板によって血栓が形成され、最初に血管内で血小板が凝集する。外部性および内部性の凝血機構が活性化される。これらと同時に、キニンおよび補体の活性化や線維素溶解現象とプラスミンの合成が起こる。創傷の除染（汚染除去）の過程が始まる。

　結果として、ばらばらに配列した線維素に、血清や赤血球、組織残骸（断片）および炎症性細胞がからんだ血餅が形成される。

2）滲出（炎症）初期（6時間～3日）

　血餅を構成する種々の因子によって化学誘引物質が産生され、血餅が安定すると6時間以内に多核白血球が創傷部に現れる。多数の多核白血球が徐々に増加し、受傷後24～48時間後にその数は最大となる。多核白血球の基本的な役割は、細菌を貪食することによる創傷の除染（汚染除去）である。

3）滲出（炎症）後期（2～5日）

　多核白血球の数が減少すると、受傷後48～96時間でマクロファージが創傷部に出現し始める。マクロファージは細菌と組織残骸を貪食・消化することにより、創傷部を除染する。

　マクロファージの生物学的活性は多核白血球のそれよりもはるかに高く、多くのサイトカインを分泌する。肉芽組織が形成されることによって創傷の治癒は起こる。マクロファージには除染の他にも重要な機能があり、それは抗原の取り込みとTリンパ球への提示である。創傷は、マクロファージが欠落すると、治癒の次のステップに進めない。つまり、マクロファージの数が減少すると、創傷治癒は遅れることになる。

2．増殖期（3～7日：図2b）

　増殖期の特徴は、創傷部における肉芽組織の形成であり、重要な細胞として線維芽細胞と血管内皮細胞がある。これらの細胞の最も重要な機能は肉芽組織の形成である。肉芽組織は脆い（脆弱な）構造で、フィブリンの細胞外基質やフィブロネクチン、グリコサミノグリカン、増殖する内皮細胞、新生毛細血管、線維芽細胞、炎症性マクロファージと炎症性リンパ球から構成される。

1）線維芽細胞：線維形成

　受傷後3日目に、血管周囲組織の間葉系幹細胞（未分化間葉細胞）と隣接結合組織の線維芽細胞が増殖して創傷部に遊走し、おおよそ7日目までにその数は最大となる。これらの細胞の増殖と遊走は、サイトカイン（FGF、IGF、PDGF）によって促進される。

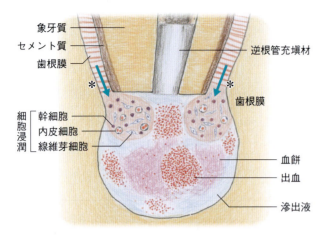
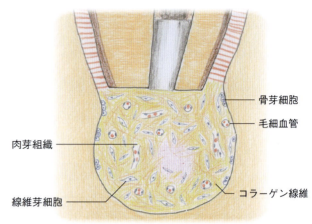

a：滲出（炎症）期（〜5日）。切除部位は出血や滲出液、血餅によって満たされ、血餅が形成される（血餅形成期〜6時間）。既存の歯根膜からは間葉系幹細胞（セメント芽細胞・骨芽細胞に分化する）や血管内皮細胞、線維芽細胞が増殖し始める（*印）。滲出初期では好中球が、滲出後期ではマクロファージの浸潤が顕著である

b：増殖期（3〜7日）。増殖期になると、創傷部は増殖した肉芽組織によって満たされる。肉芽組織を構成する重要な細胞が、線維芽細胞と血管内皮細胞である。これらによって、線維と血管が形成される。間葉系幹細胞から分化した骨芽細胞も出現し始める

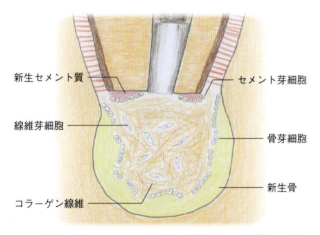
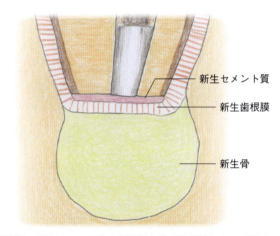

c：成熟期・前半（5〜21日）。成熟期前半では肉芽組織は、それぞれ分化して、線維組織や骨組織、セメント質を形成する

図❷a〜d　歯根端切除術後の治癒を示す模式図

d：成熟期・後半（〜112日）。創傷部全体が骨組織によって埋められるのには約4ヵ月かかる。骨組織によって占められれば再生が起こったことを意味し、線維性組織によって埋められた場合は置換による治癒、つまり修復が起こったことになる

　サイトカインは、初めに血小板によって作られ、次いでマクロファージやリンパ球によって形成される。マクロファージの数が減少するに伴って線維芽細胞が増える。創傷部の組織は肉芽組織へ変化する。線維芽細胞は細胞外基質を形成する構造タンパク（コラーゲン）のほとんどを産生するので、創傷の治癒の進行において、線維芽細胞は極めて重要な再建細胞といえる。
　豊富なアクチン線維をもつ線維芽細胞は筋線維芽細胞と呼ばれ、創傷の収縮に重要な役割を果たす。

2）血管内皮細胞：血管形成
　毛細血管の芽が創傷部周囲の血管から発生し、創の中に広がる。これと同時に、線維芽細胞の増殖が受傷後48〜72時間という早さで起こる。

　血管の新生を促進させるのは、血管内皮成長因子（VEGF）や塩基性線維芽細胞成長因子（bFGF）、酸性線維芽細胞成長因子（aFGF）、形質転換成長因子α（TGFα）、同β（TGFβ）、上皮成長因子（EGF）、インターロイキン-1（IL-1）、腫瘍壊死因子α（TNFα）などである。

3．成熟期（5〜112日：図2c、d）
　根端周囲組織は軟組織と硬組織からなり、骨組織（緻密骨・海綿骨・固有歯槽骨）や内骨膜、歯根膜、セメント質、象牙質、粘膜骨膜などが存在する。滲出期および増殖期における硬組織の治癒過程は、軟組織のそれとほぼ同じである。しかし、成熟期における治癒は、組織が「再生」に向かってそれぞれ増殖・分化していく。つまり、線維芽細胞：線維形成、

骨芽細胞：骨形成、セメント芽細胞：セメント質形成である。

1）線維形成（5〜14日）

理想的な条件下では、軟組織における創傷の成熟は受傷後5〜7日後に起こる。線維芽細胞や血管網および細胞外液の減少により、創傷治癒は成熟期に入る。創の張力が増大すると、コラーゲン線維の形成が促進される。コラーゲンのリモデリングが続いて起こり、大きなコラーゲン束が形成されて分子間の架橋結合が変化する。その結果として起こるのは、創が肉芽組織から線維性結合組織へ転換することである（図2 c）。

2）骨形成（5〜112日）

骨切除創の治癒は、直径約1cmの長骨骨折の治癒と似ている。破骨細胞は壊死骨組織を除去するために、根端切除の2〜4日後に歯根膜から増殖し始める。新生骨の形成は、外科処置の6日後に認められる。術後3〜4週（21〜28日）で、切除骨の創傷部は75〜80％が類骨と骨芽細胞によって囲まれた層板骨が占める。通常は術後16週（112日）までに骨欠損は骨組織で埋められる（図2 c、d）。

3）セメント質形成（10〜28日）

根端組織の再生において、セメント質は外科的に切除した根端組織の表面を覆うように形成される。セメント質は吸収されにくい組織である。その理由は、破骨（破歯）細胞がセメント質にはくっつかないためと考えられている。

セメント質形成は、歯根端切除後10〜12日後に始まる。術後約28日には、セメント質が切除された根尖を被覆する。新たに形成された歯根膜線維が機能的に再配列し、新生セメント質と幼若骨梁の間で切除根端の面に垂直に線維が再組織化される。これは術後8週に起きる。セメント質形成の開始時期は術後10日で、骨形成開始（6日）より遅いが、再生（被覆）すべき領域が骨よりも少ないため、28日には完了する。骨欠損が完全に骨組織で埋められるのは、おおよそ110日といわれている（図2 c、d）[2]。

【参考文献】

1）下野正基：歯科治療に伴う治癒の病理. 新口腔病理学 第2版, 下野正基, 髙田 隆, 田沼順一, 豊澤 悟（編）, 医歯薬出版, 東京, 2018：98-119.

2）Johnson BR, Fayad MI: Periradicular surgery. Cohen's Pathways of the Pulp, 11th Ed, Hargreaves KM, Berman LH (Eds), Mosby, St Louis, 2016: 387-446.

3）下野正基：やさしい治癒のしくみとはたらき 歯周組織編. 医歯薬出版, 東京, 2013：96-97.

■ 3章 外科的歯内療法後の治癒の病理と予後

02 意図的再植術後の治癒の病理

東京歯科大学名誉教授　下野正基

　意図的再植術後の治癒は、再植する歯の歯根膜の状態によって大きく異なる。歯根膜の特性をよく理解し、再植する歯の歯根膜を適切に処理しなければ、望ましい治癒へと導くことはできない。

　本項では、まず意図的再植術を成功させるポイントについて概説する。次いで、再植後の治癒過程における変化について述べる。

意図的再植術を成功させるポイント

　歯根膜の幅径や歯根膜コラーゲンのターンオーバー、抜去歯に付着する歯根膜、歯根膜構成細胞の分布などの特徴と、再植のための歯根膜の保存条件について解説する[1,2]。

1．歯根膜の幅径

　ヒトの歯根膜の幅径は0.15〜0.38mmである。歯根膜空隙は加齢に伴って狭くなり、埋伏歯などの機能していない場合も同様である。一般的に、根中央部で歯根膜の幅が狭くなっているので、抜歯のときには根中央部の歯根膜を挫滅しないように注意する必要がある（表1）[3]。

2．歯根膜コラーゲンのターンオーバー

　歯根膜のコラーゲン代謝は、歯肉や皮膚のそれよりも5〜15倍もターンオーバーが早い。これは、歯根膜線維芽細胞がコラーゲンを産生するだけではなく、コラーゲンを貪食することができるためであると説明されている。歯根膜コラーゲンのターンオーバーが非常に早いということはコラーゲン線維の改変が早いことを意味する。つまり、意図的再植術における歯周組織の再構築にも、多大な貢献をしていることになる[1]。

3．抜去歯に付着する歯根膜

　抜去歯の根面に付着している歯根膜は、トルイジンブルー染色によって青く染まるので、臨床的に容易に観察することができる（図1）。歯根に付着している歯根膜を組織学的に観察して形態計測した結果、抜去歯には平均55％の割合で歯根膜が付着していた[1]。

　一方、生理的機能時の歯根膜におけるDNA合成細胞（分裂・増殖する細胞）は1〜4％であるが、傷害を加えることによって増殖する細胞は6倍になるという報告もある[4]。抜去歯に付着している歯根膜は、歯根表面の総面積に対して平均約55％であり、これが6倍に増殖するので、単純に計算すると0.55×6＝3.3となる。つまり、抜去歯に付着する歯根膜は、全体で3.3倍の増殖能をもっていると考えられる[1]。

4．歯根膜構成細胞の分布

　歯根膜のセメント質側や歯槽骨側、中間側における構成細胞は、以下のとおりである[1]。

- 細胞密度：セメント質＞骨＞中間の順に高い
- 血管の分布：骨＞中間＞セメント質の順に多い
- 増殖細胞：中間＞セメント質＞骨の順に多い
- 血管周囲の細胞：中間＞骨＞セメント質の順に多い

5．再植のための歯根膜の保存条件[5]

　再植のための歯根膜の保存条件として、下記が挙げられる。

- 歯根膜は乾燥に弱いので乾燥させない（乾燥の許容時間は約15分で、これを超えると歯根膜は生存できない）

表❶ ヒト歯根膜の幅径（参考文献3)より引用改変）

年齢	歯槽骨頂	根中央部	根尖付近	平均
11〜16歳	0.23mm	0.17mm	0.24mm	0.21mm
32〜50歳	0.20mm	0.14mm	0.19mm	0.18mm
51〜67歳	0.17mm	0.12mm	0.16mm	0.15mm

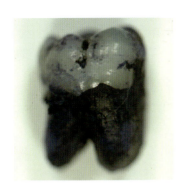

図❶ 抜去歯の歯根膜を示すルーペ像。抜去歯をトルイジンブルーで染色すると、青く染まって見える。歯冠部のプラークも青色に染まる

- 歯根膜の保存には牛乳がよい［牛乳は弱酸性（pH 6.43〜6.76）で、浸透圧が230mOsmolである］とされている。それ以外に、市販の歯根膜保存液も推奨できる

意図的再植術を成功させるポイントの1つは、「歯根膜を乾燥させないこと」である。口腔外での処置であるため、15分以上乾燥させてしまう場合には、再植歯をいったん牛乳（または歯根膜保存液）に浸漬させて、乾燥を防止しながら作業することが肝要である。

意図的再植術後の治癒（表2）

1．再植直後〜1日

再植歯の歯根膜の周りには、出血や血餅、滲出液が認められる。滲出液には補体や抗体が含まれるので、毒素の希釈や炎症性細胞への栄養素補給、貪食能の補助などが行われる。また、血餅中のフィブリンは、炎症性細胞や間葉系幹細胞および線維芽細胞にとって、有効な足場となる。好中球やマクロファージの遊走能、貪食能は、生体の初期防御反応として重要である。

歯根膜の感染や乾燥が重篤な場合は、異物排除のため治癒が遅れる。再植歯に付着した歯根膜は重要であるが、歯槽骨表面の歯根膜は重要ではない（図2a）。

2．再植後3〜5日

再植部位には出血や血餅、滲出液が認められ、歯根膜の間葉系幹細胞の増殖と遊走が始まる。細胞増殖を促進させるのは、インスリン様成長因子や線維芽細胞成長因子、血小板由来成長因子などで、形質転換成長因子は促進的にも抑制的にも作用する。歯根膜の中の細胞成分はさほど多くはない。残存していた血管からは血管の出芽が始まり、毛細血管が増える。血管の新生には、骨誘導タンパクや血小板由来成長因子、形質転換成長因子、線維芽細胞成長因子が促進的に働く（図2b）。

3．再植後1週

肉芽組織（幼若な血管結合組織）の増生が顕著となる。歯槽骨側やセメント質側でも血液の循環がみられるようになる。再植された歯根膜からは、さらに多くの細胞およびコラーゲン線維が歯槽骨側に向かって増殖し、広い範囲にわたって肉芽組織が形成される。

細胞外基質形成には、インスリン様成長因子や形質転換成長因子が重要な役割を果たす。この時期に間葉系幹細胞の細胞分化が起こり、骨芽細胞やセメント芽細胞および線維芽細胞が出現し始める。歯根膜細胞の分化には骨誘導タンパクが促進的に作用するが、線維芽細胞成長因子は抑制的である（図2c）。

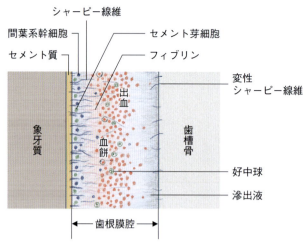

a：再植直後〜1日。再植歯の歯根膜の周りには、出血や血餅、滲出液が認められる。好中球は局所の除染において重要である。炎症性細胞、間葉系幹細胞および線維芽細胞にとって、血餅中のフィブリンは有効な足場となる。歯槽骨表面に残存した歯根膜は重要ではない

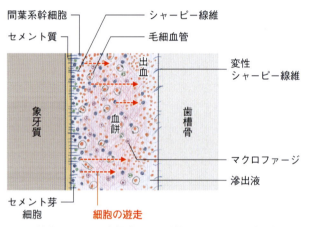

b：再植後3〜5日。歯根膜の間葉系幹細胞の増殖と遊走が始まる。マクロファージは初期の防衛反応にかかわる。残存していた血管からは血管の出芽が始まり、毛細血管が増える

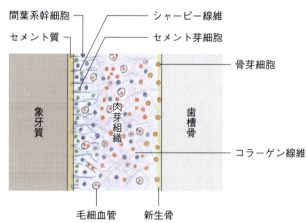

c：再植後1週。顕著な肉芽組織（幼若な血管結合組織）の増生がみられる。間葉系幹細胞の細胞分化が起こり、骨芽細胞、セメント芽細胞および線維芽細胞が出現し始める

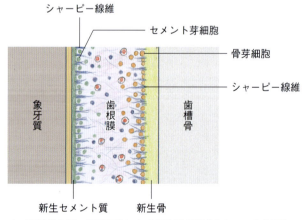

d：再植後2週。骨芽細胞による新生骨の形成やセメント芽細胞によるセメント質添加、歯根膜の再構築が始まる

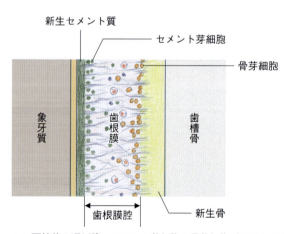

e：再植後3週以降。セメント芽細胞や骨芽細胞があきらかとなり、新生されたセメント質も歯槽骨も厚みを増す。歯根膜は健常時と同様の幅（0.15〜0.38mm）となる

図❷a〜e　意図的再植術後の創傷治癒

表❷　意図的再植術後の治癒（要約）

	変化・特徴
再植直後〜1日	出血・血餅・滲出液、好中球の浸潤、再植歯に付着する歯根膜は重要であるが、歯槽骨表面の歯根膜は重要ではない
再植後3〜5日	間葉系幹細胞の増殖と歯槽骨側への遊走、マクロファージの浸潤
再植後1週	肉芽組織の形成（毛細血管の新生、線維芽細胞の増殖）
再植後2週	骨芽細胞およびセメント芽細胞の出現、新生骨・新生セメント質形成開始、歯根膜の再構築
再植後3週以降	新生骨、新生セメント質の厚みが増加、歯根膜の幅径も元に戻る（0.15〜0.38mm）

4．再植後2週

　骨芽細胞による新生骨の形成やセメント芽細胞によるセメント質添加、歯根膜線維の配列が明瞭となり、歯根膜の再構築が始まる。歯根膜のシャーピー線維は、セメント質表面から歯槽骨表面へ広がってみられる（**図2d**）。

5．再植後3週以降

　セメント芽細胞や骨芽細胞があきらかとなり、新生されたセメント質も歯槽骨も厚みを増す。歯根膜の幅は健常時と同様、0.15〜0.38mmとなる。新生セメント質および新生骨から歯根膜に向ってシャーピー線維が伸び、歯根膜主線維も正常の歯根膜と同じように配列する。血管の修復も元どおりになる。しかし、神経の再生には約4週間かかるといわれている（**図2e**）。

【参考文献】

1) 下野正基：新編 治癒の病理 臨床の疑問に基礎が答える. 医歯薬出版, 東京, 2011：62-74, 296-315.
2) 下野正基：下野先生に聞いてみた2 エンドの疑問に答える, 指針がわかる. クインテッセンス出版, 東京, 2019：99-101.
3) Schroeder HE, 下野正基, 山村武夫, 雨宮 璋, 二階宏昌 (訳)：シュレーダー 歯周組織. 医歯薬出版, 東京, 1989.
4) Gould TR, Melcher AH, Brunette DM: Location of progenitor cells in periodontal ligament of mouse molar stimulated by wounding. Anat Rec, 188(2): 133-142, 1977.
5) Hammarström L, Pierce A, Blomløf, Feiglin B, Lindskog S: Tooth avulsion and replantation – A review. Endod Dent Traumatol, 2(1): 1-8, 1986.

3章 外科的歯内療法後の治癒の病理と予後

03 外科的歯内療法の予後

東京都・川勝歯科医院　田中利典

今日における外科的歯内療法の成功率・予後

　歯科医学は歯科材料・歯科機器とともに発達を重ねているが、歯内療法学においても同様である。なかでも外科的歯内療法において、われわれはその恩恵をおおいに受けている。

　モダンテクニックと称される術式での根尖切除術では、マイクロスコープによって明るく拡大された視野や超音波チップを用いた逆根管窩洞形成、MTAといった生体親和性の高い歯科材料による逆根管充塡を取り入れている。これにより、治療の予後に信頼がおけるようになってきた。Tsesisら[1]によれば、モダンテクニックを用いた外科的歯内療法での成功率は89％、RubinsteinとKimによる報告[2]では、5〜7年の予後で91.5％としている。

適切な手法で炎症起因物質が取り除かれ、さらに根尖部を緊密に封鎖できれば、根尖部の病変は縮小し、患歯を引き続き口腔内で機能させることが可能である（症例1：図1）。

治療の「成功」とは：その評価方法

　外科的歯内療法に関する報告は、古くは1919年にみられる[3]。その後70以上の報告がなされており、1970年にRudら[4]が、1996〜1997年にFriedmanがまとめている[5]。にもかかわらず、明確に外科的歯内療法の有効性が語られてこなかったのは、術式や使用する歯科材料が規格化されていなかったり、各報告の歯種や症例選択にばらつきがあったりしたためである。

　治療結果への評価、すなわち「何をもってして治

症例1

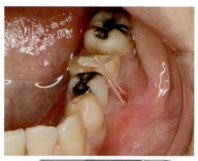
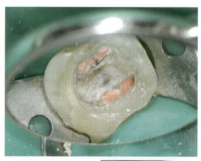
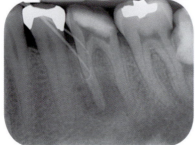
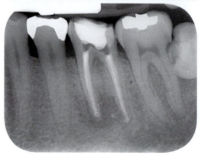

図❶a　根管治療開始時。サイナストラクトが2つ存在していた

図❶b　根管充塡

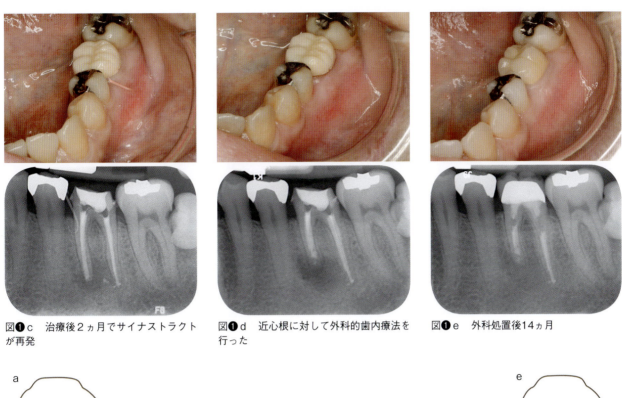

図❶c 治療後2ヵ月でサイナストラクトが再発　　図❶d 近心根に対して外科的歯内療法を行った　　図❶e 外科処置後14ヵ月

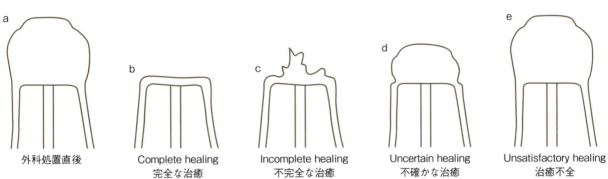

図❷a〜e X線写真の読影による術後の評価。c：X線透過像は縮小傾向にあり、透過像は境界不明瞭、左右非対称。d：X線透過像は縮小傾向にあるが、透過像は境界明瞭で左右対称性や円形・半円形のため、要経過観察。e：X線透過像は変化なしか拡大

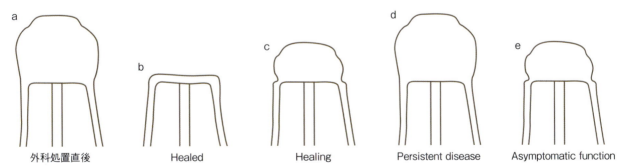

図❸a〜e X線写真の読影と臨床所見を、時間軸と組み合わせて術後を評価。b：臨床的にもX線写真上でも正常。c：4年以内の経過観察期間において臨床症状はなく、X線透過像は縮小傾向。d：引き続きX線透過像が存在、あるいはX線写真上は問題ないが、臨床症状あり。e：臨床症状なしだが、引き続きX線透過像が存在、あるいは縮小傾向

療成功とするか」も、おおいに議論の余地があった。外科的歯内療法の術後評価として、Molvenら[6]やRudら[7]の4つの分類が挙げられる（図❷）。しかし、X線写真の読影にはバイアスがかかるもので、とくに術者と評価者が同一人物である場合はその影響を非常に受けやすい[8〜13]。また、デンタルX線撮影（periapical radiograph）では、歯軸とフィルムの位置関係によっては根尖部X線透過像が過小評価される場合もある。そのため、それぞれの論文報告において、治療成績に関する結果は、非常に厳格なものから大目に見たものまで存在していることになる。

今日、外科的歯内療法後の評価はhealed、healing、disease、functionの4つで表現されるようになってきている（図❸）[14]。

症例2

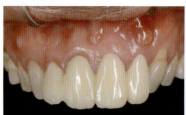
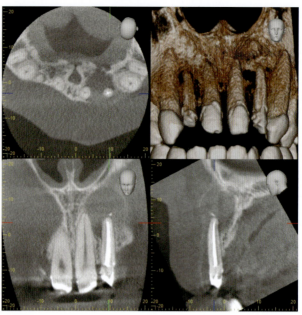
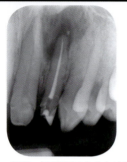

図④a　術前。|2根尖に大きなX線透過像が認められた

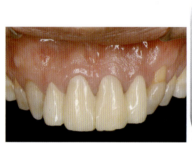
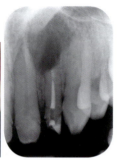

図④b　外科的歯内療法後（口腔内写真は術後1ヵ月）

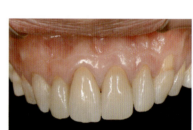
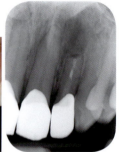

図④c　術後6ヵ月

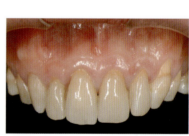
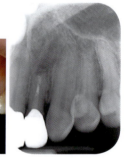

図④d　術後14ヵ月。根尖部のX線透過像が徐々に不透過性を増してきている

このように、術後の評価は単純に「成功」と「失敗」の二元論に収まるものではなく、X線透過像と臨床症状の組み合わせや、時間軸をもって評価すべきものとされている（症例2：図4）。さらには、患者の立場を考慮して歯科治療の予後を考えた場合、以下の点が配慮されなくてはならない[15]。

- Physical/physiological：病変や痛みの有無、機能しているかどうか
- Psychological：審美性や口腔の健康状態、口腔の健康状態に対する満足度
- Economic：直接的・間接的なコスト
- Longevity/survival：新たに問題が生じるまでの時間や歯の喪失

したがって、単純に「X線透過像が消失すれば成功」というものではなく、患者の口腔内においてその歯が機能し、保存できている場合であれば、それは患者の満足度において成功といえる。そのように捉え、前述のモダンテクニックを踏まえて処置を行えば、90％前後の治療成績を得られることができる、というのが今日の歯内療法学であろう。

以上の点は、術前にインフォームド・コンセントとして患者に伝えられるべきことである。患者の期待値と処置の現実に乖離があると、患者と術者の双方にとって不幸な結果となる。そのためにも、術前の診査と合わせて十分な説明を怠らないことが重要である。

なお、術後の適切なフォローアップ期間は1年と

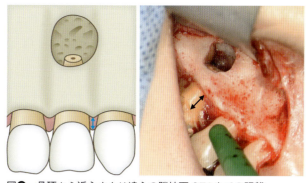
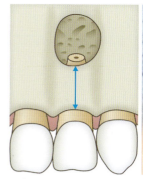
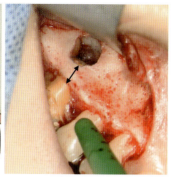

図❺　骨頂から近心または遠心の隣接面CEJまでの距離

図❻　骨頂から根尖側骨欠損までの頬側歯槽骨の高さ

いわれているが[16〜18]、その後に問題が発生するリスクも抱えており、4年以上とする報告もある[19,20]。予後をみるために、最低でも1年はフォローアップを行うべきである。

歯の状態で予後に影響を与える因子

術前の歯周組織の状態は、外科的歯内療法の予後におおいに影響する。

Von Arxら[21]は、近遠心の骨レベルが3mm以下かどうかは、外科処置の結果に影響を与えるとしている（図❺）。また、Songら[22]は、根尖部骨欠損（骨窩洞）までの頬側歯槽骨の高さが3mm以上あるかどうかが、予後に影響する因子であると示している（図❻）。彼らの報告では、頬側歯槽骨の高さが3mm以上の症例では治療成功率は94.3％であったが、3mm未満の症例は68.8％であった。

歯槽骨の様子と同様に、歯周ポケットが3mm以下かどうかは、外科処置に影響を与えるとする報告がある[23]。さらに、歯周ポケットが根尖部まで達しているようなエンドペリオ疾患では、外科的介入を行っても予後が悪い[24]。処置後も深い歯周ポケットが残れば細菌感染の経路になったり、根尖切除に伴って歯冠歯根比が悪くなったりするために、術前の歯周疾患の病状は外科的歯内療法の結果に大きく影響する。歯内療法学の対象は根尖性歯周炎であるが、外科的歯内療法後の長期的な歯の保存を考えると、やはり歯周疾患の有無や重症度は十分に配慮すべき要素といえる。

術式や歯科材料で予後に影響を与える因子

今日において、外科的歯内療法の成否はその術式に影響を受けるといっても過言ではない。また、使用する歯科材料も治療成績に影響を与える。

超音波チップを用いての逆根管窩洞形成は、バーによるそれよりも予後がよい[25]。根尖切断面において、本来の根管の方向を考えて適切に窩洞形成する場合、回転切削器具ではほぼ不可能である。根管の方向に合わせて逆根管窩洞形成ができ、逆根管充填で緊密な封鎖が行えれば、根管系に残る細菌を確実に埋葬できる（図❼）。

拡大視野を用いることは患部を詳細に観察するうえで強力なツールになるが、Setzerら[26]は臼歯の外科的歯内療法において、マイクロスコープとルーペで治療成績が異なったと報告している。上顎第1大臼歯の近心頬側根や下顎第1大臼歯の近心根では、イスムスやフィンが存在する[27,28]。これらを十分な明るさのもとで拡大視野にて観察すれば、確実な治療が行えるであろう。

逆根管充填材として、古くはアマルガムが使用されていた。しかし、近年はアルミナを配合した強化型酸化亜鉛ユージノールセメントであるSuper EBAやMTAといった材料が用いられている。とくに生体親和性の高い歯科材料は、非常に有効である（図❽）。DornとGartnerの報告[29]によれば、アマルガムを用いた逆根管充填では治療成績が75％、一方でSuper EBAセメントを用いたそれでは95％であったとしている。また、MTAはコンポジットレジンよりも逆根管充填材として治療成績が高く、生体親和性と封鎖性に優れている[30]。Super EBAセメントとMTAで治療成績に違いはないとされている[31]。しかし、今日における逆根管充填材の第一選択は、MTAといえるだろう。

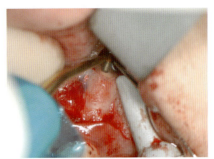
図❼　超音波チップを用いた逆根管窩洞形成。歯軸に沿った窩洞形成が可能である

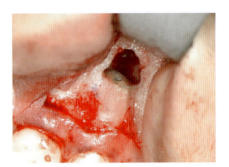
図❽　MTAを用いた逆根管充填

予後に影響しない因子

　患者の年齢や性別は、外科的歯内療法の結果で有意差は報告されておらず、影響しない[32, 33]。また、全身疾患による治療結果の違いは報告されていない。歯種別では、それぞれ有する解剖学的形態が異なるために難易度は異なるが、歯の位置そのものが治療の予後に影響を受けることはない。そのため、前歯・臼歯にかかわらず、アクセサビリティがあるかどうかのほうが、治療の成功にとって極めて重要である。

　難治性根管充填歯において、術前の症状の有無は外科的歯内療法の結果に影響しない[33]。一方で、病変の大きさについてはさまざまな意見がある。影響がないとする報告[34]もあれば、あるとする報告[33]もある。直径が10mmを超えるような病変では、瘢痕治癒に至る症例が多いと考えられるため、透過像としては残る可能性がある（症例3：図9）[16, 17]。

　外科的歯内療法はマイクロスコープや超音波チップ、バイオセラミック製剤の出現により、その術式や治療結果に大きな変化が訪れた。一方で、治療成功という解釈を患者と術者が共有していないと、外科的歯内療法を過小評価したり、患者にとって満足いかない結果になったりして、歯内療法の価値そのものが誤って認識されかねない。

　欠損補綴への移行を食い止めるための最後の手段として、外科的歯内療法が患者の治療選択肢に挙がるように願うばかりである。そのためには、まずは適切な根管治療がなされていることが重要である。

【参考文献】

1) Tsesis I, et al: Outcomes of surgical endodontic treatment performed by a modern technique: an updated meta-analysis of the literature. J Endod, 39(3): 332-339, 2013.
2) Rubinstein RA, Kim S: Long-term follow-up of cases considered healed one year after apical microsurgery. J Endod, 28(5): 378-383, 2002.
3) Garvin MH: Foci of infection in relation to non-vital teeth. J Nat Dent Assoc, 6: 195-210, 1919.
4) Rud J, Andreasen JO, Jensen JE: A follow-up study of 1,000 cases treated by endodontic surgery. Int J Oral Surg, 1(4): 215-28, 1972.
5) Friedman S: Treatment outcome and prognosis of endodontic therapy. In Orstavik D, Pitt-Ford TR, editors: Essential Endodontology: Prevention and Treatment of Apical Periodontitis, Blackwell Science, London, 1998: 367.
6) Molven O, Halse A, Grung B: Observer strategy and the radiographic classification of healing after endodontic surgery. Int J Oral Maxillofac Surg, 16(4): 432-439, 1987.
7) Rud J, Andreasen JO, Jensen JE: Radiographic criteria for the assessment of healing after endodontic surgery. Int J Oral Surg, 1(4): 195-214, 1972.
8) Goldman M, Pearson AH, Darzenta N: Endodontic success--who's reading the radiograph? Oral Surg Oral Med Oral Pathol, 33(3): 432-437, 1972.
9) Goldman M, Pearson AH, Darzenta N: Reliability of radiographic interpretations. Oral Surg Oral Med Oral Pathol, 38(2): 287-293, 1974.
10) Reit C, Hollender L: Radiographic evaluation of endodontic therapy and the influence of observer variation. Scand J Dent Res, 91(3): 205-212, 1983.
11) Zakariasen KL, Scott DA, Jensen JR: Endodontic recall radiographs: how reliable is our interpretation of endodontic success or failure and what factors affect our reliability? Oral Surg Oral Med Oral Pathol, 57(3): 343-347, 1984.
12) Eckerbom M, Andersson JE, Magnusson T: Interobserver variation in radiographic examination of endodontic variables. Endod Dent Traumatol, 2(6): 243-246, 1986.
13) Lambrianidis T: Observer variations in radiographic evaluation of endodontic therapy. Endod Dent Traumatol, 1(6): 235-241, 1985.
14) Friedman S: The prognosis and expected outcome of apical surgery. Endodontic Topics, 11: 219-262, 2005.
15) Bader JD, Shugars DA: Variation, treatment outcomes, and practice guidelines in dental practice. J Dent Educ, 59(1): 61-95, 1995.
16) Grung B, Molven O, Halse A: Periapical surgery in a Norwegian county hospital: follow-up findings of 477 teeth. J Endod, 16(9): 411-417, 1990.
17) Molven O, Halse A, Grung B: Surgical management of endodontic failures: indications and treatment results. Int Dent J, 41(1): 33-42, 1991.
18) Halse A, Molven O, Grung B: Follow-up after periapical surgery: the value of the one-year control. Endod Dent Traumatol, 7(6): 246-250, 1991.
19) Kvist T, Reit C: Results of endodontic retreatment: a randomized clinical study comparing surgical and nonsurgical procedures. J Endod, 25(12): 814-817, 1999.
20) Jesslén P, Zetterqvist L, Heimdahl A: Long-term results of amalgam versus glass ionomer cement as apical sealant after

症例3　根尖部の病変が10mm以上で2歯同時に外科的歯内療法で対応

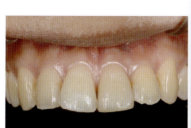
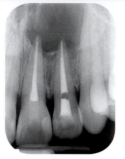
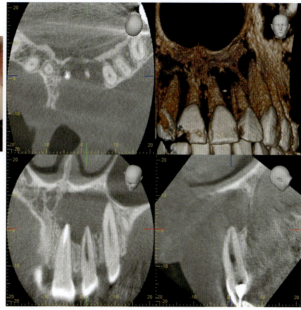

図❾a　術前。一部は唇側から口蓋側に抜ける様子で骨が失われていた

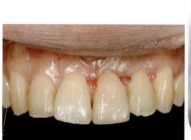
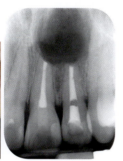

図❾b　外科的歯内療法後

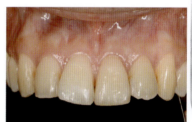
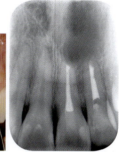

図❾c　処置後3ヵ月。すでにX線不透過性の変化が認められるが、病変が大きかったため、一部は瘢痕治癒となってX線透過性が残るものと思われる

---

apicectomy. Oral Surg Oral Med Oral Pathol Oral Radiol Endod, 79(1): 101-103, 1995.
21) von Arx T, et al: Five-year longitudinal assessment of the prognosis of apical microsurgery. J Endod, 38(5): 570-579, 2012.
22) Song M, et al: The influence of bone tissue deficiency on the outcome of endodontic microsurgery: a prospective study. J Endod, 39(11): 1341-1345, 2013.
23) Lui JN, et al: Prognostic factors relating to the outcome of endodontic microsurgery. J Endod, 40(8): 1071-1076, 2014.
24) Kim E, et al: Prospective clinical study evaluating endodontic microsurgery outcomes for cases with lesions of endodontic origin compared with cases with lesions of combined periodontal-endodontic origin. J Endod, 34(5): 546-551, 2008.
25) de Lange J, et al: Ultrasonic root-end preparation in apical surgery: a prospective randomized study. Oral Surg Oral Med Oral Pathol Oral Radiol Endod, 104(6): 841-845, 2007.
26) Setzer FC, et al: Outcome of endodontic surgery: a meta-analysis of the literature--Part 2: Comparison of endodontic microsurgical techniques with and without the use of higher magnification. J Endod, 38(1): 1-10, 2012.
27) Fan B, et al: Three-dimensional morphologic analysis of isthmuses in the mesial roots of mandibular molars. J Endod, 36(11): 1866-1869, 2010.
28) von Arx T: Frequency and type of canal isthmuses in first molars detected by endoscopic inspection during periradicular surgery. Int Endod J, 38(3): 160-168, 2005.
29) Dorn SO, Gartner AH: Retrograde filling materials: a retrospective success-failure study of amalgam, EBA, and IRM. J Endod, 16(8): 391-393, 1990.
30) von Arx T, Hänni S, Jensen SS: 5-year results comparing mineral trioxide aggregate and adhesive resin composite for root-end sealing in apical surgery. J Endod, 40(8): 1077-1081, 2014.
31) Song M, Kim E: A prospective randomized controlled study of mineral trioxide aggregate and super ethoxy-benzoic acid as root-end filling materials in endodontic microsurgery. J Endod, 38(7): 875-879, 2012.
32) Zuolo ML, Ferreira MO, Gutmann JL: Prognosis in periradicular surgery: a clinical prospective study. Int Endod J, 33(2): 91-98, 2000.
33) Wang N, et al: Treatment outcome in endodontics-The Toronto Study. Phases I and II: apical surgery. J Endod, 30(11): 751-761, 2004.
34) Rahbaran S, et al: Comparison of clinical outcome of periapical surgery in endodontic and oral surgery units of a teaching dental hospital: a retrospective study. Oral Surg Oral Med Oral Pathol Oral Radiol Endod, 91(6): 700-709, 2001.

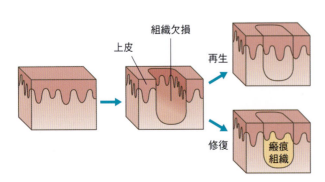

MUST OF
ENDODONTIC
SURGERY

4章

これからのマスト！
いま注目の外科的歯内療法

01 歯頸部外部吸収（ECR）の外科的修復
渡辺 聡　興地隆史

02 セメント質剥離の外科的対応
水上哲也

03 歯根部分破折歯への外科的対応
寺内吉継

04 垂直性歯根完全破折歯の接着再建
五十嵐 勝

05 骨付自家歯牙移植術
林 洋介

06 終始根管経由で施す "Internal Apicoectomy"
長尾大輔　及川布美子

07 根管側枝への外科的対応
清水藤太

4章 これからのマスト！ いま注目の外科的歯内療法

01 歯頸部外部吸収（ECR）の外科的修復

東京医科歯科大学　大学院医歯学総合研究科　口腔機能再構築学講座　歯髄生物学分野　**渡辺 聡　興地隆史**

　歯頸部外部吸収（External Cervical Resorption：ECR）は、いまだ完全には病態が解明されておらず、臨床で遭遇した際に、その診断や治療方針選択に悩むことも少なくない。また、近年ECRに関する治療指針も変遷してきており、2018年に欧州歯内療法学会（ESE）が最新の見解を発表したポジションペーパー[1]およびそのもととなる総説論文[2,3]では、従来用いられてきたデンタルX線写真では正確な病態評価が不十分として、歯科用CBCT（以下、CBCT）での評価を推奨しており、外科的修復処置の際にはとくに有用と考えられる。

　本項では、ECRの病因や病態と治療法に関する現在の見解とともに、外科的修復での対応を紹介する。

ECRの病因

　ECRは通常、罹患歯の歯頸部の歯根膜やセメント質の傷害を起点として、マクロファージ前駆細胞から分化した破歯細胞が出現し、その活性によって歯根象牙質の吸収が歯髄腔を回り込むように進行し、やがて歯髄にまで達する。最終的には根尖側まで吸収が進行し、歯牙脱落に至る場合もある（症例1：**図1a、b**）。

　病因の特定はしばしば困難であるが、主たる関連因子として矯正歯科治療や歯の外傷の既往が挙げられるとともに、口腔悪習癖や口腔内清掃不良、歯の漂白などもECRに関連する[2,4,5]とされる（**図2**）。複合的に病因が関連することも少なくない[4,5]。

ECRの罹患率と好発部位

　罹患率は、いまだ十分に解明されていないものの、0.1％未満と考察する報告[4,6]がある一方で、根管治療症例から発見されたECRの割合が約1％であったという報告もある[6]。しかしながら、デンタルX線写真では読影困難かつCBCTで読影可能な

症例1

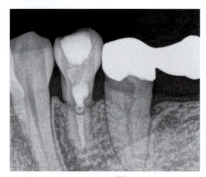

図❶a　48歳、女性。「4の歯根吸収は歯根1/3を超え、歯冠・歯根部で一部分離していた。保存治療は困難とし、臨床症状もないことから、分離部までの歯冠修復のみ行い、経過観察を行う方針となった

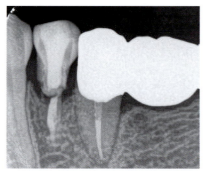

図❶b　3年後。動揺度が増してきたため、抜歯することとした。分離した歯根は骨癒着を生じていた

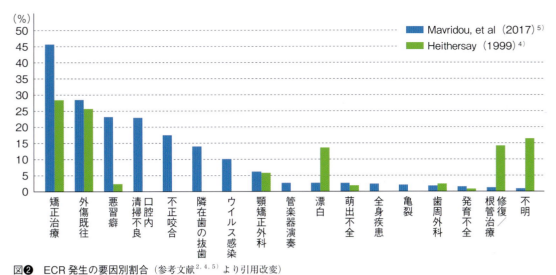

図❷　ECR発生の要因別割合（参考文献[2,4,5]より引用改変）

症例2

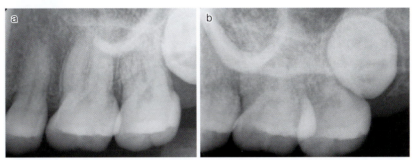

図❸a、b　38歳、女性。矯正治療の既往がある患者。上顎左側奥歯の違和感を主訴として来院。a：正方線投影像。b：偏遠心撮影像。異常像の読影は困難であった

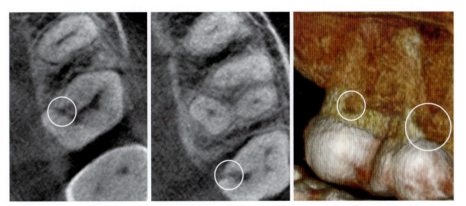

図❸c　CBCTを撮影したところ、6 7近心口蓋側にそれぞれECR病変が生じていた（白丸）

症例が多く（症例2：**図3a〜c**）[7,8]、今後CBCTが普及することで、罹患率の数値がより信頼できるものとなることが期待される。ECRの好発歯種として、上顎前歯と上下顎第1大臼歯が挙げられている（**図4**）[2,4,5]。

ECRの病理組織学

ECRは「吸収（開始）」、「吸収（増殖）」および「修復（リモデリング）」で構成される複雑で動的な過程とされる。ECR病変部は、破歯細胞や骨芽細胞などの供給源となる脈管系の豊富な肉芽組織、および骨様硬組織・細菌などで構成される。ECRは歯髄腔を周回して進行するという特徴的な進展を示すが、これは破歯細胞がコラーゲンを含む硬組織基質に接着するものの、いわゆる歯髄周囲吸収抵抗層（象牙芽細胞層や象牙前質など）は石灰化度が低い

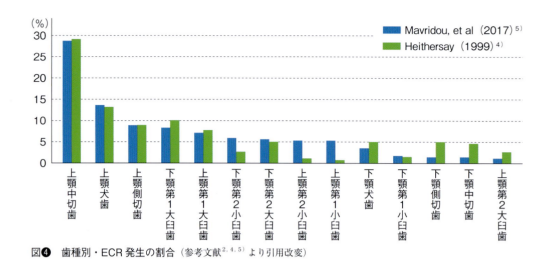

図❹ 歯種別・ECR発生の割合（参考文献[2, 4, 5]より引用改変）

ため、接着しないことに関連するという[2, 9]。したがって、吸収部が歯髄腔近傍まで達しても、「抵抗層」に相当する部位が平均0.2mmの厚みで残存し、歯髄の生活性はしばしば保持される[2, 9]。しかしながら、さらなる吸収の進行とともに歯髄腔の穿孔が生じ、歯髄は失活する。

ECRの臨床所見

ECRは通常歯肉縁下に発症し、プロービングで歯質の欠損が触知される。同部に限局性の歯肉炎やプロービング時の歯肉出血（BOP）がしばしば認められる。歯髄症状や根尖性歯周炎を伴う場合もある。歯冠部を含むECR病変では、ピンク色の斑点（ピンクスポット）が発現することがある（症例3：図5a）が、これは歯頸部付近に生じた炎症性内部吸収においても同様に観察される場合がある。

また、ECRは臨床検査やX線検査で歯頸部う蝕と誤診する可能性がある。探針で病変底部を触知した際に、う蝕による軟化象牙質よりもECR病変底部は硬いことから、鑑別できる場合もある。

ECRのX線写真所見

ECR病変は、病期に応じて透過性（吸収期）、不透過性（修復期）、またはその両方の組み合わせ（透過性と不透過性が混在）として存在するため、読影がしばしば困難となる。ECRと炎症性内部吸収との鑑別は、ECRではデンタルX線写真上で根管壁の輪郭を病変部内で視認可能なことに基づき行われる（図5b）。また、偏心投影法を用いることで、ECRと炎症性内部吸収との鑑別（ECRでは偏心撮影でECR病変が偏位する：図5c）ができることもある。しかし、これらの評価法には限界があり、誤診や不十分な治療を招く可能性に留意する。

デンタルX線写真と比較して、CBCTではECR病変の診断に関する感度や特異度が高く[7, 8]、診断不確定の場合や治療介入の必要な場合は、ALARAの原則に基づいたうえでCBCT撮影が推奨される（図5d〜h）。また、ECR病変は複数歯に発生することもあり（図3a、b）[4, 5]、CBCT撮影した際は患歯のみならず、撮像されたすべての歯に対して読影を行うべきである（図5i〜k）。

ECRの分類

HeithersayのECR分類[4, 10]は歴史的に使用されてきたもので、デンタルX線像に基づいており、低被曝、簡便および普遍的である点で有用ではあるものの、頰舌／口蓋側方向に進展した病変が、過小もしくは不適切に評価されることがある（図6a）[7, 8]。他方、Patelの分類[11]やGoodellの分類[6]はデンタルX線写真とCBCTに基づく3次元的な評価であり（図6b、c）、より客観的な読影と予知性の高い治療方針を選択できると考えられる。

ECRの治療

ECRの治療目的は、吸収組織の除去と欠損部・穿孔部の封鎖によって再発を防ぐことであり、病変

症例3

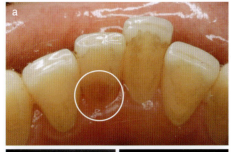
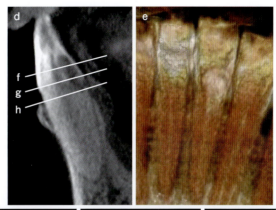
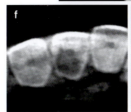
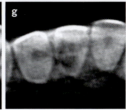
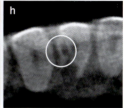

図❺a〜c　28歳、男性。|2の違和感を主訴に来院。a：術前の口腔内写真。1|歯頸部にピンクスポット（白丸）を認める。b：正方線投影。透過像の歯髄腔相当部に不透過像を認める（矢印）。c：偏近心撮影投影像。正方線投影像と比較して病変が偏位している

図❺d〜f　CBCT画像。d：歯列直交断面像。e：3次元構築画像。f〜h：水平断面像。吸収は歯髄腔を一部含み、遠心方向にも吸収が進展していた（白丸）。Heithersay分類：Class 3、Patel分類：2Ap、Rohde分類：1

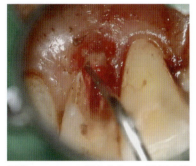
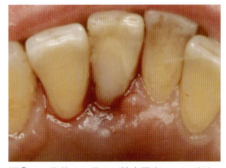
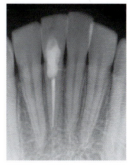

図❺i　ECRの根尖方向への進展は浅いため、歯肉弁を形成せずに歯肉切除のみで対応し、ECR病変の搔爬後、抜髄することとした

図❺j　術後1ヵ月の口腔内写真。コンポジットレジンにて修復

図❺k　術後3ヵ月。ECR進行は観察されず、臨床症状は認められない

の大きさやアプローチの可否などによって処置法を検討する。表1は、それぞれの分類に基づいて治療法選択の基準を示したものであるが、最終的には個々の症例に応じて方針を決定する。

ECRの外科的治療

■ 症例4（図7a〜s）

1．根管治療と矯正的挺出

ECR病変の歯髄腔周回の程度によっては複雑な形態の病変となり、外科的搔爬が困難になることがある。この場合は、あらかじめ根管治療を施し、根管内からも可及的なECR病変の搔爬を行う。また、あきらかな交通や失活、あるいは根尖性歯周炎に関連した臨床症状が認められる際も、外科治療に先立ち根管治療を行う。外科処置中に根管治療を行う方法も紹介されているが[3]、手術時間の延長に繋がるとともに、切削片や血液、洗浄剤などを術野に不用意に飛散させないように、慎重に処置を進めることを念頭におかなければならない。外科的に修復を行った後に根管治療を行う場合は、修復材料を必要

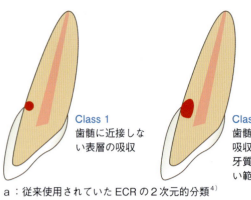

Class 1
歯髄に近接しない表層の吸収

Class 2
歯髄に近接する吸収も、根管象牙質まで及ばない範囲

Class 3
歯髄を取り囲むより深い吸収。歯根の1/3以内

Class 4
歯髄を取り囲む大きな吸収。歯根の1/3以上

a：従来使用されていたECRの2次元的分類[4]

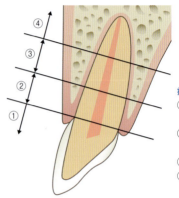

病変の高さ
①セメント-エナメル境レベル（骨縁上）
②歯根の歯冠側1/3まで及ぶ
③歯根2/3まで及ぶ
④歯根の根尖側1/3まで及ぶ

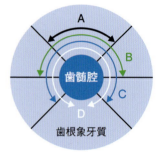

CBCT水平断での病変の広がり
A：90°以下　　B：90〜180°
C：180〜270°　D：270°以上

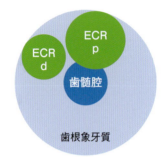

病変と根管との近さ
d：象牙質に限局した病変
p：歯髄まで及んでいる可能性

b：ESEの公式声明によるECRの3次元的分類[1, 9]

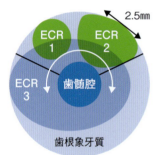

Rohde分類
Class 1：水平断面像にて歯根円周1/3以下の象牙質吸収
Class 2：水平断面像にて歯根円周1/3以下の象牙質吸収と2.5mmの穿孔
Class 3：水平断面像にて歯根円周1/3以上の象牙質の吸収

c：ECRの3次元的分類[6]

図❻a〜c　ECRの分類

表❶　ECRの治療方針

	ECR欠損部の外科的修復および根管治療	
	外科的修復	外科的修復と根管治療（矯正的挺出）
	ECR病変が歯髄腔に達しない場合	ECR病変が歯髄腔に達し、進行している場合
対象 Heithersay分類	Class 1、2	Class 3
対象 Patel分類	1Ad、2Ad、2Bd	1Ap、2Ap、2Bp
対象 Goodell分類	Rohde Class 1、2	Rohde Class 2

	根管内修復と根管治療	意図的再植術	定期的な経過観察・抜歯
	根管治療とともに吸収部の切削と整形修復を行う	他の方法ではアクセスできないECR欠損に対して根管治療後に抜歯し、修復および形態修正後、抜歯窩に再植する	治療不可能な歯は定期的に観察し、ECR欠損の評価を行う。十分に機能的または審美的に回復できず、経過観察を希望しない場合には抜歯を行う
対象 Heithersay分類	Class 2、3	Class 4	Class 4
対象 Patel分類	2Cp、2Dp、3Cp、3Dp	3Ad、3Bd	2-4Dd、2-4Dp
対象 Goodell分類	Rohde Class 1、3	Rohde Class 3	Rohde Class 3

症例4

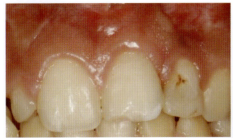
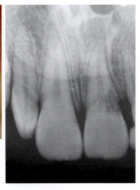

図❼a　14歳、男子。矯正歯科より、ECRの精査加療のため来院。術前の|1 遠心歯頸部に透過像を認めた

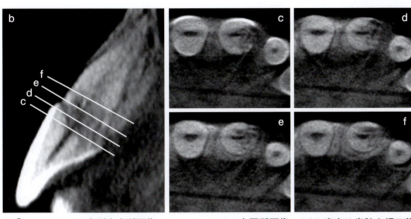
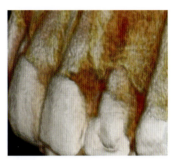

図❼　b：CBCT歯列直交断面像、c～f：CBCT水平断面像。ECR病変は歯髄を頬口蓋側方向に周回し、病変内に不透過像を認めた。また、骨縁下にもECR病変が及んでいた（b、e、f）

図❼g　3次元構築画像。ECR病変は遠心部に広範に認められた。
Heithersay分類：Class 3、Patel分類：2Bp、Rohde分類：3

以上に削合しないように慎重に行う。また、骨縁下に病変がある際は、適宜矯正的挺出を行う。

2．歯肉溝切開および剥離

ECR病変部全体を明示できるように、患歯および両隣在歯に歯肉溝切開を入れて全層弁にて剥離する。必要に応じて、歯肉溝切開範囲の延長や縦切開を適宜追加する（図7 j）。

3．ラバーダム防湿

必要に応じて、病変部修復時の防湿、歯肉圧排のみならず、根管清掃剤や窩洞前処理材の飛散防止、あるいは切削片の術野への飛散防止のため、ラバーダム防湿を行う。クランプが患歯にかからない際は隣在歯にかける（図7 k）。

4．マイクロスコープ下ECR病変部掻爬

歯科用実体顕微鏡（マイクロスコープ）下でラウンドバーなどを用いて歯槽骨削除や窩洞形成を行い、外科用エキスカやマイクロエキスカにて窩洞内を掻爬する。病変底部と考えられる硬組織下にECR病変が存在することもあるため、CBCTにて十分病変範囲を確認するとともに、マイクロスコープを用いて病変底部に存在する出血点やその下部に存在する病変の見逃しを避ける（図7 l）。

5．化学的清掃剤による病変部洗浄

機械的に除去できないECR病変の清掃に、90％トリクロロ酢酸を適応するという報告がされてきたが[3,10]、わが国では薬機法未承認である。希釈した次亜塩素酸ナトリウム液[3]を含ませた綿球による慎重な清拭、あるいは生理食塩水による洗浄で対応する（図7 m）。

6．ECR病変部修復（グラスアイオノマーセメントあるいはコンポジットレジン）

止血および適切な防湿をしたうえで、グラスアイオノマーセメントあるいはコンポジットレジンを適応する（図7 n）。MTAやケイ酸カルシウム系セメントは、窩洞が骨縁上に位置する場合は原則として適応しないが、生活歯で露髄が生じた際はこれら

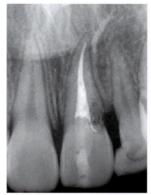
図❼h 根管充填後

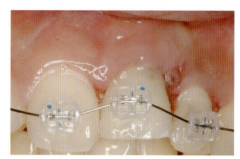
図❼i 矯正的挺出中。病変部辺縁の歯槽骨縁上まで移動させるため、紹介元の矯正医に矯正的挺出を依頼した

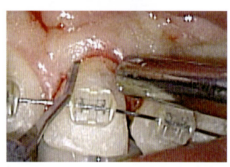
j：歯肉溝切開を患歯および隣在歯に行った

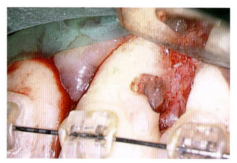
k：ラバーダム防湿し、ECR病変の窩洞形成を行った

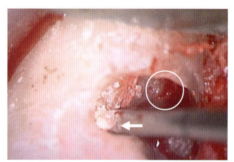
l：CBCT上で浸潤した病変範囲を確認し、マイクロインスツルメントなどを用いて搔爬（矢印）。病変底部の出血点（白丸）の内側（口蓋側）に、病変がさらに広がっていた

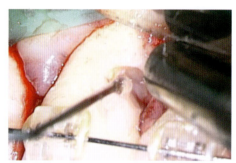
m：搔爬後、生理食塩水にて洗浄

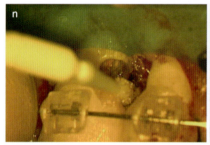
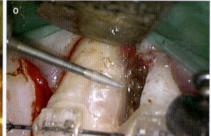
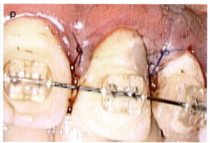
n：コンポジットレジンにて修復および形態修正・研磨を行った（o）。p：歯肉を整復後、縫合
図❼j〜p 術中のマイクロスコープ画像

を用いて覆髄後、覆髄材の上部と残りの窩洞をコンポジットレジンなどで修復するという報告[3,12,13]もある。形態修正や研磨も通法どおり行うが、切削片の術野への飛散にも注意する（図7o）。

7．縫合

生理食塩水を含ませた湿ガーゼで数分圧迫して歯肉を整復した後、縫合する（図7p）。

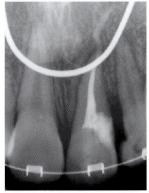
図❼q 術直後。ECR病変部に修復物が確認された

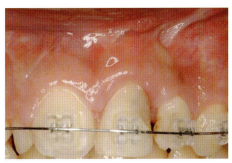
図❼r 術後1ヵ月。軽度の歯肉退縮が認められた

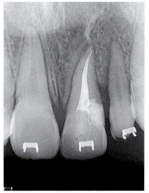
図❼s 術後3ヵ月。ECR病変の進行は認められない

　近年のCBCTを用いた知見の集積を反映して、ECRに関する従来の指針も変遷してきており、CBCTを用いた評価が推奨されている。ECRは3次元的に複雑な進展を呈することが多いが、CBCTでそれらの正確な評価がしばしば可能となるのは特筆すべきことであり、吸収病変の位置や形態、サイズを把握したうえでの精度の高い処置の施行が期待される。

　また、ECRが進行すると、しばしば患歯の保存が不可能な状態となる。これを鑑み、矯正治療や外傷の既往などのECRの発生に関連する因子を有する患者においては、早期発見と早期治療、およびECRの検知を念頭においた経過観察が重要である。

【参考文献】
1) Patel S, Lambrechts P, Shemesh H, Mavridou A: European Society of Endodontology position statement: External Cervical Resorption. Int Endod J, 51(12): 1323-1326, 2018.
2) Patel S, Mavridou AM, Lambrechts P, Saberi N: External cervical resorption-part 1: histopathology, distribution and presentation. Int Endod J, 51(11): 1205-1223, 2018.
3) Patel S, Foschi F, Condon R, Pimentel T, Bhuva B: External cervical resorption: part 2 - management. Int Endod J, 51(11): 1224-1238, 2018.
4) Heithersay GS: Invasive cervical resorption: an analysis of potential predisposing factors. Quintessence Int, 30(2): 83-95, 1999.
5) Mavridou AM, Bergmans L, Barendregt D, Lambrechts P: Descriptive analysis of factors associated with external cervical resorption. J Endod, 43(10): 1602-1610, 2017.
6) Goodell KB, Mines P, Kersten DD: Impact of cone-beam computed tomography on treatment planning for external cervical resorption and a novel axial slice-based classification system. J Endod, 44(2): 239-244, 2018.
7) Patel K, Mannocci F, Patel S: The Assessment and management of external cervical resorption with periapical radiographs and cone-beam computed tomography: a clinical study. J Endod, 42(10): 1435-1440, 2016.
8) Vaz de Souza D, Schirru E, Mannocci F, Foschi F, Patel S: External cervical resorption: a comparison of the diagnostic efficacy using 2 different cone-beam computed tomographic units and periapical radiographs. J Endod, 43(1): 121-125, 2017.
9) Mavridou AM, Hauben E, Wevers M, Schepers E, Bergmans L, Lambrechts P: Understanding External Cervical Resorption in Vital Teeth. J Endod, 42(12): 1737-1751, 2016.
10) Heithersay GS: Treatment of invasive cervical resorption: an analysis of results using topical application of trichloracetic acid, curettage, and restoration. Quintessence Int, 30(2): 96-110, 1999.
11) Patel S, Foschi F, Mannocci F, Patel K: External cervical resorption: a three-dimensional classification. Int Endod J, 51(2): 206-214, 2018.
12) Karypidou A, Chatzinikolaou ID, Kouros P, Elisabeth E, Economides N: Management of bilateral invasive cervical resorption lesions in maxillary incisors using a novel calcium silicate-based cement: a case report. Quintessence Int, 47(8): 637-642, 2016.
13) Patel S, Vincer L: Case report: single visit indirect pulp cap using biodentine. Dent Update, 44(2): 141-145, 2017.

4章 これからのマスト！ いま注目の外科的歯内療法

02 セメント質剥離の外科的対応

福岡県・水上歯科クリニック　**水上哲也**

近年、臨床医の間でセメント質剥離が注目されている。適切にメインテナンスされているにもかかわらず、加齢とともに急激に病態が悪化する要因の一つとして、セメント質剥離が挙げられる。セメント質剥離の症例は、これまで考えていたよりも、実際は多いように感じる。これは、セメント質剥離が急激に増えたというよりも、その事実に注目するようになったことが大きい。

従来、セメント質剥離は抜歯と考えられてきたが、適切な処置を行えば保存できることがわかってきた。本項では、このセメント質剥離の実態と外科的対応策をまとめたい。

セメント質剥離の臨床像

セメント質剥離は、セメント質が象牙質との境界部で剥がれる、もしくはセメント質内で剥がれる現象である。セメント質と歯根膜との線維による強固な固着に比べ、象牙質とセメント質との境界部が強固に繋がれていないことから、多くはセメント質と象牙質との境界での剥離がみられる。原因はあきらかではないが、おもな要因として、①加齢、②外傷、③過大な咬合負担、④セメント質の肥厚、⑤歯周治療の既往（根面のスケーリング、ルートプレーニング）が考えられている。

セメント質は、加齢とともに添加していく傾向があり、肥厚したセメント質が荷重による衝撃で剥がれているのではないかと考えられている。セメント質の添加は下顎の前歯において顕著であり、これは下顎前歯の咬耗による咬合高径の低下が、セメント質の添加によって補われていると、増田らは説明している[1]。セメント質の剥がれる箇所により、歯頸部に骨吸収像を呈する歯周病様のパターンと根尖部にエンド様の骨吸収像を呈するパターンに分けられる。

また、セメント質の剥離には、剥離片が完全に離断する完全剥離と、いまだ歯根表面に留まる不完全な剥離に分かれる。完全に離断されていないセメント質剥離はX線上での検出がさらに難しく、抜歯時や歯肉弁を剥離翻転したときに初めてわかることが多い。セメント質側の破折境界線部はイレギュラーな形態であり、バイオフィルムが付着すると、容易に取り除けないことが懸念される（**図1**）。

臨床的には、膿瘍を形成することや急激なポケットデプスの増加を伴ったケースで、X線診査や触診によってセメント質の剥がれが検出される。患歯は生活歯であることが多い。Linらの報告によると、X線診断によってセメント質の剥離が検出されるケースはおよそ56.3%で、それらのうち歯周病様の骨吸収像（85.9%）を呈するものと、エンド病変様の骨吸収像（64.8%）に分かれる（**図2a、b**）[2〜4]。臨床所見としては、①歯周膿瘍（66.2%）、②6㎜以上の深い歯周ポケット（73.2%）、③生活歯（65.3%）、④健全な対合歯（84.3%）、⑤中等度・重度の咬耗（77.9%）などが特徴的な所見として挙げられる（**表1**）。

Linらによると、好発部位は上下顎前歯（76.1%）で、年齢が60歳以上（73.2%）の男性（77.5%）に多い[2〜4]。すなわち"高齢の、男性の、前歯に多い"と推測できる。また、複根歯においては近心根に多いことがわかっている。

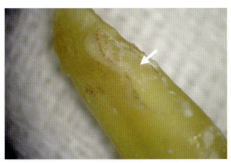

図❶ セメント質剝離の拡大像。剝離したセメント質との境界部（矢印）は複雑な凹凸をしており、ここに感染が起こると除染することは難しい

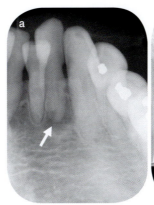
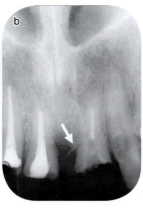

図❷a、b セメント質剝離の典型的な症例。根尖部に透過像を示すエンド様の病変（a）と歯頸部に透過像を示す歯周病様の病変（b）の2つに大きく分かれる

表❶ Lin らによって示されたセメント質剝離の診断の特徴。一般的には診断は難しく、外科的診査や抜歯後の判定後にわかることが多い（参考文献[2]より引用改変）

X線診断	臨床所見
・約56.3％が術前X線診査で検出 ・歯周病様の骨吸収（85.9％）とエンド様の骨吸収（64.8％） **好発部位・年齢・性別** ・上下顎前歯（76.1％） ・男性（77.5％） ・60歳以上（73.2％）	・歯周膿瘍（66.2％） ・6mm以上の深い歯周ポケット（73.2％） ・生活歯（65.3％） ・健全な対合歯（84.3％） ・中等度・重度の咬耗（77.9％）

セメント質剝離の診断と治療

　セメント質剝離の診断は一般的に難しく、X線診査や触診によってそれと判断される頻度は高いとはいえない。実際のところ、外科的な診査、すなわちフラップを剝離翻転してそれと判断される場合や、抜歯後に歯根面を観察することで検出される場合も少なくない。X線では垂直破折のような暈状の骨吸収像を呈せず、歯周病様、あるいは根尖病巣様の骨吸収像を呈する。また、多くは生活歯であることも鑑別の重要なポイントである。

　以上の特徴的なX線像や臨床所見をもとに鑑別診断を行うが、結果として消去法的な診断にならざるを得ない。しかしながら、近年ではCBCTの発達・普及により、これまでは検出しにくかったセメント質剝離や歯根吸収などを検出する機会が増えてきた。急激に進行したポケットデプスや膿瘍の存在、生活歯でかつ咬耗が見られるようなケースで、CBCTは確定的な診断を可能にする。

セメント質剝離の治療

　セメント質剝離の治療は、事前にセメント質の剝離が確認できていれば、感染源であるセメント質剝離片の除去を検討する。図3a～gは、歯周基本治療時にセメント質の剝離が確認された症例であるが、SRP時に剝離片の除去を行うことができた。この後、剝離離断面の確実な除染と根面の平滑化のために歯周外科処置を行った。7⏋は剝離治療後に鉤歯となったが、7年経過後も問題なく機能している。

　事前にセメント質の剝離が確定できない場合、歯周ポケットが存在していれば、まず通常の歯周基本治療の手順に則ってOHI（Oral Hygiene Instruction）とSRPを行う。このとき大切なのは、一口腔単位での診断を行うことである。患歯以外に進行した歯周ポケットが認められない場合は、歯根破折やセメント質剝離、あるいは歯根吸収などの原因を予想して、注意深くエキスプローリングを行う。そして、歯周病患者においては歯周外科処置時に確実に剝離片を取り除くとともに、剝離して露出した象牙質表面のSRPを行い、しかるのちに剝離の境界部の汚染した粗造な凹凸の著しい破断限界部を、回転切削器具を用いて削合し、平滑化を行う。

　一方、根尖部に剝離が生じたケースでは、歯根端切除術の術式に則って除染を行う（図4a～f、表2）。

症例1

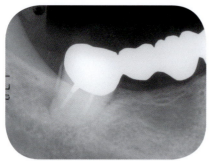 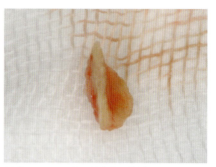

図❸a　歯周基本治療時（2009年10月1日）。7┐遠心にセメント質剥離を認めた

図❸b　SRP時に剥離片を除去した

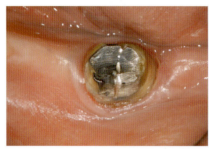 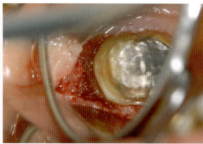 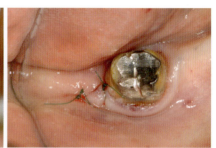

図❸c　2009年12月25日。剥離した歯根を裸出し、剥離離断面の除染と平滑化のために歯周外科処置を行った

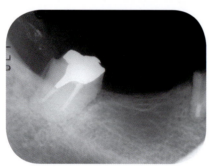 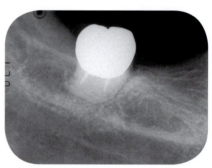

d：2009年11月16日　　　　e：2010年7月21日

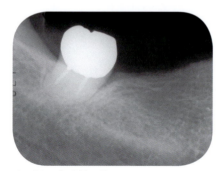 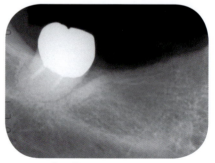

f：2011年9月7日　　　　g：2019年5月2日

図❸d〜g　剥離片の除去から現在に至るまでのデンタルX線写真。7┐は鉤歯として、現在も問題なく経過している

セメント質剥離の治療の予後は、破折の程度（量）や剥離歯根面の汚染の程度に左右される。したがって、通常の歯周治療と同様に吸収が根尖を越えている場合や骨壁が極端に失われている場合は、やむなく抜歯と判断する（図5a〜h）。骨吸収が歯頸部から根尖に及ばない程度で歯根面のSRPと平滑化が可能な場合には、再生材料を使用したい。

以上のように、セメント質剥離の治療は確定診断と確実な除染、そして歯根面の修正の目的のため、原則として外科処置が必要と考えている。

セメント質剥離の治療経過

以上の適切な処置をできるだけ早期に行えば、セメント質剥離の予後は決して悪くない。Camargoら

症例2

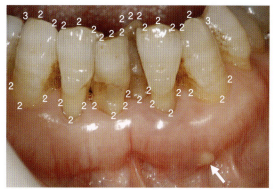

図❹a　74歳、女性。2016年5月17日の口腔内写真。2|3根尖部にサイナストラクトが出現（矢印）していた。歯周ポケットはとくに問題ない

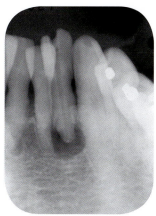

図❹b　同、デンタルX線像。2|根尖部に透過像を認める。Vital test（－）であるが、ファイリング時に知覚があった

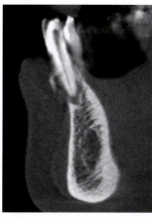
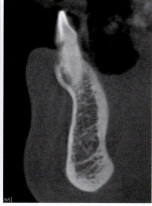

図❹c　2|3根尖部のCBCT像。左：2|、右：3|。セメント質剥離が疑われる

表❷　本症例の症状を照らし合わせた。セメント質剥離の可能性が高い（参考文献2)より引用改変）

セメント質剥離好発部位・年齢・性別
☑ 上下顎前歯（76.1%）
☐ 男性（77.5%）
☑ 60歳以上（73.2%）
臨床所見
☑ 歯周膿瘍（66.2%）
☐ 6mm以上の深い歯周ポケット（73.2%）
☑ 生活歯（65.3%）
☑ 健全な対合歯（84.3%）
☑ 中等度・重度の咬耗（77.9%）

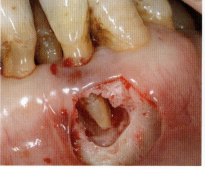
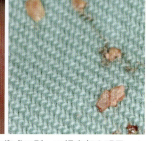

図❹d　2016年10月4日。歯根端切除術の術式に則って根尖部を明示。セメント質の剥離が認められた。剥離した根尖部を平滑化し、根尖部を切断して逆根管充填を行った

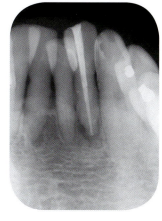

図❹e
術後4ヵ月（2017年2月28日）のデンタルX線写真。治癒傾向が認められる

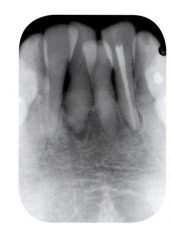

図❹f
術後10ヵ月（2017年8月18日）のデンタルX線写真。良好に治癒している

症例3

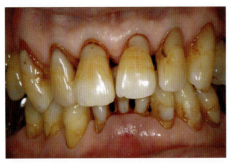
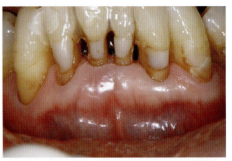

図❺a　65歳、男性。初診時（2014年10月23日）の口腔内写真。1⎤の痛みと腫脹で来院。左下臼歯欠損。パーシャルデンチャーを製作したが、使用しなかった。特記事項として、高血圧で降圧剤服用中（130/83mmHg）

図❺b　2014年12月。再び歯肉発赤と腫脹で来院。サイナストラクトから排膿が認められた。根尖部圧痛、vital test（＋）で生活反応がみられた。セメント質剥離の疑いがあるため、診断を兼ねて根尖部掻爬を行うこととなった

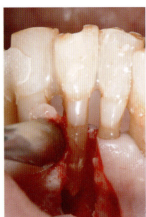
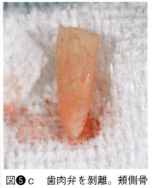

図❺c　歯肉弁を剥離。頬側骨壁が喪失していたため抜歯となった。右：抜去歯

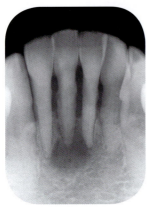
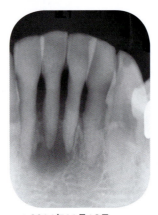
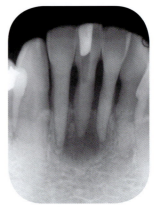

d：2014年10月23日　　e：2014年11月12日　　f：2014年12月17日

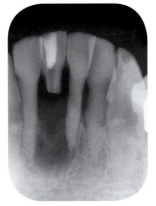
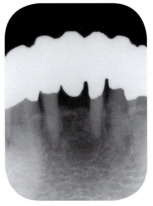

g：2014年12月22日　　h：2017年2月17日

図❺d〜h　初診から現在に至るまでのデンタルX線写真

症例4

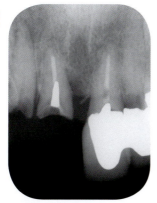
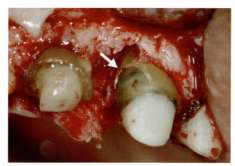

図❻a　2012年6月19日。デンタルX線写真により、1̲にセメント質の剥離が認められた

図❻b　2013年2月12日。歯肉弁を剥離翻転すると、1̲近心面にセメント質剥離の破断面と汚染が認められた。バーを用いて剥離境界部（矢印）の凹凸を平滑化し、キュレットにてルートプレーニングを行った

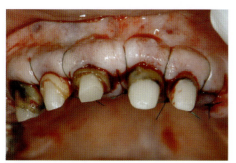
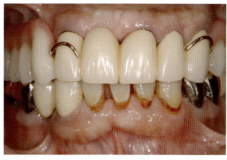
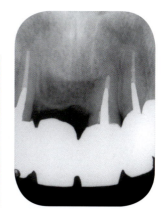

図❻c　同日。縫合

図❻d　術後2年（2015年4月17日）。良好に経過している

図❻e　術後6年（2019年3月22日）。デンタルX線写真でも、異常は認められない

は、外科的診査によってセメント質剥離が認められた部位に骨移植（BioOss）を併用したGTR法を適用し、良好な結果が得られたことを報告している[5]。一方、Chouらは、セメント質剥離を生じた上顎第2小臼歯に対してOpen flap debridementを行い、7年間の良好な予後が得られたことを報告している[6]。

Linらは、外科的あるいは非外科的な歯周治療や歯内治療により、多くは改善されることを報告している[2〜4]。筆者も、治療の予後が悪くなく、問題なく経過する症例を数多く経験している（図❻a〜e）。現在、セメント質剥離に対する治療で10年以上の長期予後の報告は見当たらないが、今後は長期の治療報告が出てくると予想している。

近年、セメント質剥離は、急激に進行する骨吸収の要因の一つとして注目されている。また、その実態が徐々にあきらかになってきており、早期に発見し、適切な処置を行えば、予想以上の治療結果が得られている。治療の際に重要なことは、剥離片の確実な除去と確実な除染、適切な根面の修正処置である。超高齢社会と残存歯の増加は、結果として、セメント質剥離の増加を招くことが予想される。したがって、適切なメインテナンスシステムの構築とそのなかでの注意深い口腔内の管理により、早期に剥離を検出することが肝要である。また、パラファンクションなど、剥離を招くような過度な咬合性因子のコントロールも大切である。

セメント質剥離イコール抜歯ではない。

【参考文献】
1) 増田裕次, 他：どうして歯はいつまでも萌出し続けないのだろうか？. 口腔の生理からどうして？を解く. 森本俊文（監）, デンタルダイヤモンド社, 東京, 2006：136-139.
2) Lin HJ, Chan CP, Yang CY, Wu CT, Tsai YL, Huang CC, Yang KD, Lin CC, Chang SH, Jeng JH: Cemental tear: clinical characteristics and its predisposing factors. J Endod, 37(5): 611-618, 2011.
3) Lin HJ, Chang MC, Chang SH, Wu CT, Tsai YL, Huang CC, Chang SF, Cheng YW, Chan CP, Jeng JH: Treatment outcome of the teeth with cemental tears. J Endod, 40(9): 1315-1320, 2014.
4) Lin HJ, Chang SH, Chang MC, Tsai YL, Chiang CP, Chan CP, Jeng JH: Clinical fracture site, morphologic and histopathologic characteristics of cemental tear: role in endodontic lesions. J Endod, 38(8): 1058-1062, 2012.
5) Camargo PM, Pirih FQ, Wolinsky LE, Lekovic V, Kamrath H, White SN: Clinical repair of an osseous defect associated with a cemental tear: a case report. Int J Periodontics Restorative Dent, 23(1): 79-85, 2003.
6) Chou J, Rawal YB, O'Neil JR, Tatakis DN: Cementodentinal tear: a case report with 7-year follow-up. J Periodontol, 75(12): 1708-1713, 2004.

4章 これからのマスト！ いま注目の外科的歯内療法

03 歯根部分破折歯への外科的対応

神奈川県・CT&米国式根管治療センター 寺内吉継

歯根破折歯における外科処置の適応症

　歯根破折には、水平的な破折と垂直的な破折がある。垂直方向の破折は、その原因によって歯根の根尖側から歯冠側に延びていく場合と、逆に歯冠側から根尖側に延びる場合がある[1]。また、しばしば垂直性歯根破折は、同時に根管内から歯根表側へ延びていくことがある。

　部分破折（不完全破折）とは、歯根の一面のみの限定的な歯根破折を示す[1~3]。根尖側面のみの水平性歯根破折や単側面のみの部分的垂直性歯根破折、またはそれら両方に歯根破折がある場合が想定される。さらには、偶発的な過剰切削や穿孔により、歯根破折に類似した状態になる場合もある。両側性に根尖から歯冠まで垂直的に歯根破折している場合は、感染予防学的にも咬合力学的にも保存が困難であるが、片側性に歯槽骨頂より根尖側に限定した歯根破折で歯周ポケットと交通がなければ、穿孔封鎖と同様に処置は可能である。

　根管治療を受けた歯で抜歯になった要因として最も多いのは、歯周病である。2番目に根管治療の失敗、3番目と4番目が僅差で修復不能な歯冠破折および垂直性歯根破折である[4]。また、歯槽骨内の歯根破折でも、頬側と口蓋側または近心側と遠心側の両側に垂直性歯根破折が存在する場合は、咬合力によって修復した破折部が再度破折する可能性が高いため、予後は悪い。したがって、歯根部分破折における外科処置の適応症は、破折部が歯周ポケットと交通のない歯槽骨内に存在し、歯冠修復処置が可能な残存歯質量のある歯が必要である。

診査・診断

　部分的歯根破折が存在するかどうかを診査・診断する場合、問診と口腔内診査および画像診査によって行う。失活歯が歯根破折を起こすと歯根膜への圧力変化が生じるので、咬合力によって亀裂部が動くことで咬合痛が発生する。このため、「あるときから突然、噛むと痛くなった」、「歯の根元を押すと痛みを感じた」といった主訴の患者が散見される。

　しかし、このような症状のみでは歯根破折の診断を確定できない。口腔内診査では、打診や割り箸、Tooth Slooth®（Professional Results）などを用いて、咬合時の歯根膜の炎症の有無を調べる必要がある。歯根破折によって破折部周囲の歯根膜に傷害が入ることで炎症が起こり、骨吸収がスタートする。そして、これが歯周ポケットと交通すると、同部より細菌感染が入り込み、亀裂部に沿って歯周ポケットが延びていく。根尖側のみに存在する部分的歯根破折では炎症は根尖側のみに限定するため、初期のうちは深い歯周ポケットは存在しないが、症状が進行すると、歯周ポケットと交通してしまう。

　亀裂がどこまで入っているか、骨吸収がどの程度進んでいるかを判断するためには、CTによる画像診断が必要不可欠である。X線写真では、完全歯根破折であれば角度により見える場合もあるが、垂直性歯根破折の発見は、ほとんどのケースで困難である[5]。たとえば、X線写真では頬口蓋方向の情報は像が重なってしまうため、わかりにくい。また、近遠心側に生じた垂直性歯根破折の場合は、歯根膜腔の肥厚や歯根に沿ったJ型の透過像として表れるの

が、垂直性歯根破折の特徴でもある。

　頬口蓋方向を含めたさまざまな垂直性歯根破折の発見には、CBCT の水平断面像を用いた診断が有効であることが報告されている[6,7]。3次元的に歯根膜腔の肥厚を発見できるだけではなく、水平断面像では金太郎飴のように、亀裂の範囲内では髪の毛様の黒いラインが根管から歯根表面まで見えることが多い。この根管から生じる黒いライン（亀裂）と接する歯槽骨は、炎症によって吸収されていることも歯根破折の特徴である。これが歯根膜腔を越えて吸収していない歯槽骨に横断して生じている場合は、アーチファクトの可能性がある。また、この亀裂に沿った歯槽骨内の透過像が歯周ポケットと交通がなく、水平断面像でも同様に部分的な範囲でしか亀裂が見えない場合は、歯根部分根破折の可能性が高い。このように、亀裂が根尖側のみの場合と歯冠側のみの部分破折である場合は、どちらも治療することで保存は可能である。

処置方法

　完全に垂直的な歯根破折を起こした歯の処置方法は通常抜歯が適切であるが[8]、咬合圧があまりかからない単根歯であれば意図的に抜歯し、口腔外で接着性レジンを使って破折片を接着した後に元の場所に再植することで、保存も可能とされる[9〜11]。とくに単根の垂直性歯根破折歯を保存した場合では、大きな咬合力がかかると破折部に集中するために予後は悪く、抜歯になったケースは全体で11〜20％存在することが報告されている[12]。

　しかしながら、複根歯では咬合圧が分散されるため、部分的な歯根破折では破折歯のヘミセクションよりも破折部の除去や修復によって保存処置を行うことができ、予後は比較的よいとされる。とくに歯根の中央のみに存在する部分的な歯根破折歯では、破折部のみを削り、MTA で穿孔封鎖のように充塡するだけである。このため、歯冠歯根長比を変えることなく咬合性外傷や早期接触などの異常な咬合圧に注意していれば、予後は比較的良好である[2]。根尖側の部分破折歯で歯根端を切断した場合には、歯冠歯根長比が最低でも1：1以上を維持することが

理想である。そのため、歯根端から破折部まで歯根を切断する場合は、この理想的な比率を考慮する必要がある[13]。

　前歯部のように大きな咬合力があまりかからないケースで完全垂直性歯根破折を起こした歯でも、意図的再植法により、口腔外で4-META/MMA-TBBレジン（スーパーボンド：サンメディカル）を用いて破折片を接着した後に歯槽窩に戻した場合、大部分が5年以上長期保存できたことが報告されている[11]。しかし、部分的な歯根破折では、根管内から亀裂部を削って感染除去し、止血後に象牙質面を化学的に処理して乾燥させる過程を考慮すると、MTA で亀裂部を充塡したほうが、穿孔封鎖同様に容易かつ予知性も高いといえる。さらに、MTA は殺菌力を備えて湿潤環境下でも硬化し、根管内側は象牙質との間にヒドロキシアパタイトを生成することで象牙質と接着して高い封鎖性を発揮するうえ、歯根表層ではMTA 上にセメント質の添加を促す効果があり、その上に歯根膜が成長できる。

　吸収された皮質骨の再生は、「骨再生原則（Principles for Predictable Bone Regeneration）」である以下の4点を満たすと生じると期待できる[14]。

- Primary wound closure：創傷部の早期閉鎖により、硬軟組織の再生プロセスを促進させる。
- Angiogenesis：創傷部で血管形成されることによって血液が送り込まれ、同時に未分化の幹細胞を硬組織形成細胞へと分化させることを促進できる。
- Space maintenance：スペースメーキングにより、骨再生のためのスペースが確保される。
- Stability of wound：創傷部を構造的に安定させることで、阻害されることなく確実に血餅形成されるようにする。

とくに垂直性歯根破折歯に典型的な大きな皮質骨欠損症例では、上記の環境を作ることで骨再生を得られるように図るのは重要なポイントである。

症例1

　患者は41歳の女性で、来院の6ヵ月前より⎿2で物を嚙んだり根元の歯肉を指で押したりすると、違和

症例1

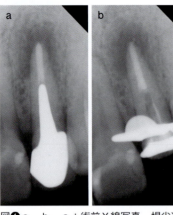
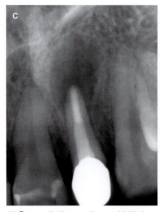
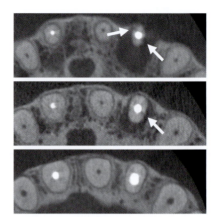

図❶a、b　a：術前X線写真。根尖透過像を認めた。b：根管充塡後のX線写真。MTAで根管充塡した

図❶c　術後3ヵ月のX線写真。根尖透過像の大きさに変化はなかった

図❶d　水平断面画像。上：根尖から1mm。亀裂が見えた（矢印）。中央：根尖から3mm。遠心側側面に亀裂が根尖から続いて見えたが、近心側には見られなかった（矢印）。下：根尖から4mm。亀裂は認められなかった

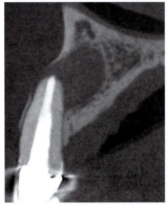
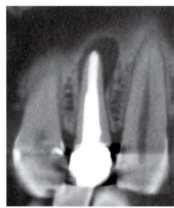
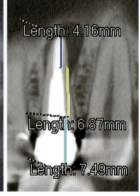

図❶e　矢状断面画像。唇側の皮質骨は吸収し、大きな根尖透過像を伴っていた

図❶f　前頭断面画像。遠心側のほうに根尖透過像が拡大していた。右：根尖から亀裂線が途切れる位置までの長さは4.16mmで、ここから骨頂までは6.87mm、骨頂から切縁までは7.49mmであった

感が生じるようになった。この違和感が増大してきたことから、近医にて根管治療を受けた（図1a、b）。しかし、術後3ヵ月以上経過しても症状が変わらず、紹介を受けて来院した。紹介状には、根管充塡材にMTAを使用したと記されていた。

口腔内診査では水平・垂直打診痛および咬合痛を認め、根尖部の唇側歯肉を指で押すと、一過性の圧迫感が生じた。歯周ポケットは全周的に3mm以内であった。X線およびCT画像診断では根尖周囲に大きな透過像を認めたが、根管充塡材は根尖まで緊密に充塡されていた（図1c～f）。また、冠状断像では根尖周囲の唇側皮質骨が消失しているため、骨の切削をあまりせずに歯根面を確認できると予測された。水平断面画像では、近遠心方向に根管を横断する亀裂様の線が、根尖から遠心側面で4mmほど、近心側面で3mmほどのところまで確認できた。加えて、根尖部唇側の皮質骨は吸収されており、この部分は根尖部圧迫感の位置と一致していた。打診痛もあったが、骨吸収している場所と交通する深い歯周ポケットはなかったことから、外科的に部分破折部を除去して保存処置が可能と考えられた。外科処置の際には歯の長期的な機能性を考え、歯冠歯根長比が1：1よりも悪化しないように配慮した。

外科処置では、浸潤麻酔下にて根面の状態を観察するために、歯肉溝を切開して歯肉弁の剝離を行った。根面を覆っている肉芽組織を除去したところ、根尖に歯根破折を認めた。メチレンブルーにて歯根面を染色したところ、CT画像が示すように、遠心側根面に垂直性の亀裂が根尖を通過し、近心側根面まで到達していることが鮮明に見えた（図1g）。

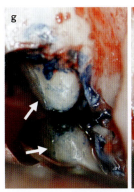
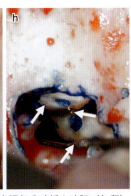
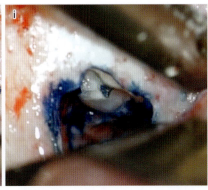
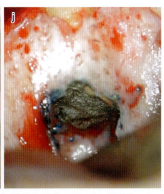

図❶g〜j　g：根尖部。歯根部分破折を確認（矢印）。h：根尖切除した切断面。近心側と遠心側に亀裂がまだ残っていた（矢印）。i：亀裂部切削除去後の切断面。亀裂は完全に取り除かれた。j：MTA充填後の切断面。凹ませた隙間にMTAが充填されている

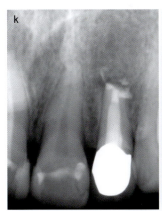
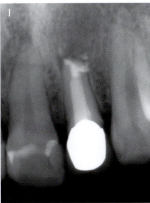
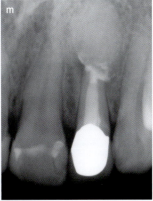
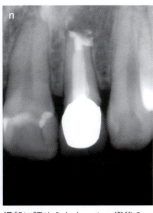

図❶k〜n　k：術後のX線写真。亀裂を削除した凹みおよび切断面が覆われ、硫酸カルシウムが骨欠損部に認められた。l：術後3ヵ月。硫酸カルシウムは吸収されていたが、MTAは残存していることを確認できた。m：術後6ヵ月。根尖透過像はほぼ消失していたが、MTAは残存していることが確認できた。n：術後12ヵ月。根尖透過像は完全に消失し、硬組織の再生が確認できた

根尖より4mm強の位置まで垂直性歯根破折が見られたが、歯冠側にはそれ以上の亀裂は認められなかった。

そこでCT画像（図1f）を参照し、歯槽骨頂から歯冠切縁までの長さ約7.5mmのうち、歯槽骨頂から亀裂末端までが約6.9mm、根尖から亀裂末端までが約4.2mmであるため、1：1の歯冠歯根長比を考慮し、根尖から約3.6mm（4.2mm − 0.6mm = 3.6mm）をリンデマンバーでカットした（図1h）。少しでも残存歯質が多いほうが歯根に咬合力がかかっても安定するため、近心から遠心に横断する亀裂部のみをマイクロダイヤモンドバーで切削除去し、唇口蓋側面の歯質を保存した（図1i）。切削部をMTAで充填し（図1j）、MTA硬化後は表面にセメント質が添加し、その上に歯根膜が形成されることを期待した。

頬側皮質骨の再生を促すために骨再生基準を厳守し、骨窩洞内の上皮性の軟組織を排除した後にテルプラグを挿入して血管再生を促した。その上に、創傷部を構造的に安定させるために、硫酸カルシウムを1mm厚ほどの層状にして覆った。さらには、硫酸カルシウムで覆われた骨窩洞部の周囲皮質骨をコラコート®（白鵬）で2mmほど覆い、閉鎖した。そしてフラップを戻し、マイクロスコープ下で縫合した。最後にX線写真を撮影し、外科処置を終了した。X線写真から歯根部分破折部に充填されたMTAと骨窩洞部を覆う硫酸カルシウムが、X線不透過像として認められた（図1k）。

術後3ヵ月でリコールしてX線写真を撮影したところ、骨窩洞部を覆う硫酸カルシウムは吸収され、骨窩洞内には骨様の不透過像が骨窩洞外側周囲に認められた（図1l）。歯根部分破折に充填されたMTAは、根尖部に確認できた。術後6ヵ月のX線写真では、さらに透過像のあった骨窩洞内に硬組織が再生されていた（図1m）。術後12ヵ月のX線写真では、根尖透過像は完全に消失していた（図1n）。

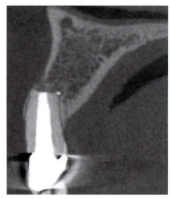

図❶o　術後12ヵ月の矢状断面画像。根尖透過像は消失し、唇側皮質骨が再生されていた

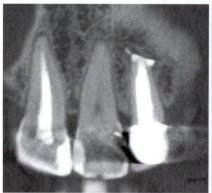

図❶p　同、前頭断面画像。根尖透過像の消失とMTAの逆根管充填材が近遠心方向に確認できた。右：近心側切断面から骨頂までの長さは9.02mmで、骨頂から切縁までは6.95mm、遠心側がそれぞれ7.31mmおよび6.58mmとなっていた

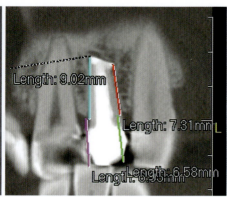

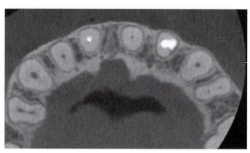

図❶q　同、根尖部水平断面画像。根尖切断面周囲に骨の再生を認めた

同時に、CBCT画像からも根切断面周囲を覆う皮質骨の再生を確認できた（図1 o～q）。幸い歯冠歯根長比も1：1以上を維持（図1 p）できており、動揺や打診痛、咬合痛などは消失していた。

症例2

患者は49歳の女性で、担当歯科医師から 2| の根管治療の依頼で来院した。主訴は、前歯で物を噛んだり根元の歯肉を指で押したりすると痛みを感じ、感染根管治療から3ヵ月経過しても症状が変わらないとのことであった。抜髄は10年以上前に行われ、担当歯科医師受診の1ヵ月前まで異常はなかった。

口腔内診査では水平・垂直打診痛および咬合痛を認め、根尖部の唇側歯肉を指で押すと、一過性の圧迫感があった。歯周ポケットは全周的に3mm以内であった。X線およびCBCT画像診断では根尖周囲に透過像を認めたが、水平断面画像からは鮮明な歯根破折様のラインや側枝・分岐根管などの隙間も認められなかった（図2 a～d）。そのため、感染根管による根尖性歯周炎として、まずは歯冠側感染象牙質を切除し、続いて根管清掃を行った。マイクロスコープ下では部分歯根破折を発見できなかったが、根尖側1/3の根管径は狭くなっているため、部分破折の有無を明確には否定できなかった。

根管充填はMTAで行い（図2 e）、外科処置になった場合に最小限の侵襲となるように考慮した。実際、根管充填後6ヵ月経過しても、X線写真上およびCBCT画像からMTA根管充填材は過不足なく根尖まで到達しているものの、根尖透過像の大きさは術前のそれと変わらなかった（図2 f～i）ことから、根尖孔外のバイオフィルムや根尖側のみの部分的歯根破折を疑い、外科処置を行うことにした。

外科処置では、まず浸潤麻酔下にて歯肉溝を切開し、歯肉弁の剥離を行った。続いて根面を覆っている肉芽組織を除去したところ、根尖が見えたため、メチレンブルーにて染色した。すると、根尖孔を横断するかたちで唇側から口蓋側面へ垂直性の歯根破折を発見した（図2 j）。唇側面の亀裂は、根尖孔から歯冠側方向へ3mmほどのところで止まっていた。そこで、部分破折を含んだ歯根端をリンデマンバーにて水平に切除し、内面をマイクロミラーにて観察すると、根管内から歯根表面の手前まで延びる亀裂が残存していたことがわかった。そのため、マイクロラウンドバーにて切断面内にある唇口蓋方向の亀

症例2

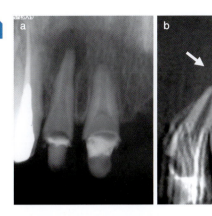

図❷a、b
a：術前のX線写真。根尖透過像を認めた。
b：同、矢状断面画像。唇側の皮質骨は吸収し、大きな根尖透過像を伴っていた

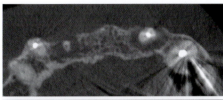
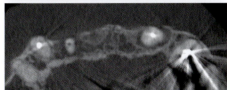

図❷c　水平断面画像。上：根尖から1mm、下：根尖から3mm。根尖周囲に透過像が認められたが、亀裂は確認できなかった

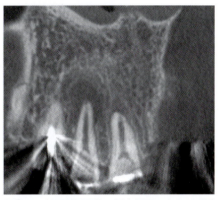

図❷d　前頭断面画像。根尖周囲に大きな透過像を認めた

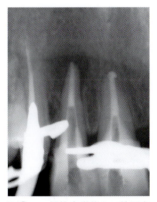

図❷e　根管充填後のX線写真。MTAは根尖まで届いている

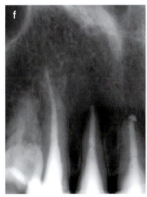

図❷f、g　f：根管充填後6ヵ月のX線写真、g：同、矢状断面画像。根尖透過像の大きさは、術前と比べて変化がなかった

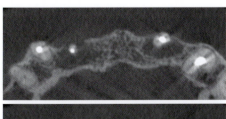
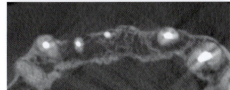

図❷h　同、水平断面画像。上：根尖から1mm、下：根尖から3mm。根尖周囲の透過像が術前と同じ状態で認められ、亀裂も確認できなかった

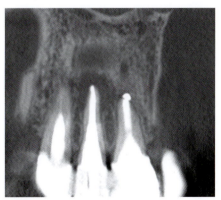

図❷i　同、前頭断面画像。根尖周囲の透過像の大きさは、術前と同様に見えた

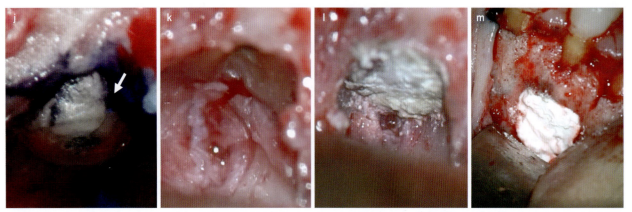

図❷j〜m　j：根尖部。メチレンブルーで染め出された亀裂（矢印）。k：亀裂部切削後の切断面。亀裂に沿って唇舌方向に切削できていた。l：逆根管充塡後の根尖切断面。切断面全体が覆われていた。m：硫酸カルシウム。骨窩洞全体が覆われていた

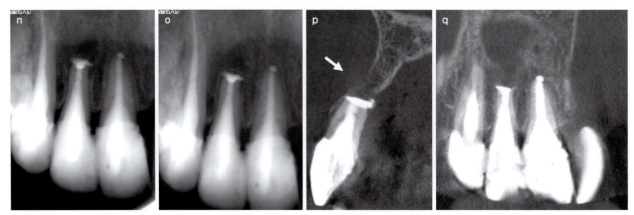

図❷n〜q　n：逆根管充塡直後のＸ線写真。唇舌的に充塡され、切断面も覆われていることがわかる。o：術後6ヵ月のＸ線写真。術前にあった根尖透過像が消失していた。p：同、矢状断面画像。根の唇側面に皮質骨が再生していることが確認できた（矢印）。q：同、前頭断面画像。術前の前頭断面画像上に見えた透過像は消失していた

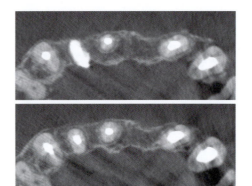

図❷r　同、水平断面画像。上：切断面、下：切断面から2mm。術前にこの周囲にあった透過像は消失していた

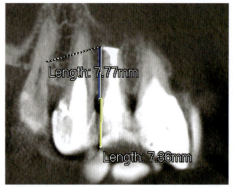

図❷s　同、前頭断面画像。遠心側切断面から骨頂までの長さが7.77mmで、骨頂から切縁までは7.36mmとなっていた

裂のみを切削し、凹ませた（図2k）。そこにBC RRM™ Fast Setting Putty（Brasseler USA®）を充塡し、さらに切断面全体を覆った（図2l）。

頬側皮質骨が凹んだままにならないように再生させる必要があるため、骨再生基準に従った。骨窩洞内には症例1と同様にテルプラグを挿入し、その上に硫酸カルシウムで隙間を埋め（図2m）、最後にコラコート®で全体を覆った。そしてフラップを戻し、マイクロスコープ下で縫合した。最後にX線写真を撮影し、外科処置を終了した（図2n）。

術後6ヵ月でX線写真とCTを撮影し、経過観察した（図2o〜r）。術直後のX線写真と比較すると、根尖透過像はあきらかに消失していた。CT矢状断面画像からは、唇側面の皮質骨は凹まずに再生され、骨欠損していた根尖周囲の海綿骨も再生していることがわかる。また、亀裂に沿って唇口蓋方向に1mm

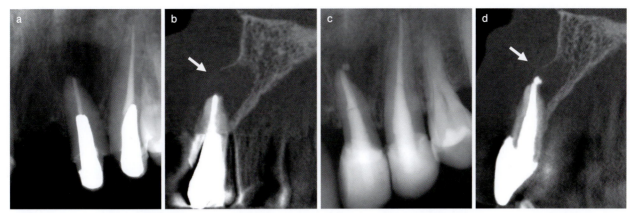

図❸a～d　a：術前のＸ線写真。根尖透過像を認めた。b：同、矢状断面画像。唇側の皮質骨は吸収し、大きな根尖透過像を伴っていた（矢印）。c：術後６ヵ月のＸ線写真。根尖透過像の大きさは、術前とほとんど変化していなかった。d：同、矢状断面画像。根尖透過像の大きさは術前より唇舌的には若干小さく見えたが、根尖方向の大きさはほとんど変化がなかった

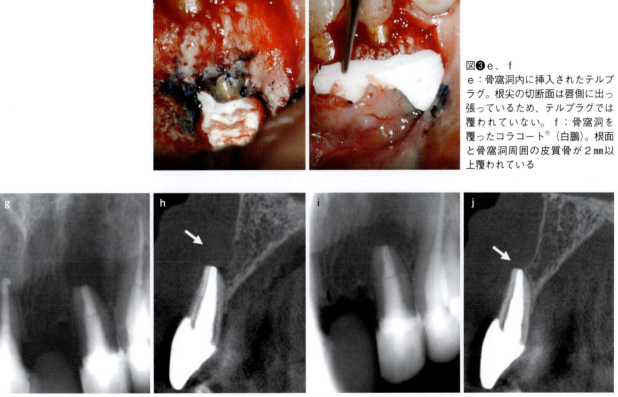

図❸e、f
e：骨窩洞内に挿入されたテルプラグ。根尖の切断面は唇側に出っ張っているため、テルプラグでは覆われていない。f：骨窩洞を覆ったコラコート®（白鵬）。根面と骨窩洞周囲の皮質骨が２㎜以上覆われている

図❸g～j　g：術後３ヵ月のＸ線写真。透過像が縮小してきた。h：同、矢状断面画像。根尖方向の透過像が縮小してきていた（矢印）。i：術後10ヵ月のＸ線写真。術前にあった根尖透過像は完全消失していた。j：同、矢状断面画像。根尖方向および唇舌方向の根尖透過像は完全に消失していたが、根尖切断面は唇側の皮質骨で覆われていなかった（矢印）

ほど凹ませた部分に逆根管充塡したBC RRM™ Fast Setting Puttyも、緊密であることがわかる。前頭断面画像や水平横断面画像からも、術前にあった透過像は消失し、骨の再生が認められた。歯冠歯根長比も辛うじて１：１を保っていることも確認できた（図２ｓ）。

ちなみに、同患者の|2も、同時期に外科処置を行った（図３a～d）。歯根破折は認められなかっ たため、感染原因のある根尖切除のみを行い、このときはグラフト材として骨窩洞内にはテルプラグ（図３ｅ）、そしてその上には、硫酸カルシウムを使用せずに、コラコート®で骨窩洞面全体をテルプラグの上から覆った（図３ｆ）。

術後３ヵ月と10ヵ月にＸ線写真およびCTを撮影し、経過観察した（図３ｇ～ｊ）。Ｘ線写真からは術前にあった根尖透過像が時間の経過とともに消失

症例3

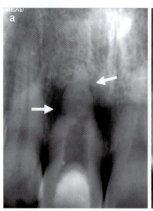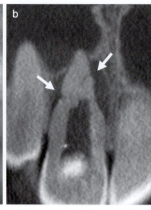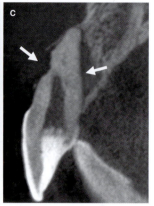

図❹a〜c　a：術前のX線写真。根中央部と根尖側1/3の近心側に透過像を認めた（矢印）。b：同、前頭断面画像。根中央部と根尖側1/3に隙間が見えた（矢印）。c：同、矢状断面画像。唇側根中央部に凹みがあり、皮質骨は認められなかった。また、口蓋側には透過像を認めた

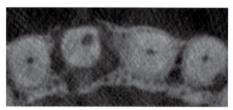

図❹d　同、水平断面画像（根中央部）。根周囲に透過像を認めた

しているように見えたが、CT矢状断面画像からは唇側の皮質骨は凹んだ状態で、根尖切断面は骨で覆われていないことがわかる。このことから、硫酸カルシウムを使用しなかったことで、骨再生基準としての「創傷部における構造的な安定」が得られていなかったことが示唆される。そのため、唇側皮質骨再生スペースの確保ができずに軟組織が成長し、凹んでしまった可能性が高い。

症例3

患者は45歳の男性で、根尖周囲の透過像および咬合痛を主訴に紹介された。問診によると、5年前に同様なことがあり、感染根管治療を受けた際に水平性歯根破折の可能性を指摘された。

口腔内診査では水平・垂直打診痛および咬合痛を認め、根中央部付近の唇側歯肉を指で押すと、一過性の圧迫感があった。歯周ポケットは全周的に3mm以内であった。X線およびCBCT画像診断では、根尖近心側と根中央部近遠心側周囲に透過像を認めた（図4a〜d）。さらに、根中央部には水平性歯根破折様な破折ラインも認められた。CT前頭断面画像からは、根中央部に遠心側から凹みがあるが、根管内とは交通しておらず、根尖側1/3根管から近心方向に側枝を認めた。矢状断面画像からは、根中央部に唇側から水平方向に凹みがみられ、有根管内との交通が認められた。これらのことから、感染根管治療を開始した。

根尖側根管の主根管と側枝を清掃してBCシーラーとBCポイントにて根管充填後、水平性歯根破折しているところには流れのよいBCシーラーのみで根管充填した（図4e、f）。術直後のX線写真から、根管充填材は根尖まで到達しており、根尖側の側枝に充填材を認めた（図4g）。1週間後にファイバーポストとコンポジットレジンを装着した。

術後6ヵ月でリコールし、X線写真とCBCTを撮影した（図4h〜l）。X線写真から、水平性歯根破折部分に充填したBCシーラーが消失しているのを確認できた。CT矢状断面画像からもBCシーラーが消失していることが確認でき、さらに術前の矢状断面画像にあった透過像の大きさにも変化はな

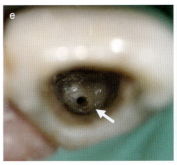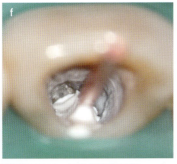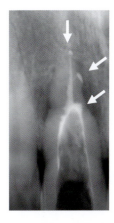

図④e、f　e：根尖側根管内。歯冠側根管は広く、根尖側根管は狭い。f：BCシーラーとBCポイントでシングルポイント法にて根管充塡。シーラーが根管内に緊密に行き届いている

図④g　根管充塡後のX線写真。側枝や根中央部にも緊密に充塡されていた（矢印）

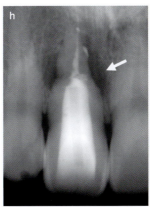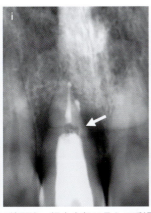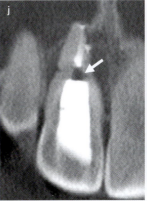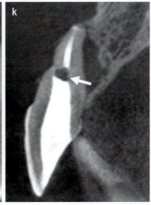

図④h～k　h：術後3ヵ月のX線写真。根中央部に見える透過像は、術前と比べて変化がほとんどなかった（矢印）。i：術後6ヵ月のX線写真。根中央部に充塡されたBCシーラーが消失していた（矢印）。j：同、矢状断面画像。根中央部に充塡されたBCシーラーが消失していることを確認できた。k：同、前頭断面画像。根中央部に充塡されたBCシーラーが消失し、周囲の透過像の大きさにも変化がないことがわかる

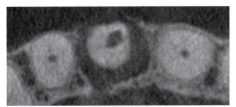

図④l　同、水平断面画像（根中央部）。術前にあった根周辺の透過像の大きさに変化はなく、BCシーラーも消失していた

かった。また、前頭断面画像からも同様の状態であったが、側枝周辺にあった透過像は消失していた。さらに、術前から続く打診痛も咬合痛も存在していた。これらのことから、咬合により水平性歯根破折部を境に根尖側歯根と歯冠側歯根が別々に動くことで、この隙間に充塡してあったBCシーラーが剝がれたと推測できた。以上のことから、封鎖性が維持できず、細菌感染も再拡大することが予想されたため、外科処置を行うことにした。

外科処置では、まず浸潤麻酔下にて歯肉溝切開し、歯肉弁の剝離を行った。続いて根面を覆っている肉芽組織を除去したところ、唇側歯根中央部が見えたため、メチレンブルーにて染色した。予測どおり、根中央部で近心から遠心に横断する亀裂部が染まり、水平性の歯根破折を確認できた（図4m）。根尖側の破折した歯根を摘出し、歯冠側破折歯根断端面にはバイオフィルムが付着している可能性もあったため、リンデマンバーで破折断端面を一層薄く削除し、超音波チップでBCシーラーのあった根管内を清掃した。さらにBC RRM™ Fast Setting Puttyで逆根管充塡し、セメント質の添加によって歯根長が少しでも長くなるようにドーム状に盛り上げ（図4n）、

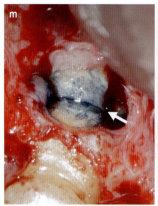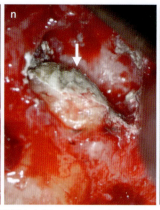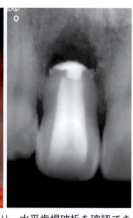

図④m〜o　m：外科処置時の唇側根中央部。メチレンブルーにより、水平歯根破折を確認できた（矢印）。n：逆根管充塡後の根切断面。BC RRM™ Fast Setting Putty が切断面に対してドーム状に充塡されていた。BC RRM domed（矢印）。o：外科処置後のX線写真。逆根管充塡材がドーム状に充塡されていることを確認できた

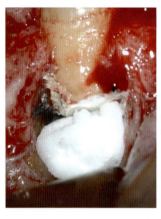

図④p　骨窩洞内に挿入したテルプラグ。ドーム状の充塡材を崩さないように挿入されている

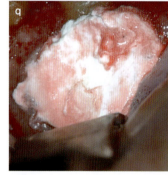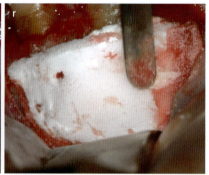

図④q、r　q：硫酸カルシウム。骨窩洞全体が覆われている。r：コラコート®。硫酸カルシウムの上に骨窩洞全体が覆われている

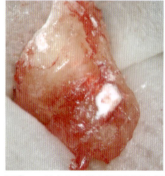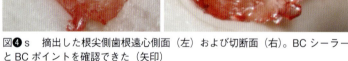

図④s　摘出した根尖側歯根遠心側面（左）および切断面（右）。BCシーラーとBCポイントを確認できた（矢印）

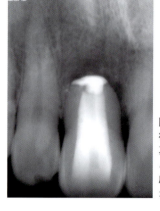

図④t　術後3ヵ月のX線写真。根尖側歯根のあった場所に骨が形成してきていることがわかる

X線写真で緊密に充塡できているかを確認した（図4o）。

骨窩洞内には、症例1、2と同様にテルプラグを挿入し（図4p）、その上に硫酸カルシウムで隙間を埋めて（図4q）コラコート®で全体を覆い（図4r）、マイクロスコープ下で縫合して外科処置を終えた。ちなみに、摘出した根尖側歯根の根尖孔囲や側枝開口部周囲を観察すると、BCシーラーとBCポイントが溶解せずに残存していた（図4s）。

このことから、根尖側歯根は咬合による動揺の影響はなかったと推測できる。

術後3ヵ月でX線写真を撮影したところ、術直後のX線写真と比較すると、あきらかに根尖透過像は消失していた（図4t）。術後6ヵ月でもX線写真とCTを撮影し、経過観察した（図4u〜w）。X線写真からも、さらに根尖部の不透過性が上昇していることを確認できた。CT画像では全体的に硬組織の外形線が二重になっていることから、撮影中に

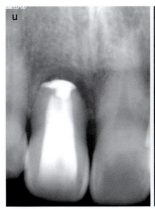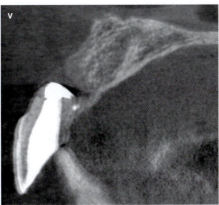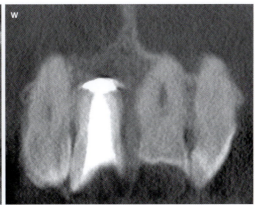

図❹ u〜w　u：術後6ヵ月のX線写真。根尖周囲の透過像はほとんど消失していた。v：同、矢状断面画像。唇側の皮質骨が再生されつつあることを確認できた。w：同、前頭断面画像。根中央部の切断面周辺の透過像は消失していた

患者が多少動いたものと思われた。しかし、これらを考慮しても、矢状断面画像と前頭断面画像からは、唇側面の皮質骨は凹まずにうっすらと骨が再生されてきていることが確認でき、また根尖周囲の海綿骨も再生してきていることがわかる。ドーム状に充填したBC RRM™ Fast Setting Puttyも消失せず、緊密な状態で維持されていることも確認できた。

本項で供覧した症例をとおして、歯根が部分的に破折しても、破折部を除去して適切に充填すれば、保存可能であることを示した。また、皮質骨が大きな欠損を伴っていても、骨再生のための4原則に従ってグラフト処置を施せば、皮質骨の再生が予知性をもって起こることを確認できた。

【参考文献】

1) Tamse A: Vertical root fractures in endodontically treated teeth: diagnostic signs and clinical management. Endod Top, 13: 84-94, 2006.
2) Taschieri S, Laster Z, Rosano G, Weinstein T, Del Fabbro M: Surgical decision making in coronally located vertical root fracture. Minerva Stomatol, 58(9): 399-413, 2009.
3) Walton RE, Michelich RJ, Smith GN: The histopathogenesis of vertical root fractures. J Endod, 10(2): 48-56, 1984.
4) Touré B, Faye B, Kane AW, Lo CM, Niang B, Boucher Y: Analysis of reasons for extraction of endodontically treated teeth: a prospective study. J Endod, 37(11): 1512-1515, 2011.
5) Nesari R, Rossman LE, Kratchman SI: Cone-beam computed tomography in endodontics: are we there yet? Compend Contin Educ Dent, 30(6): 312-322, 2009.
6) Hassan B, Metska ME, Ozok AR, van der Stelt P, Wesselink R: Detection of vertical root fractures in endodontically treated teeth by a cone beam computed tomography scan. J Endod, 35(5): 719-722, 2009.
7) Hassan B, Metska ME, Ozok AR, van der Stelt P, Wesselink PR: Comparison of fivecone beam computed tomography systems for the detection of vertical root fractures. J Endod, 36(1): 126-129, 2010.
8) Tamse A, Fuss Z, Lustig J, Kaplavi J: An evaluation of endodontically treated vertically fractured teeth. J Endod, 25(7): 506-508, 1999.
9) Arikan F, Franko M, Gürkan A: Replantation of a vertically fractured maxillary central incisor after repair with adhesive resin. Int Endod J, 41(2): 173-179, 2008.
10) Özer SY, Ünlü G, Değer Y: Diagnosis and treatment of endodontically treated teeth with vertical root fracture: three case reports with two-year follow-up. J Endod, 37(1): 97-102, 2011.
11) Hayashi M, Kinomoto Y, Takeshige F, Ebisu S: Prognosis of intentional replantation of vertically fractured roots reconstructed with dentin-bonded resin. J Endod, 30(3): 145-148, 2004.
12) Coppens CRM, DeMoor RJG: Prevalence of vertical root fractures in extracted endodontically treated teeth. Int Endod J, 36: 926, 2003.
13) Shillingburg HT, Hobo S, Whitsett LD, Jacobi R, Brackett SE: Fundamentals of fixed prosthodontics 3rd ed. Quintessence, Chicago, 1997: 85-103, 191-192.
14) Wang HL, Boyapati L: "PASS" principles for predictable bone regeneration. Implant Dent, 15(1): 8-17, 2006.

4章 これからのマスト！いま注目の外科的歯内療法

04 垂直性歯根完全破折歯の接着再建

日本歯科大学生命歯学部　歯科保存学講座　**五十嵐 勝**

歯根の破折には、歯冠に生じた亀裂や破折が歯根に拡がって割れている歯"split tooth"と、歯根部に破折が起こる垂直性歯根破折（vertical root fracture：VRF）がある[1]。その破折線には、頬側もしくは舌側の片方に起こる場合と、頬側から舌側に通じる場合などがあり、それぞれ不完全破折、完全破折といわれる（図1）。

診断

垂直性歯根破折は歯根のどの部位にも発生するが、不完全破折の場合には破折面に離開がないため、診断が困難なことが多い。それに対して、破折部が開大した完全破折では、X線で診断できるようになる[2]。この破折部に食渣の圧入が起こると、細菌の増殖や壊死物質の停滞などが影響し、歯周組織の破壊が急速に進行する。その後、破折線部に一致して歯周ポケットが形成されるため、ウォーキングプロービング時に、破折線の存在する位置でプローブが深く挿入されることとなる。この歯根の破折線が歯頸部を越えて歯冠方向に拡がった場合、破折が歯根由来なのか、歯冠由来なのかを判断するのは難しい。

垂直性歯根破折の診断には、色素剤での染色や歯科用マイクロスコープ下での歯の表面・根管内の視診、プロービングでの局所的歯周ポケット形成、外科的歯肉剝離下での歯根面の観察、硬固物を咬ませて行う楔応力検査時の疼痛、透照診での破折線の確認などがあり、臨床症状やX線検査結果を総合して診断が下される。とくにX線写真では、歯根を取り巻く暈状透過像（halo-like bone loss）が特徴的に見られ、さらに根管径の異常拡大や根管充填材周囲の間隙の存在など、多くの特有な所見を伴う[2]。近年、詳細な診査が可能な歯科用コーンビームCT（CBCT）が歯科医療に導入され、VRFの診断や予後観察において、信頼性の高い検査として注目されている[3]。

病原性と治療法

垂直性歯根破折は破折線が歯軸に沿って走行しているため、破折面内に存在する汚染部の清掃は不可能である。また、いったん破折した象牙質面に象牙質やセメント質が添加して治癒することは期待できないため、破折線が永久に残り、抜歯が必要となる。

破折面への接着法の応用

抜歯が施された歯の歯根面に、もしも歯根膜組織が十分に付着しており、さらにその破折片の復位が可能な場合には、近年、破折片を接着して歯を再植する治療法が行われるようになった[4〜13]。また、金属材を使用したメタルコアと比較して、象牙質に近似した物性をもつコア用レジンを使用したほうが、

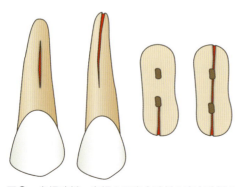

図❶　歯根破折。歯根の不完全破折と完全破折のシェーマ。頬側面観と歯根破折部の水平断における破折線の走行（参考文献[1]より引用改変）

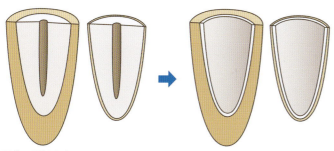

図❷ 根管内窩洞の形成。抜去した破折片の内面を切削する。破折面の外縁を残しながら、歯根内面の象牙質を可及的に切削し、大きな根管内窩洞を形成する

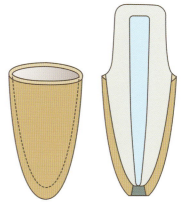

図❸ 根管内コア用レジン充塡。復位した破折片の内面を乾燥後、ボンディングプライマー処理を行って光硬化させた後、ファイバーポスト併用のデュアルキュア型コア用レジンを充塡する

根管充塡既処置歯の歯根破折を防止できるようになった。これは接着力の向上と低刺激性接着材料の開発によるもので、破折歯接着法に良好な成績を示す症例が報告されている[14]。

破折歯の接着再建

完全破折面に接着材料を用いて再建する方法では、口腔内で接着操作を行う場合、破折面の乾燥状態を保つことが困難となるため、抜去後に口腔外で行ったほうが接着操作の確実性は向上する。ところが、破折面に介在する接着材料が菲薄だと機械的強度が期待できないため、接着材料の強度を増すには厚みの確保が必要となる。そのため、破折面を切削削除することによって健全な象牙質を広く露出させて被接着面とするほうが、咬合圧への対応性も高くなる。そこで、破折面を可及的に除去し、歯根表面部のみを残してから破折片を復位させ、破折面に毛細管現象を利用してボンディングプライマーを染み込ませ、光照射で硬化した後、ファイバーポストや金属線を併用して根管内にコア用レジンを充塡する方法を紹介する。

意図的再植を併用する破折歯の接着再建の術式

再植術は、以前から外傷による歯などで行われており、決して新しい治療法ではなく、確立された外科療法の一つであることを患者にまず伝える。さらに、すべての処置を清潔な環境下で行い、歯根表面の歯根膜を保護しながら処置をするため、復位後の抜歯窩への生着が十分に期待できることを説明する。しかし、すでに破折している歯に多数の亀裂があったり、厚みの薄い部分があったりする場合には、さらに破折させずに抜去することは非常に困難である。そこで、術前のインフォームド・コンセントとして、抜歯中に歯の破砕によって破折片の復位が不可能となる場合もあり得ることを説明し、同意を得ておく必要がある。

治療の概要としては、抜歯後に破折面を切削除去した後（図2）、象牙質接着システムを用いて接着し、元の抜歯窩に再植する（図3）。一度抜歯するため歯根膜に損傷が生じるが、マイクロスコープ下で病変部の確実な処置を短時間に行えるため、高い治癒率が期待できる[10]。このような口腔外での接着再建法は、歯内療法学の成書にも記載されてきている。

症例

59歳の女性。3 2|の歯冠補綴物の脱落を主訴として来院した（図4）。補綴物を除去すると両歯とも残根状態で、とくに2|には歯肉縁下う蝕と、近遠心的に走行する破折線があり、唇側の小破折片はとくに動揺が著しかった（図5）。

2|の意図的再植による歯の接着法を行うにあたり、審美性維持とともに術後の再植歯の暫間固定源となるように、まず3|の支台築造を行い、暫間被覆冠の支台を形成した（図6）。

浸潤麻酔後、電気メスで歯肉整形を行い（図7）、軟化象牙質を除去後（図8）、破折片の周囲に健康

症例

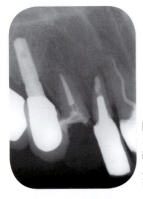

図❹ 術前のデンタルX線写真。3|の補綴物が脱落している。2|は歯肉縁下う蝕が著明であった

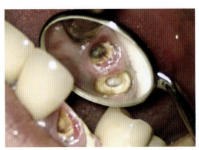

図❺ 同、口腔内所見。2|のマージンは歯肉縁下にあり、あきらかな破折線がみられる（ミラー像）

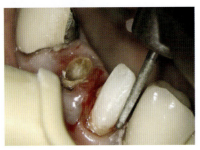

図❻ 3|のコア用レジン築盛。ファイバーポストを併用してコア用レジン築造を行い、支台形成した

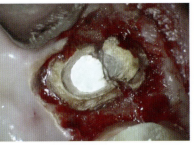

図❼ 歯肉切除直後の2|。破折線は離開し、唇側破折片に著明な動揺があった（ミラー像）

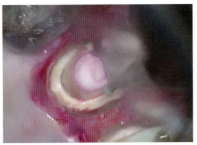

図❽ 染色軟化象牙質の除去。染色された軟化象牙質を小型のラウンドバーで除去した（ミラー像）

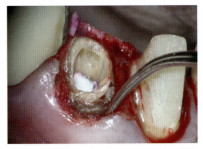

図❾ 破折歯の抜去。歯根周囲の軟組織を可及的に付着させて抜去した

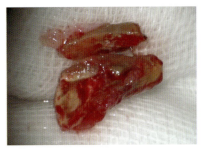

図❿a 抜去した歯根破折片。2つの破折片には広範囲に歯根膜組織が付着している

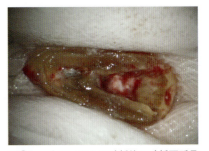

図❿b 大きいほうの破折片の破折面所見。歯頸部から中央部に根管が見られ、根尖部寄りでは斜破折を呈している。破折面はプラークで汚染され、その外形線は明瞭に観察できる

組織が可及的に付着するように靱帯を切断し、2|を抜去した（図9）。

抜去歯は2つの破折片からなり、ともに破折面はプラークによる汚染があきらかであった（図10a）。

大きいほうの破折片は根管中央まで根管が露出しており、根尖部寄りでは斜め方向に破折していた（図10b）。破折片の歯根膜を生理食塩液で湿潤させたガーゼで保護し、テーパーの付いたダイヤモンドバ

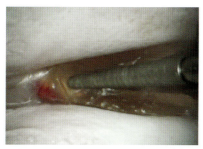

図⓫a 破折面の外縁を残しながら、根管を含む歯根象牙質を切削した

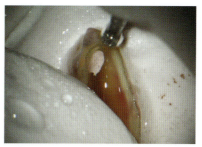

図⓫b バーを歯根に垂直に当て、破折面外縁を最終調整した

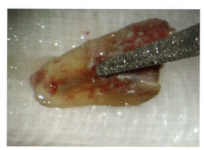

図⓬a 小さいほうの破折面所見。破折面の対向面も汚染が著明である

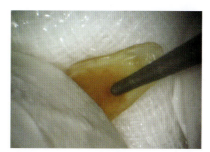

図⓬b 同様に、汚染象牙質を切削する。破折片の内面の軟化象牙質を切削し、健康な象牙質面を露出させた

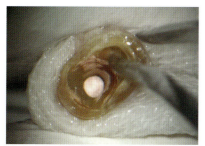

図⓭ 破折片の復位。2つの破折片の外縁に合わせて復位した

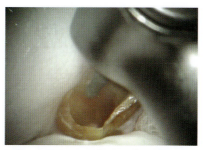

図⓮ 窩洞内面の最終仕上げ。復位した破折片の内面にある象牙質段差を切削し、充塡時に材料がスムーズに移行するように調整した

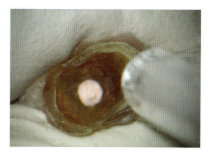

図⓯ 根管内窩洞の乾燥。根管内吸引チップで窩洞最深部の水分を吸引し、緩やかにエアを当てて乾燥させた

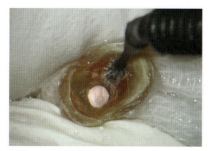

図⓰a ボンディングプライミング処理。ボンディングプライミング材を塗布し、破折面に毛細管現象を利用して流し込んだ

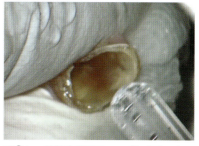

図⓰b 根管内吸引チューブとスリーウェイシリンジで余剰ボンディング材を除去した

ーを用いてセメント質側の象牙質を一層残して破折面を切削除去した（図11a、b）。小さいほうの破折面も同様に、外周縁を残して象牙質面を切削し、健康な象牙質面を露出させた（図12a、b）。破折片を復位後（図13）、復位内面の象牙質段差を除去し、コア用レジンの充塡時に材料が流れやすい形態にし

た（図14）。

根管内を根管バキュームやスリーウェイシリンジで乾燥させ（図15）、破折面に毛細管現象を利用して破折面内にボンディング材を流し込み、余分なボンディング材を除去後、光照射を行った（図16a、b）。コア用レジンには、オートミックス型のデュ

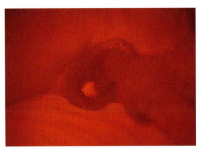

図⑰ デュアルキュア型コア用レジンの充填。オートミックスガンを用いて窩洞深部からコア用レジンを流し込み、充填した

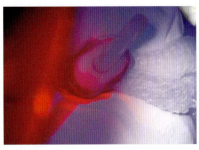

図⑱ ファイバーポストの併用。レジン内にファイバーポストを挿入して光照射を行い、硬化させた

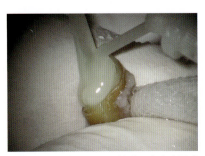

図⑲a 歯冠部へのCR築盛。支台歯形成用にCRをファイバーポスト周囲に築盛し、歯冠部を形成した

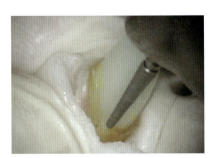

図⑲b 歯冠部の支台形成。暫間被覆冠を想定し、全部被覆冠の概形を形成した

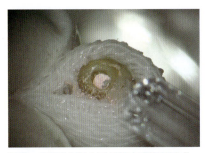

図⑳ 歯根尖切除と逆根管充填窩洞形成。根尖を垂直に切断後、直径0.5mmの小型円形ダイヤモンドポイントで窩洞を形成した

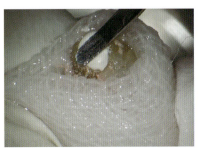

図㉑a 逆根管充填。EBAセメントのファストセットを使用し、ロングシャンクエキスカベーターを用いて逆根管充填を行った

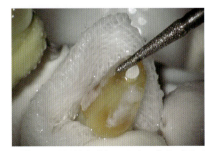

図㉑b 逆根管充填部の研磨。仕上げ用ダイヤモンドバーを用いて根尖部窩洞辺縁の最終研磨を行った

アルキュア型コア用レジンを使用した（図17）。ファイバーポストを根尖まで挿入後、光照射で硬化させた（図18）。さらに、ファイバーポスト周囲にレジンを添加して歯冠部に追加築盛し、全部被覆冠の支台形成を行った（図19a、b）。

根尖端の一部を切断後、逆根管充填窩洞を小型円形ダイヤモンドポイントで形成した（図20）。逆根管充填材として、強化型酸化亜鉛ユージノールセメント（EBAセメント）を充填し、硬化後に研磨を行った（図21a、b）。抜歯窩内の血餅を除去して新鮮血液を誘導した後、患歯を抜歯窩に再植した（図22）。隣在歯の3|に暫間被覆冠を装着し、2|には舌

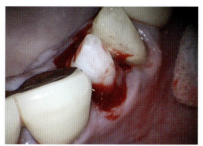

図㉒ 抜歯窩への再建歯根の再植。抜歯窩内の血餅を鋭匙で除去し、接着再建した歯を再植した

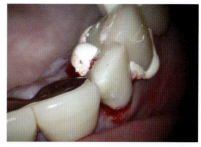

図㉓ 暫間固定。3|に装着したレジン製暫間被覆冠を利用する。舌側面をくりぬいて作製したシェル状の暫間被覆冠を仮着用セメントで装着し、隣接する3|と即時重合レジンで連結して1週間ほど固定した

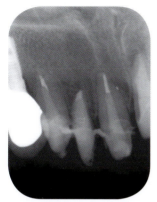

図㉔ 術後8ヵ月のデンタルX線写真。予後診査として撮影したX線写真では、歯根周囲の異常はみられない

側を開窓させた唇側のみがシェル状の暫間被覆冠を作製し、3|の暫間被覆冠とレジンで連結した（図23）。再植1週後に暫間被覆冠を再調整し、術後1ヵ月で最終補綴を行う状態を確認した。

使用機器としてマイクロスコープは必須で、術中の歯根膜保護には氷冷した生理食塩水が必要となる。また、破折片の内面切削には、ロングネックの小型の円型カーバイドバーやロングのテーパードダイヤモンドバーが有効である。歯の補強には2.0mm前後の太めのファイバーポストか、φ0.9mm矯正用ワイヤーも有効である。

意図的再植を併用して行う根管内接着法は、口腔外で破折面部の乾燥を的確に行えるため、確実な接着作業が可能となる。さらに、歯の内部を表面付近まで切削してコア用レジンを填入するため、厚みのあるレジンが歯のほとんどを占め、強度が増した再建歯となる。歯根の表面に浅い亀裂が残存するが、開大しないかぎり、歯周破壊を起こすほど病原性が高くなることはない。垂直破折歯という保存不可能な歯を亀裂歯として保存することを可能とした、新しい術式である（図24）。

【参考文献】

1) AAE: Endodontics Colleagues for Excellence, Cracking the Cracked Tooth Code: Detection and Treatment of Various Longitudinal Tooth Fracture, Summer 2018. https://www.aae.org/specialty/wp-content/uploads/sites/2/2017/07/ecfesum08.pdf
2) Moule AJ, Kahler B: Diagnosis and management of teeth with vertical roof fractures. Aust Dent J, 44(2): 75-87, 1999.
3) Chang E, Lam E, Shah P, Azarpazhooh A: Cone-beam Computed Tomography for Detecting Vertical Root Fractures in Endodontically Treated Teeth: A Systematic Review. J Endod, 42(2): 177-185, 2016.
4) Kabashima H, Mizobe K, Nakamuta H, et al: The usefulness of three-dimensional imaging in the diagnosis and treatment of clinically ambiguous gingival swelling. J Oral Sci, 53(2): 257-261, 2011.
5) 加藤 熈，菅谷 勉，川浪雅光，他：歯の意図的再植法の成功率向上と適応症の拡大に関する研究．日歯医学会誌，20：69-79，2001.
6) Hayashi M, Kinomoto Y, Miura M, et al: Short-term evaluation of intentional replantation of vertically fractured roots reconstructed with dentin-bonded resin. J Endod, 28(2): 12-14, 2002.
7) Kawai K, Masaka N: Vertical root fracture treated by bonding fragments and rotational replantation. Dent Traumatol, 18(1): 42-45, 2002.
8) Kudou Y, Kubota M: Replantation with intentional rotation of a complete vertically fractured root using adhesive resin cement. Dent Traumatol, 19(2): 115-117, 2003.
9) Hayashi M, Kinomoto Y, Takeshige F, Ebisu S: Prognosis of intentional replantation of vertically fractured roots reconstructed with dentin-bonded resin. J Endod, 30(3): 145-148, 2004.
10) Moradi Majd N, Akhtari F, Araghi S, et al: Treatment of a Vertical Root Fracture Using Dual-Curing Resin Cement: A Case Report. Case Rep Dent, dx.doi.org/10.1155/2012/985215.
11) 天川 丹，石井信之：根管内歯根接着法による垂直歯根破折歯への臨床応用．日歯内療誌，31(3)：182-187，2010.
12) 富田真仁，菅谷 勉，川浪雅光：垂直歯根破折に口腔内接着法と口腔外接着・再植法を行った場合の歯周組織の治癒．日歯保存誌，45(5)：787-796，2002.
13) 天川由美子，石原正隆，岩並恵一，他：支台築造用コンポジットレジンに関する研究 第10報 各種支台築造用コンポジットレジンの接着強さについて．鶴見歯学，21：305-311，1995.
14) 五十嵐 勝，北島佳代子，新井恭子：歯冠歯根破折を伴う上顎小臼歯に対する根管内接着法と意図的再植術の応用．日本歯内療法学会雑誌，38(2)：114-121，2017.

4章 これからのマスト！ いま注目の外科的歯内療法

05 骨付自家歯牙移植術

東京都・高田馬場 新田歯科医院　林 洋介

　根管治療は、歯髄炎や歯髄壊死、または補綴的に便宜的に抜髄が必要なケースに対して行うイニシャルトリートメント（初回根管治療）と、慢性根尖性歯周炎に対する非外科的リトリートメント（再根管治療）、そしてエンドサージェリー（外科的根管治療）に大きく分けられる。最善とされるのは、これらすべての根管治療に至らない予防および処置であることは周知の事実であるが、残念ながら根管治療を行わなければならないことが多い。日本人の8割以上に根管治療歯が1本以上存在し、なおかつ既根管治療歯の7割近くに臨床症状のあるなしにかかわらず、デンタルX線写真上での根尖部透過像が存在するというデータも存在する[1]。イニシャルトリートメントからリトリートメントまで、根管治療全体の成功率および生存率は、それぞれ86％と95％といわれており[2]、現代のモダンテクニックと称されるマイクロスコープやNi-Ti製ファイルなどを駆使した方法であれば、非常に有益な治療方法であるといえる。

　根管治療が失敗する理由としては、複雑な根管の解剖学的形態による感染の取り残しや、術前に根尖部透過像が存在していることなどが挙げられる。これらの場合には、エンドサージェリーでの対応によって天然歯の保存に努めることができる。しかしながら、成功率が100％になることはなく、抜歯に至り、欠損となってしまうこともある。抜歯に至る理由はさまざまであり[3,4]、重度の歯周疾患などによるものもあるが、予期せぬ歯根破折によるケースを日常臨床でも多く遭遇する。

　欠損に至った場合、それを補う方法としては、可撤性義歯やブリッジ、インプラントなどの選択肢があるが、どの方法にもそれぞれ利点・欠点がある。近年では、単独欠損の治療の第一選択はインプラント治療であるともいわれており[5]、またその生存率が非常に高いことも論文的に実証されている[6,7]。インプラント治療は経済的な負担を強いられることもあり、口腔内に移植可能な歯が存在して適応症となれば、自家歯牙移植も治療の選択肢の1つになる。

　本項では、移植歯を抜歯する際に、歯頸部付近の歯槽骨が偶然歯に付着した状態で移植を行った「骨付自家歯牙移植術」を紹介したい。

　患者は28歳の男性で、かかりつけ医には他部位の治療を主訴に受診していた。患歯は|7で、1年半ほど前に近医にて歯根破折を指摘されていたが、何とかレジン充塡で破折部分を固定していた。しかし、最近になって自発痛はないものの、咬合痛があるとのことであった。かかりつけ医にて、垂直性歯根破折のため保存不可能と再度診断を受け、同患歯を抜歯してインプラント治療を行うか、もしくは機能していない|8を移植するという選択肢を提示され、移植を希望したため、当院へ紹介となった。

初診

　患歯の|7は打診痛で垂直・水平ともに（＋）、根尖部圧痛は正常範囲内、サイナストラクト（－）、歯周ポケットは近心頰側が5㎜、その他は正常範囲内、周囲歯肉腫脹は発赤程度、動揺度M0、その他特記事項なし。移植歯となる|8は打診痛および根尖部圧痛などの症状はなく、cold test にも正常に反応、EPTも正常範囲内であった。また、全身疾患など

症例1

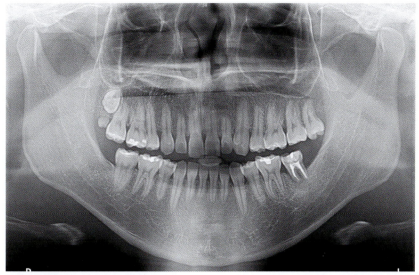

図❶　初診時のパノラマX線写真

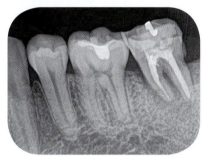

図❷　術前の受容側デンタルX線写真。近心根周囲を取り囲むようなX線透過像を確認できる

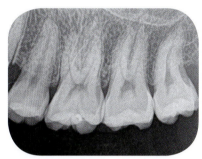

図❸　術前の移植歯デンタルX線写真。根が遠心方向に彎曲しているのを確認できる

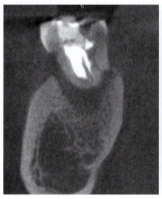
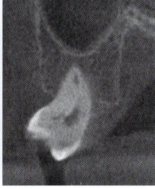

図❹a、b
CBCT画像。a：受容側近心根。比較的大きな骨欠損が生じていることが確認できる。b：移植歯。根の彎曲と、他のスライスからも、1根管性であることを確認できた

の特記事項はなかった。

　パノラマX線写真および両歯のデンタルX線写真を撮影した（図1～3）。デンタルX線写真より、患歯の7̲は、垂直性歯根破折時の徴候の一つである近心根を取り囲むようなX線透過像を確認できた（図2）。また移植歯の8̲に関しては、デンタルX線上では異常所見は認められなかった（図3）。さらに、移植歯の根形態は彎曲しているが、1根尖性であることが予想される形態であった。加えて同日、受容側および移植歯部位のCBCTを撮影した（図4a、

b）。CBCT画像上にて移植歯および受容側の移植床の幅径を計測し、移植歯がおおむね移植床に問題なく移植できることを確認した。近年では、移植前にCBCTを撮影して移植歯および受容側の幅径などを測定しておくことが可能になり、移植のプランニングが非常に楽に行えるようになった。

■ 診断

7̲：既根管治療歯、慢性根尖性歯周炎および垂直性
　　歯根破折
8̲：正常歯髄および正常根尖周囲組織

2回目

治療計画（自家歯牙移植）について説明を行った。自家歯牙移植の概要と、移植後に移植歯の根管治療（抜髄処置）と、それに伴う補綴処置が最終的に必要になることを説明した。術前のデンタルX線写真から移植歯に彎曲があり、抜歯または移植時に歯根膜に機械的損傷が起こる可能性があるため、理想的な移植歯の適応症からは外れることも加味し、もし自家歯牙移植が失敗に終わった場合にはインプラント治療などが必要になる可能性も説明をし、同意を得た。

3回目

自家歯牙移植に先立ち、患者には抗菌薬を事前投与（術前日1回と術当日1回の計2回分）した。自家歯牙移植は浸潤麻酔下にて行った。両歯周囲に、歯科用局所麻酔薬2％リドカイン塩酸塩［キシレステシン™A注射液カートリッジ（3M）］1.8mLを頬側および舌側（口蓋側）に注射した。術野周囲はコントラアングル注水下にてポリッシングブラシで術前に歯面清掃を行った。まず、受容側の歯根破折を起こしている|7の抜歯を行った。この抜歯は通常どおりヘーベルと抜歯鉗子を使用して行ったが、歯根破折を起こしているので、破折片を抜歯窩に残さないように慎重に行い、また、術前のデンタルX線写真からも予想できたとおり、根尖部に多量の肉芽組織があったため、掻爬を行った。

受容側の抜歯を完了後、移植歯の抜歯を開始した。移植歯の抜歯は歯根膜組織をなるべく温存する目的で、ヘーベルは使用しなかった。まず歯根分離鉗子［#67 上顎歯根分離（YDM）］を使用して|7 8の歯間部に挿入し、脱臼を行った。脱臼後、抜歯鉗子［EXF0010AS（Karl Schumacher）：**図5**］を使用し、抜歯を行った。この際、移植歯の把持はセメント-エナメル境付近で保持し、歯根膜へのダメージを最小限にするようにした。抜歯鉗子の柄の部分を輪ゴムで固定し、移植歯を落とさないように行った。移植歯を受容側の抜歯窩に試適したが、とくに骨削合などの追加処置は必要がなかったが、移植歯を回転

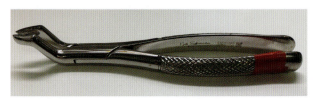

図❺　移植歯の抜歯にEXF0010AS（Karl Schumacher）を使用した。把持した歯が滑りにくくなっており、意図的再植でも使用している

させて受容側の抜歯窩に入るように調整した。隣在歯の|6とスーパーボンドC&B（サンメディカル）を使用して固定を行い、咬合調整も同時に行った。術後、デンタルX線写真にて状態を確認し（**図6**）、患者へ術後に起こり得る偶発症などに関する説明などをし、抗菌薬3日分と鎮痛薬を処方して終了した。

4回目

術後1週に術野の消毒を行った。固定したスーパーボンドが一部脱離していたので、再度固定を行った。術後の腫脹や疼痛は許容範囲内であったとのことで、鎮痛薬などの追加投薬は必要がなかった。

5回目

術後2週。固定が再度外れたと患者から連絡が入り、急患にて来院。再度スーパーボンドにて固定した。疼痛などはなく、症状は落ち着いている様子であった。

6回目

術後4週。歯周ポケットは全周3mm程度であり、動揺度も術直後と比較すると軽減方向でM1〜2の間という状態であった。デンタルX線写真を撮影し（**図7**）、スーパーボンドの固定を除去して、次回から根管治療を開始する旨を説明した。

7回目

打診痛は垂直のみ（＋軽度）で、根尖部圧痛などその他の症状はなく、根管治療を開始した。2％リドカイン塩酸塩にて浸潤麻酔をし、ラバーダム防湿下にてアクセスキャビティを行って根管の穿通性を確認し、Ni-Ti製ファイル［バイオレイス（白水貿易）］にて根管形成を行い、次亜塩素酸ナトリウム

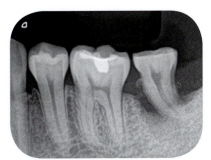
図❻ 移植直後のデンタルX線写真。近心歯頸部付近に骨の付着が確認できる

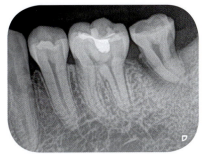
図❼ 移植後約1ヵ月のデンタルX線写真。近心のソケット部分が埋まってきていることが確認できる

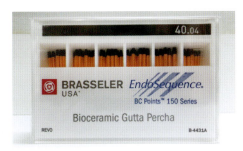
図❽a 根管充填で使用したガッタパーチャポイント。EndoSequence BC Points™ 150 Series（Brasseler USA）。ポイントの表面に、バイオセラミックがコーティングされている

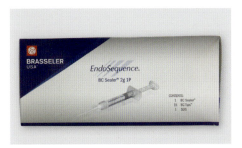
図❽b EndoSequence BC Sealer（Brasseler USA）。昨年、CWCT法に対応したBC Sealer HiFlowも北米で発売された

水溶液およびEDTAにて根管洗浄を行った。この際、超音波チップ［イリセーフ（白水貿易）］を使用し、Passive Ultrasonic Irrigationを行った。

根管充填には即日ガッタパーチャポイントおよびシーラー［EndoSequence BC Points™ 150 Series、BC Sealer（Brasseler USA）：**図❽a、b**］を使用した。歯冠部は、根管充填直後にコア用レジン築造材料［クリアフィル®DC コアオートミックス®ONE（クラレノリタケデンタル）］にて支台築造を行い、根管治療後の歯冠側からの漏洩に配慮した。根管充填後、デンタルX線写真を撮影した（**図9**）。

8回目

移植後約2.5ヵ月、打診痛や根尖部圧痛などの臨床症状はなく、デンタルX線写真を撮影した（**図10**）。歯周ポケットは全周1〜2mmで、正常範囲内に回復していた。また、動揺もほとんどなく、移植歯は全体的に落ちついていた。この段階ではまだテンポラリークラウンは装着していない。

9回目

移植後約5ヵ月で来院。臨床症状はなく、デンタルX線写真からも予後良好と判断し（**図11**）、当院での処置はいったん終了とした。そして、紹介元のかかりつけ医へ、補綴処置への移行をしてもらうように報告書を作成した。

最終補綴へ移行する前に、テンポラリークラウンにて1〜2ヵ月程度経過観察を行ってもらうことを指示した。

その後、かかりつけ医にて最終補綴物を装着した。仕事の都合で当院へ再来院していなかったが、移植後1年弱の段階で患者へ電話にて問い合わせを行ったところ、自発痛や咬合痛などの症状は現在もなく、経過良好でまったく問題ないとのことであった。

10回目

仕事が落ち着いたとのことで、フォローアップで来院。移植後1年2ヵ月。デンタルX線写真と口腔内写真を撮影した（**図12a〜c**）。デンタルX線写真から、非常に良好な歯槽骨の再生が確認できる。隣在歯の|6遠心の歯頸部付近の骨も、術前より骨が回復しているようにも思える。動揺などの臨床症状もなく、口腔内で問題なく機能している。

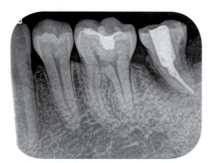
図❾　根管充塡直後のデンタルX線写真

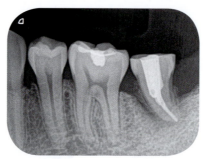
図❿　移植後2.5ヵ月のデンタルX線写真。術直後と比較して、近心の骨の添加が認められる

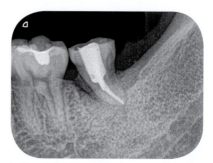
図⓫　移植後5ヵ月のデンタルX線写真。移植時に付いてきた骨が架橋のようになり、骨の再生が起こっていると思われる

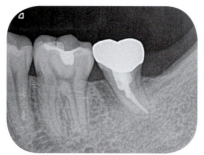
図⓬a　移植後1年2ヵ月のデンタルX線写真。良好な歯槽骨の再生を確認できる

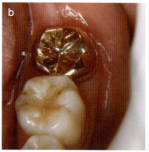
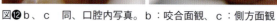
図⓬b、c　同、口腔内写真。b：咬合面観、c：側方面観

考察

通常、自家歯牙移植を行う際、移植歯の歯根膜組織をいかに良好な状態で移植できるかが重要なポイントである。本症例では、偶然にも移植歯を抜歯する際に歯頸部付近の歯根膜と一緒に頬側に存在する上顎結節付近の歯槽骨が一種の骨折を起こし、近遠心にかけて取れてきた。この現象は、抜歯時にヘーベルを使用せず、分離鉗子や抜歯鉗子のみで行った場合にときどき起こると認識している。通常の単純抜歯の場合には、このような上顎結節の骨折が起こらないように行うべきである。本症例では、その偶然の産物が、おおいに移植後の骨誘導に働いた可能性が示唆された。

インプラント治療で行われる自家骨移植などの骨造成処置（GBR）は、自家歯牙移植では本来行われないが、本症例では偶発的にGBRが行われたと考えられる。通常、移植後の歯槽骨の回復は歯根膜の位置に左右され、術者側が望んでいる垂直的な高さまで回復しないこともある。本症例は、術前のデンタルX線写真およびCBCT画像からも受容側の頬側の骨が喪失していることが予想され、骨の回復は厳しいと思われたが、偶発的GBRによって良好な結果が得られた。

移植成功の臨床所見としては、動揺度・打診音が正常、付着の喪失（ポケット形成）がない、歯肉の炎症症状がない、不快な自覚症状がない、歯の機能が正常に発揮されていることが挙げられるが[8]、本症例の場合には、前述の歯根破折に起因すると思われる歯槽骨の喪失から、臨床上の成功に辿り着けるか、少々不安要素があった。しかしながら、一種の骨折と思われる上顎結節の骨が移植歯に付いてきたことに助けられた影響か否かは不明であるが、動揺などもなく、成功といえる状態にあると思われるのは不幸中の幸いといったところだろうか。

本症例とは別の通常の移植が行われた症例では、ある一定レベルの歯槽骨の治癒を確認でき、また臨床上の成功と呼べる状態になっているものが数多くある（参考症例：図13～16）。現在まで普通に行われている移植でも十分な結果が示されているのは周知の事実であるが、骨欠損が大きくGBRが必要なインプラント埋入と同様、本症例のように骨付自家歯牙移植が偶発的に起こるのではなく、抜歯時に意図的に上顎結節を骨折させることで、受容側の骨再生を促す可能性があることが示唆された。意図的に上顎結節の歯槽骨を輪状に得ることができれば、移

症例2

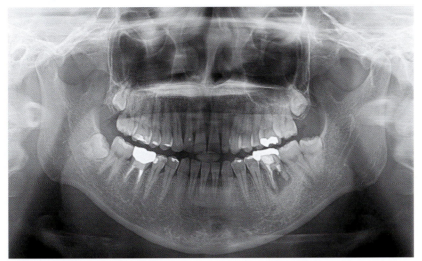

図⓭a 初診時のパノラマX線写真。6が保存不可能で、8を移植することになった

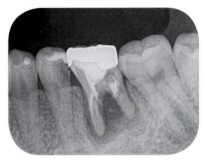

図⓭b 同、デンタルX線写真。近遠心の根全体に広がるX線透過像を確認できる

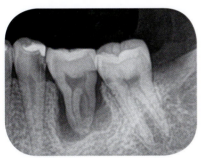

図⓮ 移植直後のデンタルX線写真。受容側の移植床が大きかったので、骨削合などをせずに移植を完了した

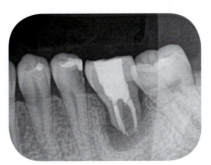

図⓯ 根管充填後のデンタルX線写真。移植から2ヵ月ほどであるが、移植床部分のX線透過性が徐々に回復しているのを確認できる

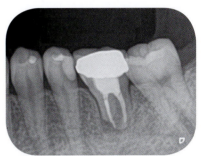

図⓰ 移植後1年6ヵ月。とくに問題なく機能している

植がより成功に近づく可能性も考えられる。ただし、意図的に行う場合には歯肉のフラップを形成し、タービンなどの切削器具にて骨削合をする必要性も生じ、比較的時間も手間もかかる。また、通常抜歯のみならず、フラップや骨削合の実施は、身体へ侵襲を与えることを忘れてはならない。

自家歯牙移植は、保存不可能な歯が存在し、一方で機能に参加していない歯が存在すれば、比較的適応範囲が広いと考えられる。可撤性義歯を装着した際の取り外しや、清掃の煩わしさなどもなく、何より生物学的に人工的なものではなく、自分自身の口腔内にある歯を移動させることは、適応症に当てはまれば、患者が受ける恩恵は意外に大きいと思われる。移植に対して、インフォームド・コンセントを十分に行ったうえで同意が得られれば、インプラント治療へ移行する前のワンステップとして、自家歯牙移植という選択肢もあってよいと考える。

【参考文献】

1) Tsuneishi M, Yamamoto T, Yamanaka R, Tamaki N, Sakamoto T, Tsuji K, Watanabe T: Radiographic evaluation of periapical status and prevalence of endodontic treatment in an adult Japanese population. Oral Surg Oral Med Oral Pathol Oral Radiol Endod, 100(5): 631-635, 2005.
2) de Chevigny C, Dao TT, Basrani BR, Marquis V, Farzaneh M, Abitbol S, Friedman S: Treatment outcome in endodontics: the Toronto study--phase 4: initial treatment. J Endod, 34(3): 258-263, 2008.
3) Borén DL, Jonasson P, Kvist T: Long-term survival of endodontically treated teeth at a public dental specialist clinic. J Endod, 41(2): 176-181, 2015.
4) Prati C, Pirani C, Zamparini F, Gatto MR, Gandolfi MG: A 20-year historical prospective cohort study of root canal treatments. A Multilevel analysis. Int Endod J, 51(9): 955-968, 2018.
5) Albrektsson T, Donos N: Implant survival and complications. The Third EAO consensus conference 2012. Clin Oral Implants Res. 23 (Suppl 6): 63-65, 2012.
6) Setzer FC, Kim S: Comparison of long-term survival of implants and endodontically treated teeth. J Dent Res, 93(1): 19-26, 2014.
7) Jung RE, Zembic A, Pjetursson BE, Zwahlen M, Thoma DS: Systematic review of the survival rate and the incidence of biological, technical, and aesthetic complications of single crowns on implants reported in longitudinal studies with a mean follow-up of 5 years. Clin Oral Implants Res, 23(Suppl 6): 2-21, 2012.
8) 月星光博：シリーズ MIに基づく歯科臨床 vol.04 自家歯牙移植 増補新版. クインテッセンス出版, 東京, 2014.

4章 これからのマスト！ いま注目の外科的歯内療法

06 終始根管経由で施す"Internal Apicoectomy"

茨城県・長尾歯科　**長尾大輔　及川布美子**

テクニックセンシティブな "Internal Apicoectomy"

　2016年に札幌で開催された第13回日本顕微鏡歯科学会にて、筆者は自らが考案した新たな術式「Internal Apicoectomy」（以下、IA）を初披露した（図1a、b）。IAとは、さまざまな問題を抱え、通常の根管治療のみでは治癒が困難な場合に、大きな外科的侵襲は加えず、根尖部、さらにその先の根尖孔外に至るまで、マイクロスコープを用いて終始根管経由で低侵襲にアプローチしていく、まったく新たな術式である。そのため、筆者は現在のところ、IAを非外科の利点を兼ね備えた"ミニマムな外科的歯内療法"と捉えている。

　学会発表以来、これまで論文・書籍・雑誌などにおいて、IAの術式や特徴、適応症などについて述べてきた[1～6]。その際、"興味深い画期的な術式"としながらも、"歯を削り過ぎではないか？"、"かなりテクニックセンシティブという印象"、"実際にトライしてみたが、できなかった"など、たくさんのご意見を頂戴した。そこで本項では、筆者が直接指導している当院の副院長である及川（15年目の女性歯科医師）がIAを施した症例を供覧し、筆者が彼女に何を伝え、いかにして良好な経過を辿ることができたのか、そして、その意義について述べたい。

及川がIAを施した症例

患者：43歳、男性
主訴：左下の歯に違和感がある（|5）
全身疾患：とくにないが、血圧は低め
既往歴：過去に他院で|5の根管治療を受けた
X線所見：不適合の歯冠修復物。根管充塡はアンダーで、歯根の根尖側約1/2を取り囲むような大きな病変を認める（図2）
現症：自発痛（－）、垂直打診（±）、水平打診（±）、根尖部圧痛（±）、波動（－）、動揺度（1）、サイナストラクト（－）

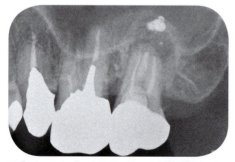

図①a　さまざまな問題を抱えた初診時|7のデンタルX線写真。不適合のクラウンが装着され、近心根にはパーフォレーションおよびファイルの破折片を認めた。また、大きな病変の中に溢出した多量のガッタパーチャが遊離し、上顎洞の洞底線も不明瞭であった

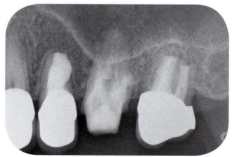

図①b　IA後4年10ヵ月のデンタルX線写真。根尖部のX線不透過性がかなり増し、上顎洞の洞底線も明瞭である。感染歯質が多かったため、健全な残存歯質は少ないものの、経過は良好である

症例

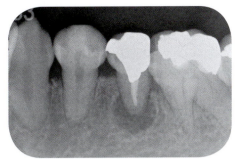

図❷ 初診時のデンタルX線写真。歯根の根尖側約1/2を取り囲むような、丸く大きな病変を認めた

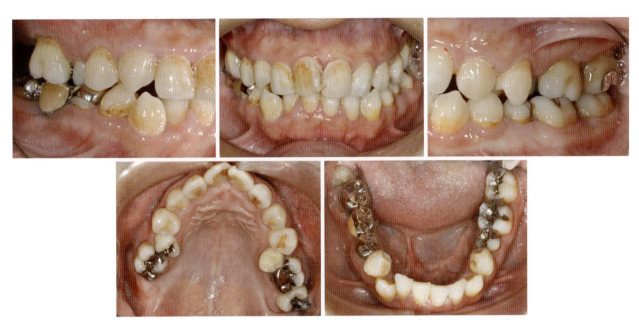

図❸ 初診時の口腔内写真。プラークコントロールが非常に悪く、辺縁歯肉や歯間乳頭部は発赤していた

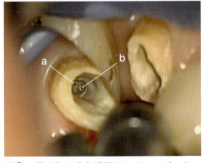

図❹ 根尖部の遠心舌側にトランスポーテーションを認め、本来の根尖孔までの距離も短かった（術者は患者の10時の位置）。a：本来の根管、b：トランスポーテーション

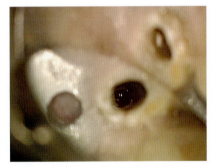

図❺a 根尖部から激しい出血を認めた

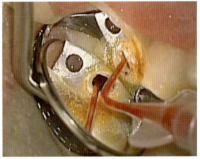

図❺b エンド用サクションにて血液を吸引した

口腔衛生状態：歯周病治療に伴い、少しずつ改善はしているが、歯列不正部や臼歯部にはとくにプラークが残りやすく、決して良好とはいいがたい（図3）

術式選択：本症例は、根尖部を取り囲む大きな透過像と、過去の治療による根尖部のトランスポーテーションを遠心舌側に認め（図4）、非外科的歯内療法のたびに多量の出血・排膿を繰り返していた（図5a、b）。また、本来の根尖孔と思われる箇所までの距離も短く、ファイルなどによる拡大形成によって根尖部に亀裂を入れてしまうおそれがあった。さらに、距離はあるものの、同歯直下にはオトガイ孔があり、口腔衛生状態もやや不良であったため、歯根端切除術（以下、根切）などの大きな外科処置は避けたかった。このように、さまざまな問題を抱

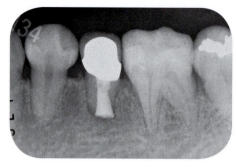

図❻ IA後1年5ヵ月のデンタルX線写真。フレアー状に拡大形成された根尖部まで根管充填されていた。根尖部のX線不透過性は、初診時に比べてかなり増しているように見える。クラウンの適合も良好であり、症状もなく安定している

えていることを患者に説明したところ、IAを希望されたため、これを選択・実施した。

術後：図6は、IA後1年5ヵ月のデンタルX線写真である。根尖部はフレアー状に拡大形成され、X線不透過性はかなり増しているように見える。感染歯質が多かったため、健全な残存歯質は薄いものの、クラウンの適合も良好であり、症状もなく安定している。

つぶさに伝えたIAのポイントと術式

本症例の詳細とともに、筆者が及川に伝えたIAのポイントと術式について、術中の写真などを用いて解説する。なお、IAは非常にアドバンスな術式であるため、視軸と光軸が異なる拡大鏡下や裸眼下では、根尖孔外や根管の奥深い箇所をしっかり確認することができない。したがって、マイクロスコープの使用が必要不可欠である。また、顕微鏡歯科医療に精通した術者が施術することが望ましいと、重ねて申し上げておく。

1．感染歯質除去および隔壁作製

不適合の修復物（図7a）を除去し、う蝕検知液「カリエスチェック」（日本歯科薬品）を用いて、歯冠部ならびに根管口周辺の感染歯質やガッタパーチャなどを徹底的に除去する（図7b〜d）[5〜7]。その後、漏洩を起こさないように細心の注意を払いながら、接着性レジンにて隔壁を作製する（図7e）。なお、状況によってIA後に隔壁を作製する場合もある[5]。

2．非外科的歯内療法（図5a、b）

数回の根管治療を施すも、出血・排膿を繰り返していたので、患者に現状を説明し、IAを施術することにした。

3．IA施術

IAは問題を抱えた根尖孔外にアプローチをかけるため、必ず浸潤麻酔下で実施する。

①超音波チップ「AMファイル#25、30」（SATELEC）を用い、先端をあえて根尖孔外にオーバーさせる（図8a）。

②MIステンレスバー（マニー）#1（先端径0.8mm）、#2（先端径1.0mm）などを根尖孔外に少しオーバーさせる。

③歯質を過剰に切削しないよう細心の注意を払いつつ、根管内径の太さに応じて、MIステンレスバー#3（先端径1.2mm）、#4（先端径1.4mm）、#5（先端径1.6mm）、#6（先端径1.8mm）を根尖孔外にアプローチし、バーのアンダーカットを利用してプルストロークで根尖部を拡げながら根を短くしていく（図8b、c）[3,5,6]。必ず根尖を3mm[8]切削するのではなく、症状によって臨機応変に対応する。本症例の最終拡大形成に使用したのは#6である。IA直後のデンタルX線写真では、根尖部がフレアー状に拡大形成されていることがわかる（図8d）[3,5,6]。

④根管内サクションで出血や滲出液、排膿などを吸引する（図8e）ことで根尖孔外を見渡せるようになり、O・Kマイクロエキスカ（サンデンタル）やGPリムーバースピアー（YDM）を用いて、根尖孔外の病変などを目視しながら除去できる（図8f、g）。なお、IAは根切や意図的再植術のように大きな外科的侵襲を加えないので、非外科的歯内療法のように数回に分けて施術することも可能である。

⑤貼薬はカルシペックス（日本歯科薬品）を根尖孔外に押し出さないように注意し、水硬性仮封材

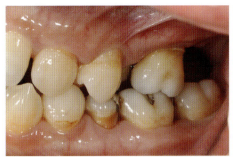

図7a 術前の口腔内写真。5の遠心マージンはあきらかに不適合であった

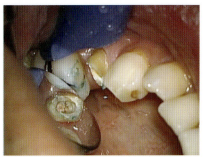

図7b 不適合の修復物を除去し、う蝕検知液で染め出すと、ガッタパーチャ周囲も青く染まった

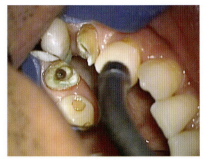

図7c 青く染まった部分やガッタパーチャを除去しているが、まだう蝕検知液で染まってきた

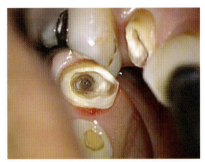

図7d 感染歯質を徹底的に除去した

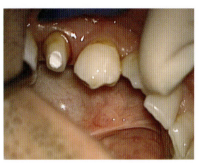

図7e 接着性レジンにて隔壁を作製した

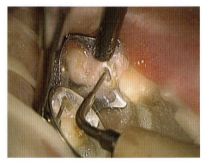

図8a IA中の口腔内写真。浸潤麻酔下で、AMファイル#25の先端を根尖孔外にオーバーさせる

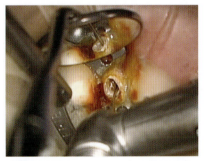

図8b MIステンレスバーのアンダーカットを利用し、プルストロークで根尖部を広げながら歯根を短くしていく

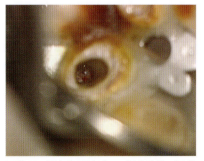

図8c 根尖部が拡がり、根尖孔外が目視できる

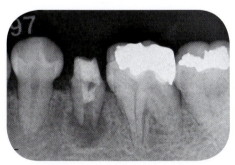

図8d IA直後のデンタルX線写真。根尖部がフレアー状に拡大形成されていることがわかる

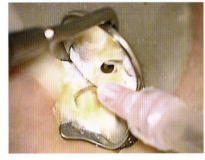

図8e サクションで出血や滲出液、排膿などを吸引している（術者は患者の3時の位置）

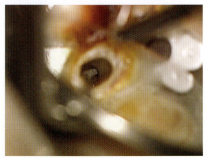

図8f O・Kマイクロエキスカが根尖孔外にアプローチできている

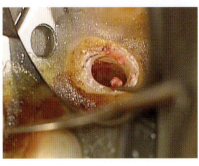

図8g 根尖孔外の病変などを見ながら除去している（術者は患者の3時の位置）

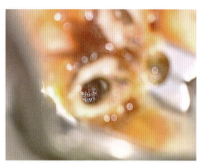

図❾a 根管充塡直前の口腔内写真。根管内および根尖孔外まできれいになったことを確認できる

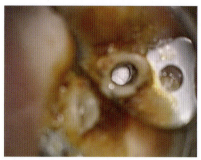

図❾b 根管充塡中の口腔内写真。テルダーミスを根尖孔外に根尖部切削面まで圧入した(術者は患者の3時の位置)

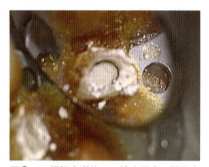

図❾c 根管充塡後の口腔内写真。根管内にMTAセメントを緊密に充塡した(術者は患者の3時の位置)

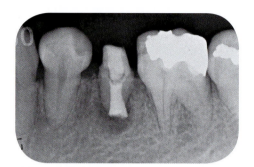

図❾d 根管充塡後のデンタルX線写真。遠心側はMTAセメントがややオーバーしてしまった。根尖部のX線不透過性は徐々に増している

「CAVITON」(ジーシー)にて仮封する。

MIステンレスバーの#2、6は、作業部長22、28、34㎜の3種類がある。しかし、それ以外には作業部長34㎜がラインナップされておらず、IAを施す際には一手間加える必要がある。そのため、筆者はIAをより安全に効率よく施術するための専用キットを開発中である。

4．根管充塡

根管内および根尖孔外まできれいになったことを確認後(図9a)、根尖孔外にテルダーミス(オリンパステルモバイオマテリアル)を根尖部切削面までできるかぎり圧入し(図9b)、根管内はプロルートMTA(デンツプライシロナ)で根管充塡する(図9c)。根管充塡後のデンタルX線写真では、テルダーミスの圧入不足により、MTAセメントがややオーバーしてしまったが、根尖部のX線不透過性は徐々に増してきたことがわかる(図9d)。

5．歯冠補綴

ジルコニアフレーム試適時のデンタルX線写真では、根尖部のX線透過像がさらに一回り小さくなったように見える(図10a)。歯冠補綴物装着後の口腔内写真(図10b)とともに、IA後1年5ヵ月のデンタルX線写真(図6)においても、補綴物の適合は良好で、根尖部のX線不透過性もかなり増しているように見える。

IAは"筆者だけが施せる"術式ではない

外科的歯内療法が必要な場合、根尖部や根尖孔外にかぎらず、不適合な修復・補綴物によるコロナルリーケージや見落としていたう蝕、除去しきれなかった歯髄、トランスポーテーションなど、総じて歯冠部から根尖部に至る根管内全体に多くの問題を伴っている。いい換えれば、根管内は感染やその経路が四方八方に存在する、たいへん無防備な状態なのである。

たとえば根切の際、諸々の理由で不適合のクラウンを除去できない場合、多くの問題を抱えたまま根尖部を切除して逆根管形成・充塡を行ったところで、根管内には感染やその経路が残ったままであるため、根尖部切断面に露出した象牙細管は、根尖孔外への感染経路となる可能性がある[3]。また、不適合の補綴物を除去できたとしても、感染歯質の見落としや

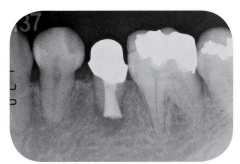

図❿a　ジルコニアフレーム試適時のデンタルX線写真。適合は良好である。また、根尖部のX線不透過性がさらに増したように見える

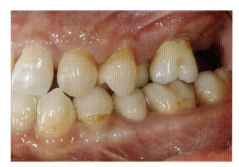

図❿b　歯冠補綴物装着後の口腔内写真。とくに問題はなく、経過は良好である

残存歯質が薄くなることをおそれ、あえてそれらを残してしまったなら、とくにレジン系の隔壁やコアなどは、そもそも歯質に的確に接着できないはずである。つまり、そのプアな接着界面こそが菌の侵入経路となり、処置中のラバーダム防湿もあまり意味をなさないうえ、歯冠補綴後においてもコアごとクラウンが脱離したり、歯の破折に影響を及ぼす可能性もあるのではないかと筆者は考えている。

IAは、それらさまざまな問題を徹底排除し、考え得る菌の再侵入経路を高精度にシールしていく術式と筆者は捉えている。たとえば、感染歯質除去および隔壁の作製・クラウンセットに至るまで、すべてのステップでマイクロスコープを用いて高精度に施すことは、歯冠側からの菌の侵入を防ぐことに繋がる。また、根尖部は単に短く切削するだけではなく、フレアー状に仕上げることで、テルダーミスとMTAセメントによる緊密な根管充填によって象牙質面の露出を極力抑え、根管内から根尖孔外への菌の侵入経路を防ぐよう配慮している[3]。つまり、コロナル＆アペックスリーケージの徹底封鎖がIAの成功の鍵と考えている。したがって、"歯を削りすぎではないか？"のご意見に対しては、あくまでも徹底的な感染歯質の除去のためであり、根尖孔外へのアプローチのための便宜的な歯質切削ではないことはご理解いただけたと思う。

症例でも示したように、及川は現在的確にIAを施術できるようになっている。筆者はこれまで、及川にはIAの際にアシスタントについてもらったり、記録した動画などを通じてディスカッションやアドバイスなどを直接行っている。学会発表や紙面だけでは伝えきれないことも多々あるのが現実であり、"かなりテクニックセンシティブという印象"、"実際にトライしてみたができなかった"などのご意見を頂戴しても仕方がないのかもしれない。本項で供覧したとおり、IAは確かにテクニックセンシティブではあるものの、決して筆者だけが施せる術式ではないことを及川が証明してくれたと思っている。そして、この事実は臨床的な見地から考えて、たいへん意義深いことではないだろうか。

患者のかけがえのない歯を極力保存するため、今後も低侵襲で高精度な治療の提供を真摯に行っていきたい。

【参考文献】

1) Nagao D, Tsujimoto Y: Internal Apicoectomy: A New Procedure for Molars with Complex Problems. Int J Microdent, 8(1): 6-10, 2017.
2) 長尾大輔：Internal Apicoectomy：マイクロスコープを用いた新たなアプローチ．歯内療法のレベルアップ＆ヒント，北村和夫（編著），デンタルダイヤモンド社，東京，2017：196-199.
3) 長尾大輔：低侵襲で歯を保存させる新たな選択肢"Internal Apicoectomy"．デンタルダイヤモンド，42（12）：41-51，2017.
4) 長尾大輔：Internal Apicoectomy—外科と非外科，二つの要素を併せ持つ新たな術式．歯内療法レボリューション CBCTとマイクロスコープの臨床応用，北村和夫（編著），医歯薬出版，東京，2018：131-142.
5) 長尾大輔：根尖よりガッタパーチャが漏出した上顎左側第二大臼歯への再根管治療．別冊 ザ・クインテッセンス マイクロデンティストリー YEARBOOK 2018，クインテッセンス出版，東京，2018：110-115.
6) 長尾大輔：Internal Apicoectomy—歯冠から根尖孔外までの感染源を終始根管経由で徹底除去．日本歯科評論，79(2)：53-58，2019.
7) 木ノ本喜史：感染源の貯留しやすい部位に対する治療．日本歯科評論，78(11)：35-48，2018.
8) Kim S, Pecora G, Rubinstein R: Color atlas of microsurgery in endodontics. WB Saunders, Philadelphia, 2001.

4章 これからのマスト！ いま注目の外科的歯内療法

07 根管側枝への外科的対応

The View Dental Specialty Center（ロサンゼルス開業）／日本大学松戸歯学部 客員教授　**清水藤太**

処置が難しい根管側枝・分岐

　根管側枝（副根管、アクセサリー・キャナル）は、その74％が根尖1/3に、11％が根中央1/3に、そして15％が歯冠側1/3に存在するとされている[1]。

　こうした根管側枝は、根の発達段階においてヘルトウィッヒ上皮鞘中に歯周組織の血管が包摂されることにより生じ[2]、根が完成したのちには、歯髄から歯周組織へ（そして頻度は少ないが、その反対方向へ）の炎症反応の通り道となり得る。

　1912年のPreiswerk[3]、1925年のHessとZürcherら[4]の古典的研究の昔から、根管の複雑性（複数の根尖孔・余剰根管・フィン・デルタ・髄管など）はよく知られている。なかでも根管側枝は、歯髄＝歯牙内部と歯周組織＝歯牙外界をダイレクトに交通させる存在であり、その潜在的な臨床的重要性は高い。

　とはいえ、こうした根管側枝・分岐に対する根管拡大・清掃は極めて難しく、リーマー・ファイルによる機械的清掃は非常に困難、もしくは不可能である。次亜塩素酸による化学的清掃もSeniaの研究[5]では、たとえ次亜塩素酸を十分に効かせてもその効果は限定的である。理由は以下の3点である。
①根尖1/3には、そもそも十分な量の次亜塩素酸がない（Limited volume）
②次亜塩素酸と側枝との接触は、側枝の歯髄側断面に限られる（Limited contact surface）
③根尖1/3の次亜塩素酸は、頻繁に交換したとしても十分に入れ替わっていない場合が多い（Inability to change the solution）

まずは主根管への根管治療が大切

　処置に困るこうした側枝・分岐であるが、幸いなことにほとんどの症例においては、主根管にしっかりとした根管治療がなされていれば、側枝・分岐に術者の手が及ばなくても、多くの場合は予後にそれほど大きな影響を及ぼさない。これは文献的にもBarthelら[6]、そしてRicucciらの病理細菌標本研究[7]により確かめられている。

　興味深いことに、「側枝や分岐に関しては、無理に根管充填材を押し込むような操作をすると、かえって予後が悪くなる」という意見もある。これは、そもそも機械的・化学的に清潔にする術がない側枝や分岐へ無理に根管充填材を押し込んでも、側枝内の汚染物質がところてん式に歯周組織に押し出されるだけ、ということであるらしい。

　根管側枝は機械的・化学的に適切に拡大・清掃すること、また充填することも難しいが、幸いに現実の臨床では主根管にしっかりとした拡大・清掃・根管充填により、多くの場合で臨床的には問題がない。このことが、現在のエンドの臨床における最大公約数的コンセンサスであろう。

　とはいえ、ある種の症例においては、どれだけ主根管にしっかりとした治療を行っても、根管側枝由来の病変がそれに反応してくれないこともある。その際には、外科的処置というオプションを検討せざるを得なくなる。以下、その具体例およびその対処法を供覧したい（**図1〜4**）。

症例 1

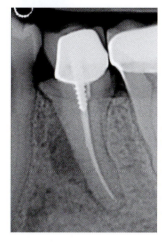

図❶a 30代、女性。「5の違和感を主訴に来院。術前のデンタルＸ線写真。根管側枝由来のエンド病変の診断にて、外科処置を選択

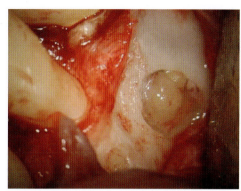

図❶b 歯肉を剥離し、根側方の病変を露出

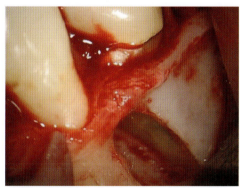

図❶c 肉芽組織を除去

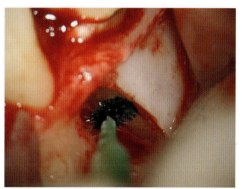

図❶d メチレンブルーにて根側面を染色

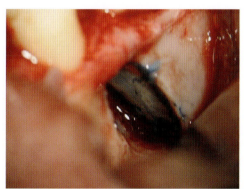

図❶e 根管側枝の開口部を明示

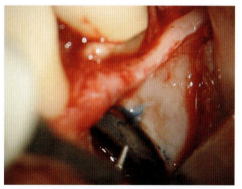

図❶f 超音波チップにて、逆根管充塡の形成

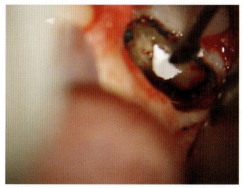

図❶g バイオセラミック・パテを逆根管充塡材として塡入

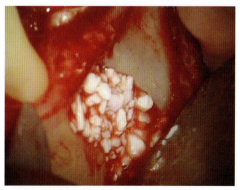

図❶h 他家骨補塡材（Bio-Oss）の塡入

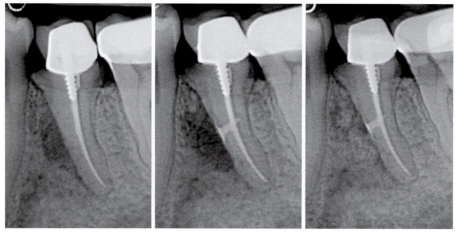

図❶i 経過のデンタルX線写真。左：術前、中央：術中、右：術後

症例2

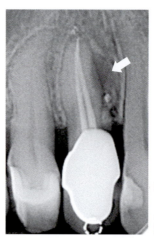

図❷a 40代、男性。4|のサイナストラクトを主訴に来院。術前のデンタルX線写真。根管側枝由来の根側面歯周炎の疑いにて、外科処置を選択

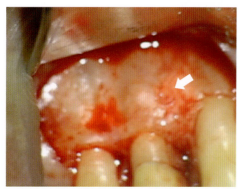

図❷b 歯肉を剝離し、病変を明示

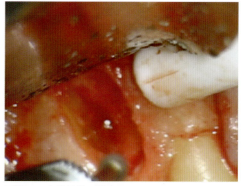

図❷c 肉芽組織の除去

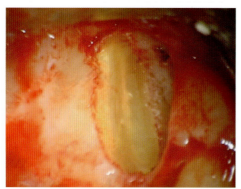

図❷d 根側面の明示

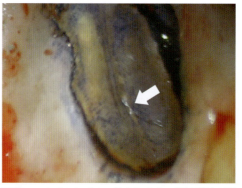

図❷e メチレンブルー染色により、根管側枝の開口部を明示

180

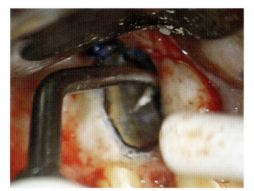
図❷f　超音波チップによる逆根管充塡の形成

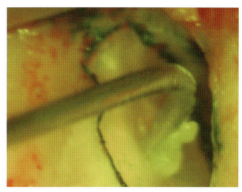
図❷g　光重合型グラスアイオノマーによる逆根管充塡

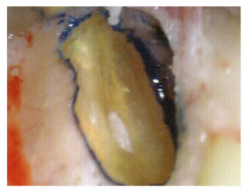
図❷h　術後の根表面

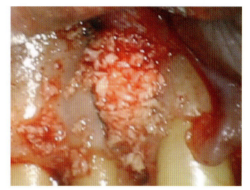
図❷i　同種骨補塡材（ピューロス）の塡入

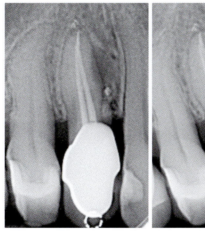
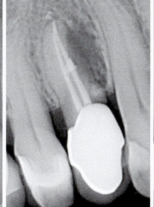
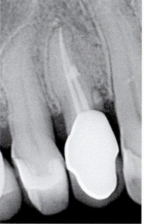
図❷j　経過のデンタルX線写真。左：術前、中央：術中、右：術後

症例3

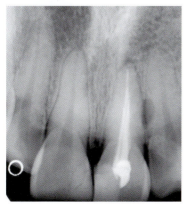
図❸a　20代、女性。1⎤の歯肉腫脹とサイナストラクトを主訴に来院。術前のデンタルX線写真。根管側枝由来の根側面病変の疑いにて、外科処置を選択

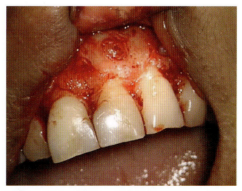
図❸b　歯肉を剝離し、肉芽組織を露出

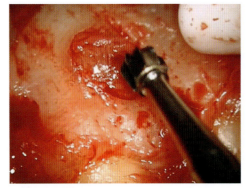

図❸c 肉芽組織の郭清

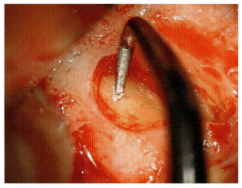

図❸d 超音波チップによる逆根管充塡の形成

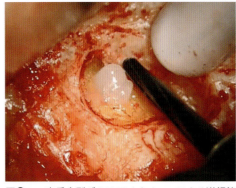

図❸e 光重合型グラスアイオノマーによる逆根管充塡

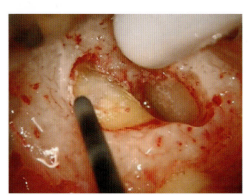

図❸f 根表面の研磨

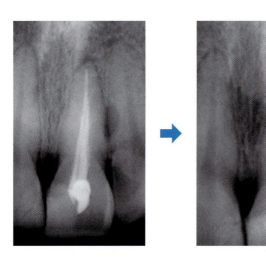

図❸g 経過のデンタルX線写真。左：術前、右：術後

症例4

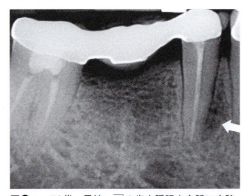

図❹a 50代、男性。5⏌の歯肉腫脹を主訴に来院。術前のデンタルX線写真。根管側枝由来の根側面病変（矢印）の診断にて、外科処置を選択

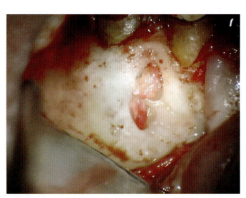

図❹b 歯肉を剥離

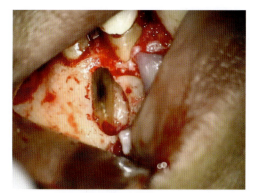

図❹c 肉芽組織の郭清

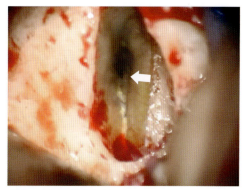

図❹d 根管側枝を確認

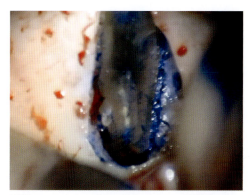

図❹e メチレンブルー染色により、側枝開口部の確認および歯根破折の有無をチェック

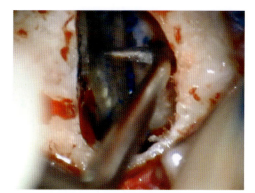

図❹f 超音波チップによる逆根管充塡の形成

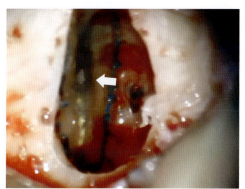

図❹g 逆根管充塡完了

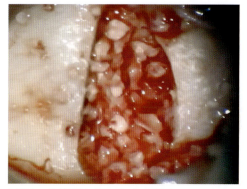

図❹h 骨補塡材（Bio-Oss）の塡入

【参考文献】

1) Vertucci FJ: Root canal anatomy of the human permanent teeth. Oral Surg Oral Med Oral Pathol, 58(5): 589-599, 1984.
2) Cutright DE, Bhaskar SN: Pulpal vasculature as demonstrated by a new method. Oral Surg Oral Med Oral Pathol. 27(5): 678-683, 1969.
3) Preiswerk G: Lehrbuch und Atlas der Konservierdnden Zahnheilkunde. JF Lehmanns Verlag, München, 1912.
4) Hess W, Zürcher E: The Anatomy of the root-canals of the teeth of the permanent dentition. William Wood, New York, 1925.
5) Senia ES, Marshall FJ, Rosen S: The solvent action of sodium hypochlorite on pulp tissue of extracted teeth. Oral Surg Oral Med Oral Pathol, 31(1): 96-103, 1971.
6) Barthel CR, Zimmer S, Trope M: Relationship of radiologic and histologic signs of inflammation in human root-filled teeth. J Endod, 30(2): 75-79, 2004.
7) Ricucci D, Siqueira JF Jr: Fate of the tissue in lateral canals and apical ramifications in response to pathologic conditions and treatment procedures. J Endod, 36(1): 1-15, 2010.

◆ 編著者プロフィール

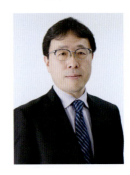

北村和夫（きたむら かずお）

1986年　日本歯科大学歯学部卒業
1990年　日本歯科大学歯学部大学院歯学研究科歯科臨床系 修了
2015年　日本歯科大学附属病院総合診療科 教授

日本歯科保存学会 専門医、指導医、理事
日本歯内療法学会 専門医、指導医、代議員
日本顕微鏡歯科学会 副会長、指導医、理事
日本歯科人間ドック学会 認定医、理事
関東歯内療法学会 理事
米国歯内療法学会 準会員
日本外傷歯学会 会員　　他

【おもな著書】

- 『デンタルダイヤモンド増刊号 よくわかる外傷歯 症例から学ぶ治療のエッセンス』（デンタルダイヤモンド社，2010）・共著
- 『歯内療法 成功への道 偶発症・難症例への対応 病態・メカニズムから考える予防と治療戦略』（ヒョーロン・パブリッシャーズ，2014）・共著
- 『デンタルダイヤモンド増刊号 臨床力アップにつながる 歯の破折の診断と処置 診断・治療』（デンタルダイヤモンド社，2014）・編著
- 『日本歯科評論別冊 最新 歯内療法の器具・器材と臨床活用テクニック』（ヒョーロン・パブリッシャーズ，2015）・編著
- 『日常臨床のレベルアップ＆ヒント72』（デンタルダイヤモンド社，2015）・編著
- 『別冊ザ・クインテッセンス マイクロデンティストリー YEARBOOK　2015/2016』（クインテッセンス出版，2015）・編著
- 『歯内療法 成功の道 抜髄Initial Treatment —治療に導くための歯髄への臨床アプローチ—』（ヒョーロン・パブリッシャーズ，2016）・共著
- 『歯内療法の三種の神器』（デンタルダイヤモンド社，2016）・編著
- 『別冊ザ・クインテッセンス YEARBOOK 2017 最新エンドのグローバルスタンダード』（クインテッセンス出版，2017）・共著
- 『別冊ザ・クインテッセンス マイクロデンティストリー YEARBOOK 2017』（クインテッセンス出版，2017）・編著
- 『日本歯科評論別冊 これが決め手！マイクロスコープの臨床』（ヒョーロン・パブリッシャーズ，2017）・共著
- 『動画で学ぶ臨床テクニック』（クインテッセンス出版，2017）・共著
- 『歯内療法のレベルアップ＆ヒント』（デンタルダイヤモンド社，2017）・編著
- 『エンドドンティクス第5版』（永末書店，2018）・共著
- 『歯内療法レボリューション』（医歯薬出版，2018）・編著
- 『マストオブ・イニシャルトリートメント』（デンタルダイヤモンド社，2018）・編著
- 『マストオブ・リトリートメント』（デンタルダイヤモンド社，2018）・編著
- 『外傷歯のみかたと対応』（医歯薬出版，2018）・監修
- 『口腔外科のレベルアップ＆ヒント』（デンタルダイヤモンド社，2019）・共著　他

マストオブ・エンドドンティックサージェリー

発行日	2019年8月1日　第1版第1刷
編著者	北村和夫
発行人	濱野 優
発行所	株式会社デンタルダイヤモンド社
	〒113-0033 東京都文京区本郷 3-2-15 新興ビル
	電話 = 03-6801-5810 ㈹
	https://www.dental-diamond.co.jp/
	振替口座 = 00160-3-10768
印刷所	共立印刷株式会社

Ⓒ Kazuo KITAMURA, 2019

落丁、乱丁本はお取り替えいたします

- 本書の複製権・翻訳権・上映権・譲渡権・公衆送信権（送信可能化権を含む）は㈱デンタルダイヤモンド社が保有します。
- JCOPY〈㈳出版者著作権管理機構 委託出版物〉
本書の無断複写は著作権法上での例外を除き禁じられています。複写される場合は、そのつど事前に㈳出版者著作権管理機構（TEL:03-3513-6969、FAX:03-3513-6979、e-mail:info@jcopy.or.jp）の許諾を得てください。